초 심 자 를 위 한 길 잡 이

사람조직학

신동훈 · 윤영현 · 최형진

서울의대 해부학교실

The Beginner's Guide to

HUMAN HISTOLOGY

Dong Hoon Shin

Young Hyun Yun

Hyung Jin Choi

Department of Anatomy and Cell Biology
Seoul National University College of Medicine

저자 서문

조직학(Histology)은 현대의학에서 매우 필수적이며 기초적인 학문분야이다. 조직학을 배우지 않으면 학생들은 사람의 몸을 제대로 이해할 수 없고 병원에서는 질병을 진단하는데 곤란을 겪게 되며 각종 과학연구에 있어서도 필수적인 연구기법을 효율적으로 사용하지 못하게 된다. 따라서 의학과 생물학을 배우고자 하는 사람에게 있어 조직학은 가장 바닥에 든든히 놓여야 하는 기초공사에 해당하는 것이다.

하지만 조직학이란 분야는 그 내용을 제대로 이해하는데 있어 학문적 진입장벽이 꽤 높다는 것이 문제이기도 하다. 조직학을 제대로 이해하는 능력은 오랜 세월 동안 훈련을 거치면서 점차 형성되기 때문에 이러한 과정이 생략된 초심자들은 조직학을 처음 배울 때 큰 곤란을 겪는다. 조직학을 가르쳐야 하는 교수의 입장에서 이러한 어려움을 겪는 학생들을 위해 안내서가 필요하다는 생각을 항상 해왔다. 하지만 사실 조직학은 강의자에게 있어서도 수업에서 다루기 쉽지 않은 분야이다. 초심자들을 대상으로 아무리 쉽게 풀어 이야기하더라도 기본적으로 학습자 지식의 수준이 미비하면 정확한 이해가 곤란한 내용이 많기 때문이다.

이 책은 이런 점을 고려하여 사람 몸을 구성하는 조직의 미세구조를 이해하고자 하는 초심자에게 길잡이 역할을 할 수 있도록 기획한 책이다. 조직학의 전체 내용을 소주제로 나누어 사진과 함께 되도록 쉽게 설명하고자 하였고, 초보자의 입장에서 다루기 어려운 난해한 주제는 과감히 생략하여 후일을 기약하였다. 이 책은 원칙적으로 의학을 공부하는 이들을 위한 조직학 입문서 역할을 기대하며 집필했지만 생물학과 간호학 등 다른 분야 전공자들에게도 조직학에 대한 기본적 개념을 익히는데 도움이 될 수 있을 것이라 기대해 본다.

끝으로 당부하고 싶은 것은 이 책은 어디까지나 조직학을 본격적으로 이해하기 위한 개설서라는 점을 독자는 잊지 말아 주기를 부탁하고 싶다. 사람조직학이 다루는 내용은 매우 넓고 깊어서 이 책 한권으로 모두 이해하기란 불가능한 까닭이다. 또 한가지 아무리 쉽게 설명하고자 하더라도 해부학을 전혀 모르는 상태에서 이 책을 본다면 그 내용을 이해하는데 여전히 곤란을 겪을 것이다. 따라서 사람 해부학에 대한 기본적 이해가 전혀 없는 독자들은 이에 대한 최소한의 예습을 먼저 해 둔 다음 이 책을 공부해야 기대했던 효과를 거둘 수 있을 것이라 생각한다. 모쪼록 이 책이 조직학의 성공적인 입문과정을 기대하는 젊은 학생들에게 조금이라도 도움이 될 수 있다면 우리에게 큰 기쁨이 되겠다.

저자 일동

차례

The Beginner's Guide to

HUMAN HISTOLOGY

1 조직학이란 무엇인가?

현미경이 인류역사 특히 과학사에 끼친 영향은 엄청나다. 16세기 말 네덜란드의 안경사 **자카리아스 얀센**(Zacharias Janssen: 1580-1632)에 의해 현미경이 처음 발명된 이래 수많은 생물학적 발견이 이 새로운 발명품에 의해 이루어졌다. **로버트 훅**(Robert Hooke: 1635-1703)은 **세포**(cell)를 처음으로 확인하였고 아마추어 과학자 출신의 **안토니 판 레이우엔훅**(Antonie van Leeuwenhoek: 1632-1723)은 자기가 직접 만든 현미경으로 모세혈관의 순환과 정자의 운동까지 관찰하여 당시 과학계에 큰 충격파를 던졌다(**그림 1-1**).

우리 몸의 구조는 맨눈으로 공부할 수 있는 부분도 있지만 현미경으로 관찰해야 볼 수 있는 것도 있다. 맨눈으로 우리 몸의 구조를 공부하는 것을 **해부학**(anatomy)이라고 부르는 반면 현미경을 이용하는 경우 이를 **조직학**(histology)이라고 부른다. 적절한 전처리와 염색과정을 거친 시료를 현미경으로 관찰하면 사람 몸을 이루는 미세구조의 이름과 기능을 보다 정확히 이해할 수 있게 되는데 바로 이것이 우리가 조직학을 공부하는 목적이라 할 수 있다. 우리가 병에 걸렸을 때 사람 몸의 조직도 때로는 정상적인 모습을 잃게 되게 되는데 이것을 임상의학에서 관찰하여 환자의 질병을 정확히 진단하고자 할 때 여기서도 조직학은 중요한 기초가 된다. 과학 분야에서 지금도 일어나고 있는 많은 혁신적 발견은 조직학적 기법이 없다면 애초에 불가능한 것들도 상당히 많다.

오늘날 조직학은 의학과 생물학에 들어가는 입문 과정으로 이 분야를 본격적으로 공부하고자 하는 학생들이 반드시 익혀야 하는 내용이며 우리 몸의 구조와 기능을 이해하고 질병의 원인을 밝히는데 있어서 다른 어떤 과목에 못지않게 중요하다 할 수 있다.

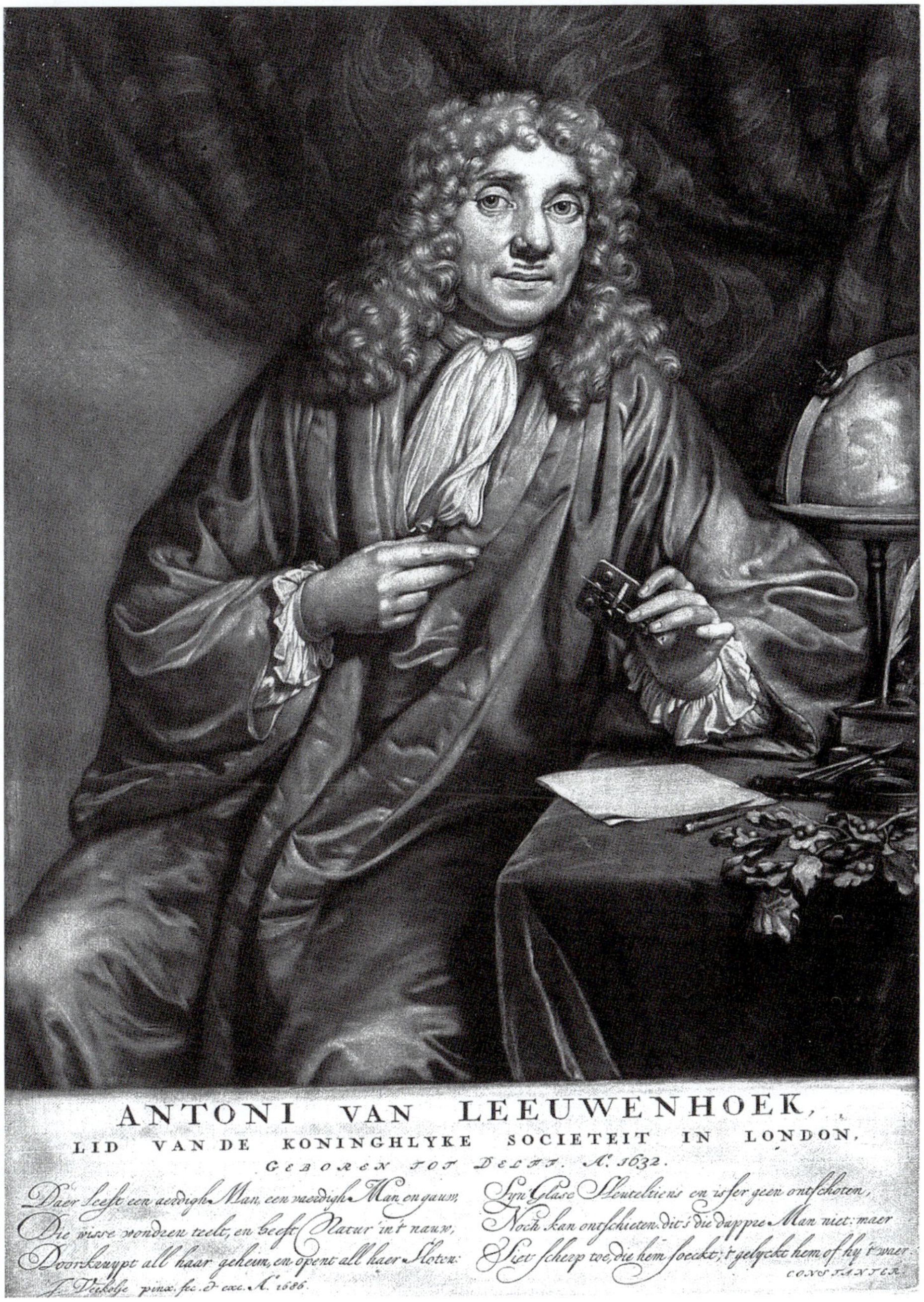
ANTONI VAN LEEUWENHOEK,
LID VAN DE KONINGHLYKE SOCIETEIT IN LONDON.
GEBOREN TOT DELFT. A°. 1632.
Daer leeft een aerdigh Man, een vaerdigh Man en gauw,
Die wisse wondren teelt, en heeft Natur' in't nauw;
Doorkruypt all haar geheim, en opent all haer Sloten:
Syn Glase Sleuteltiens en is ser geen ontschoten,
Noch kan ontschieten. dit's die dappre Man niet: maer
Siet scherp toe, die hem soeckt; t' gelyckt hem of hy 't waer.
CONSTANTER.
J. Verkolje pinx. fec. & exc. A°. 1686.

그림 1-1. 안토니 판 레이우엔훅[1)]

1) https://en.wikipedia.org/wiki/Antonie_van_Leeuwenhoek#/media/File:Antonius_van_Leeuwenhoek._Mezzotint_by_J._Verkolje,_1686,_af_Wellcome_V0003466.jpg

2 현미경에 대하여

맨 눈으로 보기 힘든 우리 몸의 미세구조는 현미경이라는 도구를 통해 더 자세히 살펴볼 수 있게 되었다. 조직학에 이용하는 현미경의 종류는 매우 다양한데 요즘은 이전에 볼 수 없던 새로운 기술을 적용한 최신 기종도 많아졌다. 하지만 **가시광선**(visible light)을 광원으로 이용하는 **광학현미경**(light microscope)이나 전자 빔을 이용하여 조직을 보다 고배율로 관찰할 수 있는 **전자현미경**(electron microscope)은 아직도 조직학에서 가장 많이 이용되고 있다. 광학현미경과 전자현미경은 병원에서 임상적 진단에도 많이 이용되기 때문에 그 사용법과 결과의 해석에 대해 학생들은 자세히 알아 둘 필요가 있다(**그림 2-1**).

광학현미경은 **접안렌즈**(eyepiece)와 **대물렌즈**(object lens)를 조합하여 관찰하며 두 렌즈 각각의 배율의 곱이 실제 사물을 확대한 값이 된다. 예를 들어 접안렌즈로 10배, 대물렌즈로 4배 확대된다면 사물은 총 40배 확대할 수 있는 것이다. 현미경을 이용하려면 먼저 관찰하고자 하는 조직 슬라이드를 **재물대**(stage) 위에 얹은 후 광원을 켠 다음 **조동 및 미동 핸들**(coarse or fine adjustment knob)을 조작하여 초점을 맞춰야 한다. 접안렌즈의 배율은 고정된 반면 대물렌즈는 서로 다른 배율의 렌즈를 바꿔가며 관찰할 수 있게 되어 있다. 대개 대물렌즈를 저배율에서 고배율의 순으로 높여가며 관찰하는 경우가 일반적인데 이 중 100배의 대물렌즈 만큼은 **이머전 오일**(immersion oil)을 반드시 떨어뜨려야 조직의 관찰이 가능하다(**그림 2-2**).

광학현미경을 능숙하게 이용하려면 생각보다 상당한 훈련이 필요하다. 고성능의 광학현미경은 두 눈으로 관찰하게 되어 있는데 미숙련자는 처음에 초점을 맞추기도 어려워하는 것이 보통이다. 조직을 정밀히 관찰하기 위해서는 현미경에 달려 있는 **집광렌즈**(condenser)와 **조리개**(diaphragm)의 개폐를 통해 광원의 양을 적절히 조정하는 방법도 익혀야 하는데 이 작업에 능숙해지기 위해서는 조직 슬라이드를 많이 관찰하여 충분한 경험을 쌓는 수 밖에 없다.

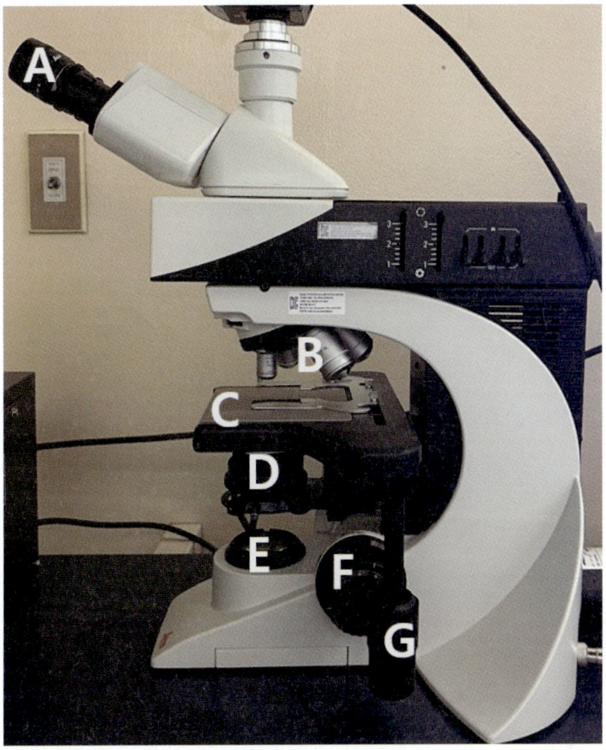

그림 2-1. **현미경의 구조(가쪽):** A: 접안렌즈, B: 대물렌즈, C: 재물대, D: 집광렌즈 및 조리개, E: 광원, F: 조동 및 미동 핸들, G: 십자이동핸들

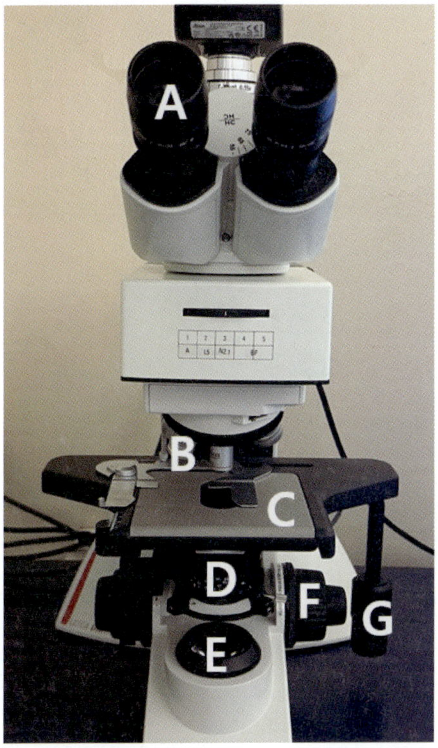

그림 2-2. **현미경의 구조(앞면):** 각 부위의 이름은 그림 **2-1**과 같다.

3 조직 표본

광학현미경으로 사람이나 동물 조직을 관찰하기 위해서는 몇 가지 준비를 사전에 해야 한다. 채취한 조직은 시간이 흐르면 점점 망가지게 되는데 이를 고정액이라는 용액으로 처리하면 더 이상 손상 받지 않게 된다. 현미경 관찰용으로 이용하는 고정액은 여러 가지가 있는데 관찰하고자 하는 구조물의 종류에 따라 달리 사용한다.

고정액에 처리한 조직은 파라핀으로 굳히거나 딱딱하게 얼린 다음 절편기라는 기계를 이용하여 얇게 자르게 된다(**그림 3-1**). 절편기로 자른 조직은 유리 슬라이드에 붙인 후 다양한 방법으로 염색해야 비로소 현미경으로 관찰할 수 있다(**그림 3-2**). 한번 만들어진 조직 슬라이드 표본은 상당히 장기간 보존할 수 있기 때문에 반복 관찰이 가능하다.

전자현미경의 경우에는 이와는 다른 방법으로 시료를 준비해야 한다. 전자현미경 표본은 광학현미경보다 훨씬 작은 크기로 잘라야 하고 처리 과정도 광학현미경과는 많이 다르다. 조직의 형태를 유지하기 위해 고정액에 처리한 샘플을 합성수지에 넣어 굳힌 다음 전자현미경 전용 절편기로 절단한다. 절편이 완성된 후 유리 슬라이드 대신 **격자망**(grid)에 올려 전자현미경으로 관찰한다. 이때 전자빔을 이용해 관찰하기 때문에 전자현미경 조직은 중금속으로 염색하는 과정을 사전에 거쳐야 한다.

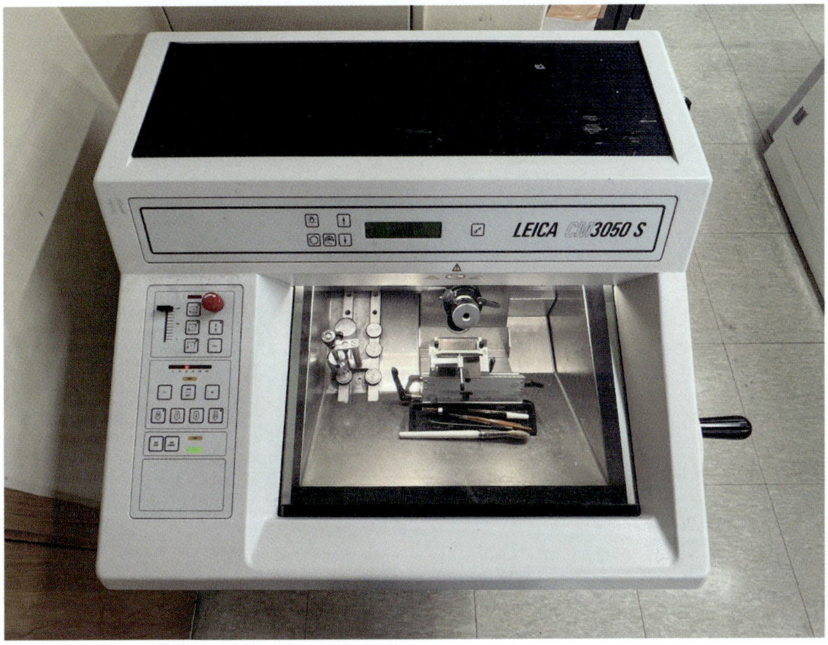

그림 3-1. 조직을 얇게 자르는 냉동조직절편기(cryostat microtome).

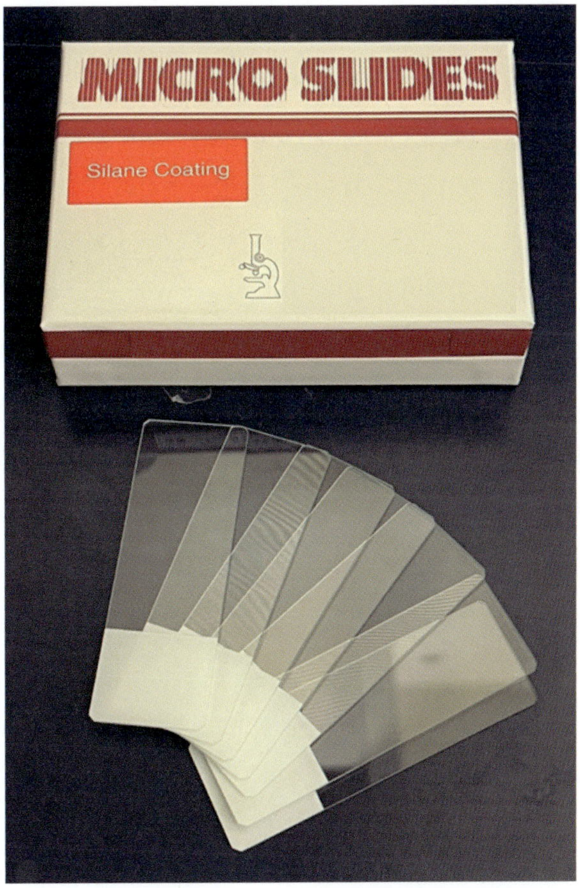

그림 3-2. 절편기로 얇게 자른 조직은 슬라이드에 붙여 현미경으로 관찰한다.

4 H&E 염색법

조직학에서 관찰하는 표본 사진은 화려한 색으로 염색되어 있다. 잘 염색된 조직학 사진은 유명화가의 작품처럼 화려하여 현미경으로 보면 매혹될 정도이다. 조직학 관찰을 위해서는 채취한 조직을 적절한 방법으로 처리한 후 얇게 잘라 관찰해야 하는데 이를 아무 처리도 없이 바로 현미경으로 관찰하면 처음에는 거의 보이는 것이 없다. 우리 몸에서 염색처리 없이도 현미경 상에서 구분 가능한 구조물은 **적혈구**(red blood cell, RBC)나 **멜라닌 과립**(melanin granule) 등 외에 몇 가지 없기 때문이다.

하지만 조직에 염색제를 처리하면 여러 구조물은 화려한 색으로 거듭 나는데 특히 두 종류 이상의 염색제를 하나의 표본에 적용하면 조직 내 구조물의 종류에 따라 서로 다른 색으로 염색되어 현미경으로 볼 때 그 형태 구분이 쉬워지는 것이다. 따라서 조직학 공부에서는 그 조직이 어떤 방법으로 염색되었는지 먼저 파악하는 것이 관찰 결과를 해석하는데 있어 매우 중요하다.

조직학 교과서나 의학 논문을 보면 조직을 염색한 사진에 H&E 염색법을 적용하였다는 설명을 자주 접할 수 있다. H&E란 **헤마톡실린-에오신**(Hematoxylin & Eosin) 염색법의 약자이다. 원명을 길게 쓰기 보다는 보통 H&E 염색이라고 줄여 쓴다. H&E 염색법은 조직학 공부에서 아마도 가장 많이 접하게 되는 염색법일 것이다. 의학적으로 질병 진단을 위해 시행한 조직검사에서도 현미경 관찰을 위해 가장 우선적으로 이용되는 것이 바로 이 염색법이다.[1]

H&E 염색법은 헤마톡실린과 에오신이라는 별개의 염색제를 순차적으로 하나의 조직에 함께 처리한 것이다. 헤마톡실린은 짙은 청색으로 염색되는데 주로 세포의 **핵**(nucleus)을 염색한다. 반면 에오신은 **세포질**(cytoplasm)을 분홍색으로 염색하기 때문에 이 두가지 염색제를 동일한 조직에 처리하면 세포질과 핵이 서로 다른 색으로 염색되며 세포내 형태를 보다 분명하게 관찰할 수 있는 장점이 있다.

한가지 유의해야 할 것은 헤마톡실린과 에오신이 염색하는 구조물이 핵과 세포질만 있는 것은 아니라는 점이다. 뒤에 자세히 나오겠지만 **콜라겐섬유**(collagen fiber) 등 세포가 아닌 체내 구조물도 에오신에 의해 붉게 염색되며 이 외에도 헤마톡실린과 에오신에 염색되는 구조물들이 아주 많다. 따라서 획일적으로 H&E 염색결과를 세포핵과 세포질로 해석하기 보다는 보다 유연한 자세로 조직염색 결과를 해석해야 할 것이다(**그림 4-1; 그림 4-2**).

---

1) 조직학에서 가장 많이 쓰는 염색법은 특별히 지정하지 않으면 대개 조직관찰을 위해 H&E 기법으로 염색하는 경우가 대부분이다. 다만 조직학에는 H&E 외에도 특수한 목적으로 조직을 관찰하기 위해 개발된 염색법이 있다. 이 책에서는 H&E 이외의 염색법은 각 부분에서 다루어 질 때마다 자세히 언급하도록 하겠다.

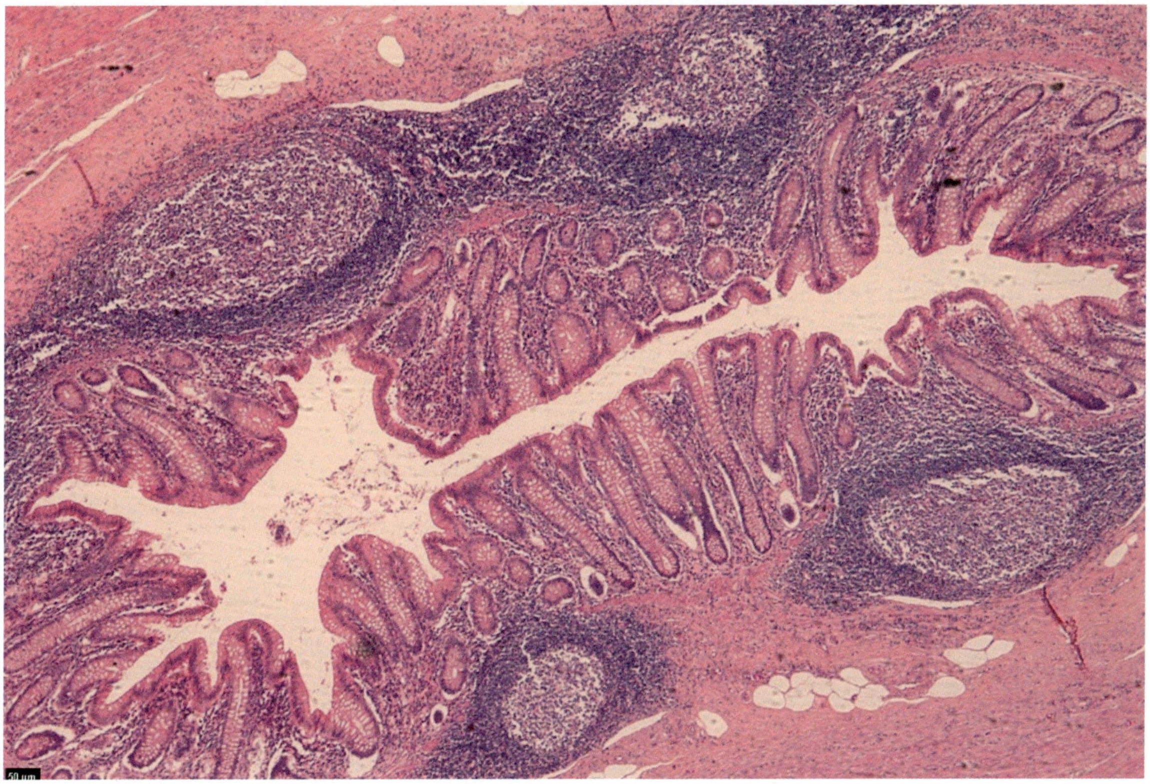

그림 4-1. 막창자꼬리: 사진에서 푸르게 보이는 부분은 핵이 헤마톡실린에 의해 염색된 것이며 붉게 보이는 것은 에오신에 의해 세포질이 염색된 결과이다. H&E 염색은 조직학에서 가장 많이 쓰이는 염색법이다.

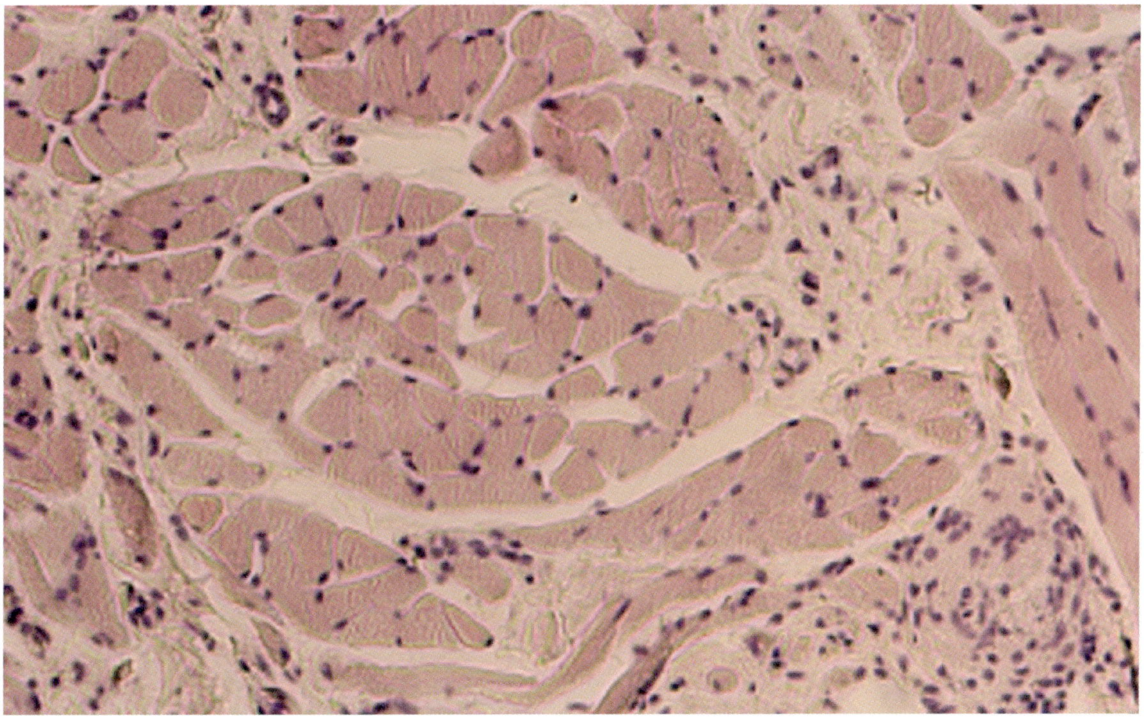

그림 4-2. 혀(tongue)의 근육: 푸르게 보이는 점이 헤마톡실린에 염색된 세포핵이며 세포질은 에오신에 의해 붉게 염색되어 있다.

5 전자현미경

가시광선을 광원으로 쓰는 광학현미경과는 달리 전자현미경은 전자빔을 이용하여 광학현미경으로도 볼 수 없을 정도로 작은 미세구조를 관찰하는 것이다. 가시광선을 이용하지 않기 때문에 전자현미경에서는 색깔을 볼 수 없으며 어둡고 밝은 명암만으로 사물을 구별할 수 있다.[1] 흑백사진처럼 명암만 구별 가능한 전자현미경에서 어둡게 보이는 부분은 electron−dense하다고 하며 반대로 밝게 보이는 부분을 electron−lucent하다고 부른다. 전자가 많이 존재하는 부위가 전자현미경에서는 더 어둡게 보이기 때문에 붙여진 이름이다.

전자현미경은 크게 보아 **투과전자현미경**(transmission electron microscope, TEM)과 **주사전자현미경**(scanning electron microscope, SEM) 두가지가 있는데 어떤 조건에서 이용되는가 하는 부분에 있어 둘 사이에 차이가 있다. 먼저 투과전자현미경은 병원에서 쓰는 CT(computed tomography)처럼 사물의 단면을 볼 수 있는 것이지만 주사전자현미경은 우리가 증명사진을 찍을 때처럼 사물의 바깥에서 관찰하는 것으로 이해하면 된다. 조직시료를 준비하는 과정에서도 투과전자현미경은 조직의 단면을 잘라 만들지만 주사전자현미경은 시료의 표면만 처리하고 그대로 관찰한다(**그림 5-1; 그림 5-2**).

임상의학에서는 질병의 진단을 위해 광학현미경을 우선적으로 이용하는 것이 일반적이지만 경우에 따라서는 전자현미경으로 관찰하지 않으면 진단이 불가능한 경우도 있다. 가장 대표적인 경우가 **콩팥**(kidney) 질환의 진단인데 이 경우 콩팥에 어떤 질병이 있는지 정확히 확인하기 위해서는 전자현미경 분석 결과가 광학현미경보다 훨씬 중요하다.

1) 가끔 전자현미경 사진에 색깔이 있는 것을 보게 되는 경우가 있는데 이는 모두 임의로 색을 지정하여 입힌 것으로 실제로 색깔을 전자현미경에서 구별하는 것은 불가능하다.

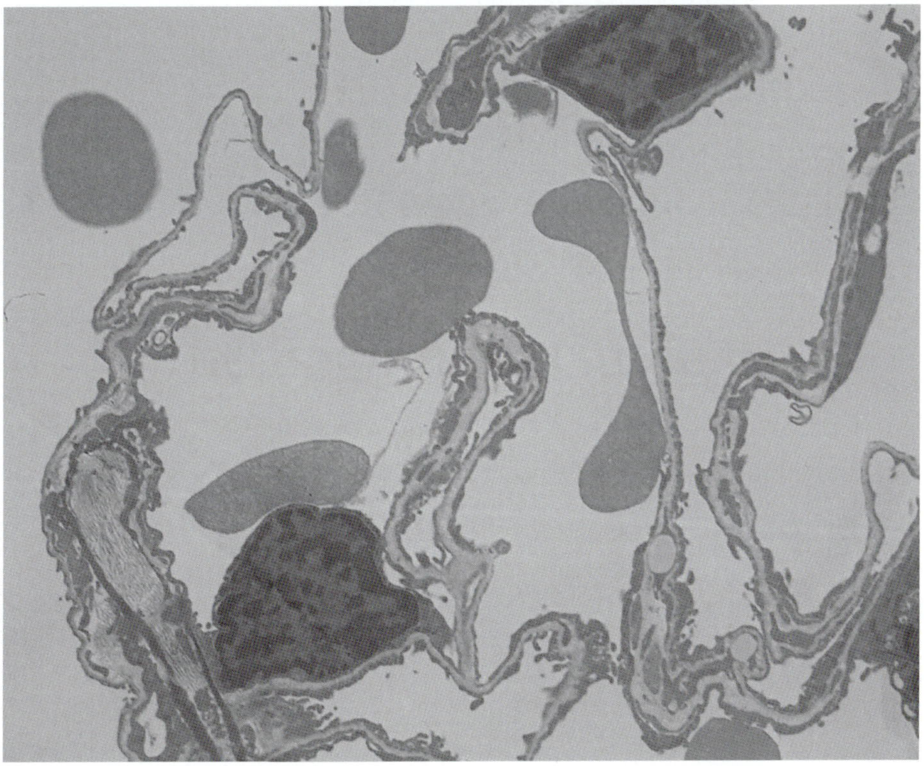

그림 5-1. 투과전자현미경(TEM) 사진: 현미경으로 관찰하기 전에 절단 절편을 만들기 때문에 조직의 단면을 관찰하게 된다(을지대 임도선 제공).

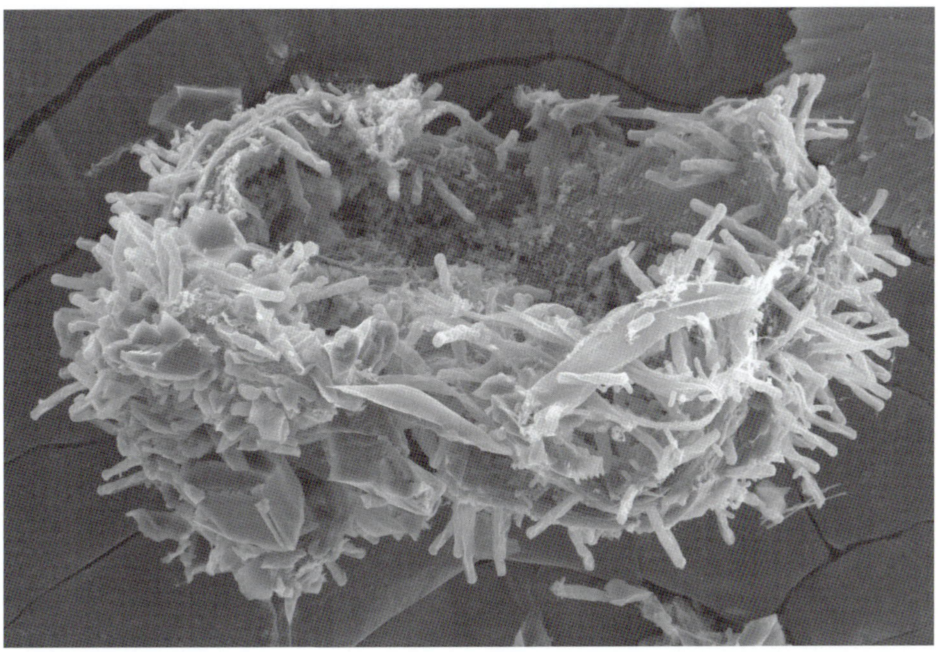

그림 5-2. 투과전자현미경(SEM) 사진: 절단 절편을 만드는 단계 없이 그대로 외부에서 표면을 관찰하는 것이다(을지대 임도선 제공).

6 핵과 염색질

현미경으로 보는 세포의 모습은 어떨까? H&E 염색을 하게 되면 핵과 세포질이 서로 다른 색으로 염색되어 세포의 모습을 더 자세히 관찰할 수 있다. 광학현미경으로 세포를 관찰하면 **핵막**(nuclear membrane)이 구별 가능한데 이를 경계로 안쪽과 바깥쪽이 각각 핵과 세포질에 해당한다.

세포분열(cell division)에서 세포가 분열하지 않는 시기를 **사이기**(interphase)라 부르는데 이 시기 세포의 핵 내부를 자세히 보면 얼룩 무늬처럼 보이는 **이질염색질**(heterochromatin)[1]을 관찰할 수 있다. 사이기 세포에는 이질염색질 외에 **진정염색질**(euchromatin)도 존재하는데 이는 핵 안에서 이질염색질과 달리 상대적으로 밝게 보이는 부분이다(그림 6-1). 사이기에 핵 안에 있던 염색질은 세포분열이 시작되면 뭉치고 꼬여서 **염색체**(chromosome)로 바뀌게 된다. 결국 세포 내부에서 염색체가 현미경으로 관찰된다는 것은 그 세포가 현재 분열 중인 상태임을 의미하는 것이다.

이처럼 광학현미경으로도 세포 핵 내의 염색질을 어느정도 구분하여 관찰하는 것이 가능하지만 이는 가시광선을 광원으로 사용하기 때문에 그 해상도에 분명한 한계가 있는 것도 사실이다. 따라서 만약 우리가 세포 내 구조물을 보다 명확하게 관찰하고자 한다면 이와 다른 방법을 찾지 않으면 안 된다. 최근에는 레이저를 광원으로 이용하는 현미경도 출시되어 있는데 이는 일반적인 광학현미경보다 훨씬 고화질의 영상을 얻을 수 있다. 가시광선 대신 전자빔을 이용하여 관찰하는 전자현미경은 광학현미경으로는 불가능할 정도로 사물을 확대하여 관찰하는 것이 가능하므로 이질염색질과 진정염색질의 구분이 보다 분명하게 확인할 수 있다(그림 6-2).

1) 염색질이란 핵 안에 존재하는 핵DNA와 이와 연관된 단백질의 복합체이다.

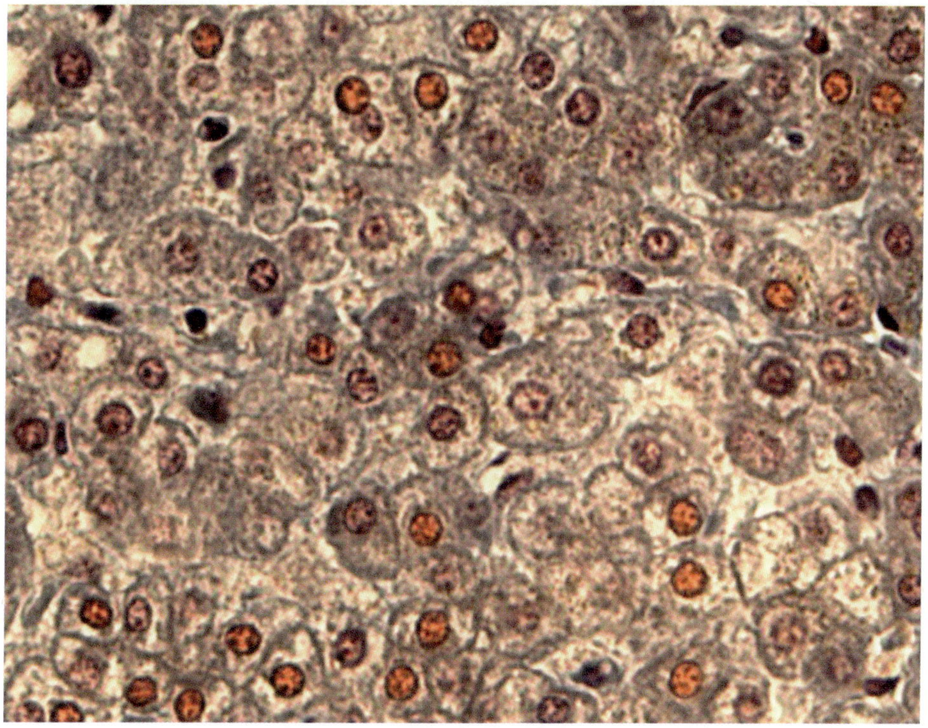

그림 6-1. 사람의 간 사진에서 간세포의 경계는 흐릿하지만 알아볼 수 있다. 세포 안을 보면 핵 내부에 핵막에 인접하여 진하게 염색된 얼룩 같은 부분이 보이는데 이것이 이질염색질이다. 진정염색질은 이질염색질 사이의 밝은 부분에 해당한다.

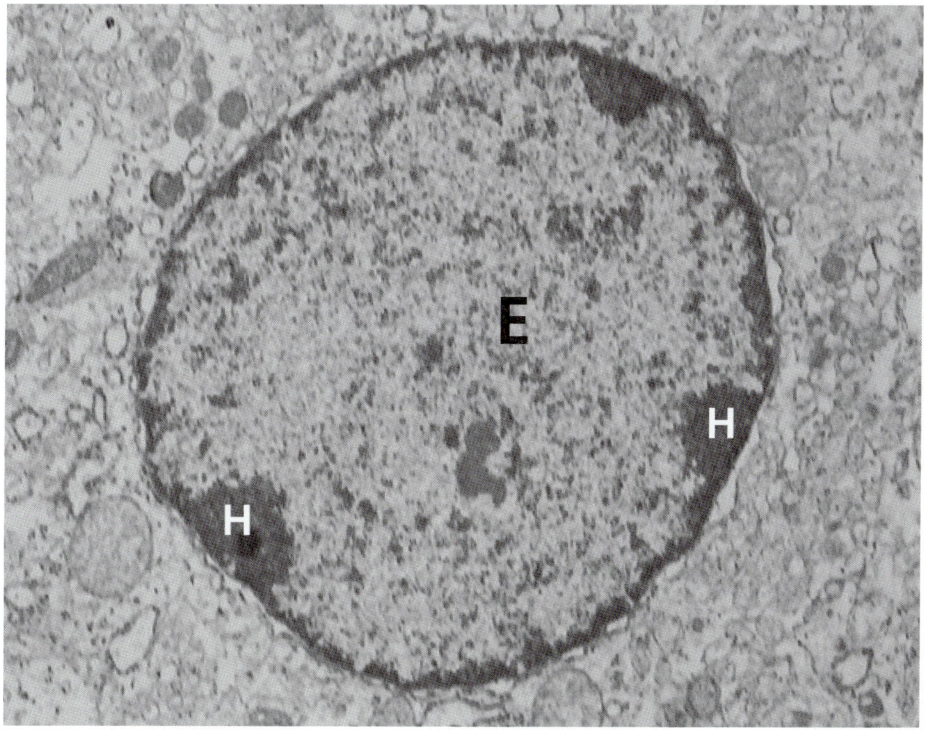

그림 6-2. **전자현미경:** 광학현미경으로 관찰할 때보다 핵(N) 내부의 이질염색질(H)과 진정염색질(E)을 좀 더 분명하게 관찰할 수 있다. 사진에서 핵 내부에 어둡게 보이는 부분이 이질염색질이며 진정염색질은 그 사이의 밝은 부분이다(을지대 임도선 제공).

7 세포질과 소기관

세포질에는 수 많은 **소기관**(organelle)들이 존재하는데 그 중에는 **미토콘드리아**(mitochondria), **골지체**(Golgi apparatus), **세포질세망**(endoplasmic reticulum), **용해소체**(lysosome), **리보솜**(ribosome) 등이 있다.

세포소기관은 세포생물학 등 최신 분야의 연구에서 매우 주목받는 구조물로서 중요한 기능을 수행하고 있지만 광학현미경으로 이를 일일이 구별하여 관찰하기란 쉽지 않다. 이에 대하여 최근 빠르게 발전하고 있는 **공초점현미경**(confocal microscope) 등으로 보다 해상도 높은 결과를 얻어 세포소기관을 연구할 수 있다.[1] 한편, 조직학에서 세포소기관을 비교적 쉽고 자세하게 관찰할 수 있는 수단은 역시 전자현미경 기법으로서 이를 이용하면 미토콘드리아, 골지체, 세포질세망 등 광학현미경으로는 분별하기 어려운 구조물이 확실히 구분된다(**그림 7-1**).

1) 세포질에는 **미세관**(microtubule), **액틴 미세섬유**(actin filament), **중간미세섬유**(intermediate filament), 등 **세포골격요소**(cytoskeletal element)도 존재하지만 이는 이 단백질에 특이한 항체를 이용한 특수염색을 시행하여 공초점현미경으로 관찰하지 않으면 보기 쉽지 않다.

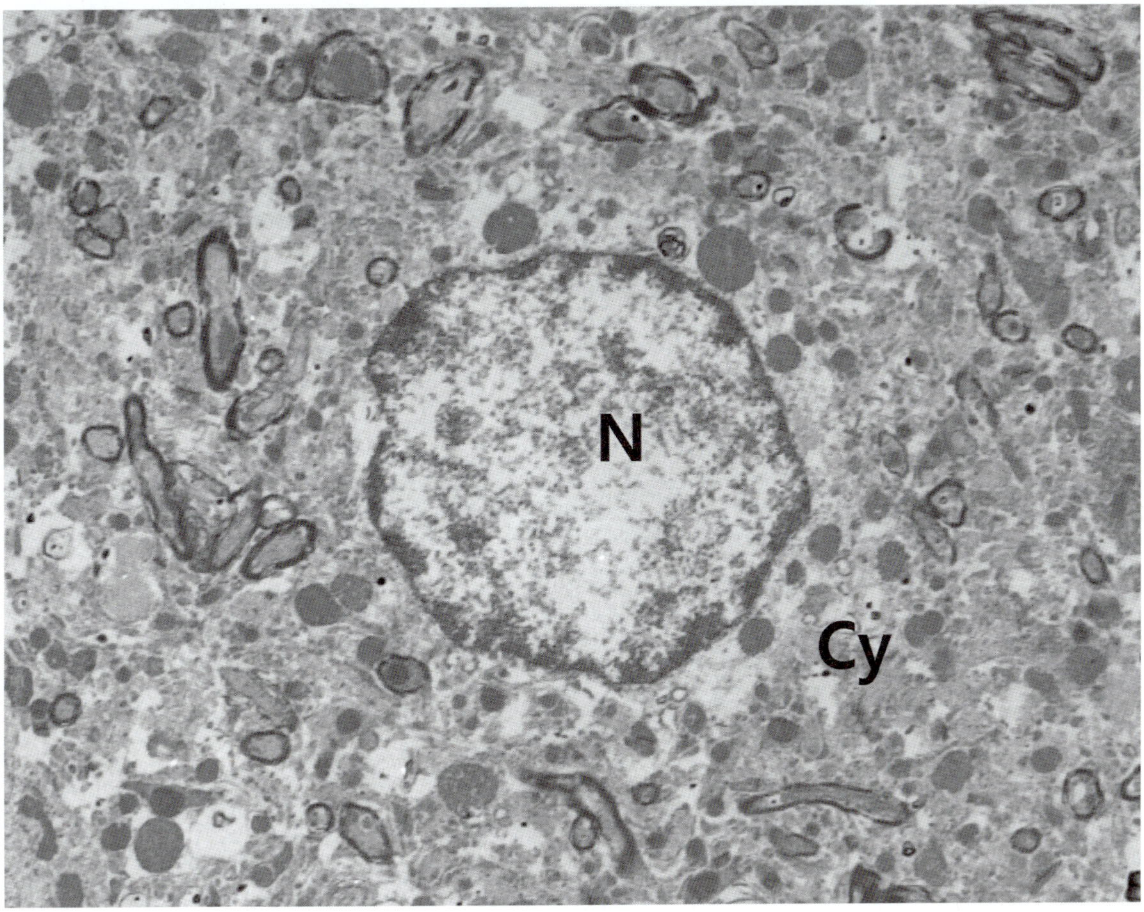

그림 7-1. 세포질(Cy)에 존재하는 여러가지 소기관(을지대 임도선 제공). N: 핵

8 세포분열

우리 몸의 세포는 분열이 이루어지지 않는 시기인 **중간기**(interphase)와 분열이 왕성하게 이루어지는 **유사분열기**(mitosis, M기), 둘 중 어딘가 속해 있는 상태라고 할 수 있는데 여기서 그 세포가 어떤 단계에 있는가에 따라 같은 세포라도 서로 다른 모습을 보여주게 된다. 우선 세포가 분열하지 않는 시기인 **중간기**의 경우 세포핵 내에 존재하는 DNA는 단백질과 결합하여 **염색질**(chromatin)의 형태로 존재하게 된다. 우리 몸에서 얻어진 조직을 현미경으로 관찰할 때 보이는 대부분의 세포는 중간기 세포에 해당하기 때문에 분열이 왕성하게 일어나는 단계의 세포는 생식기관의 세포를 제외하면 관찰하기가 쉽지 않다.

세포가 일단 분열을 시작하면 핵막이 사라지고 염색질은 더욱 꼬이고 응축하여 **염색체**(chromosome)가 만들어지는데 이를 염색하면 광학현미경으로도 잘 관찰할 수 있다. 사람 몸에서는 분열중인 세포를 관찰하기 쉽지 않지만 빠르게 성장 중인 양파뿌리의 끝부분을 이용하면 세포분열 과정 중에 있는 염색체의 모습을 쉽게 관찰할 수 있다. 양파 뿌리 부분을 물에 담아 두면 뿌리가 자라 나오는데 이를 채취하여 현미경으로 관찰하면 유사분열기에 염색체가 어떻게 형성되며 또 이동하여 두개의 세포로 나뉘는지 생생하게 관찰할 수 있다.

양파 뿌리 끝 부분은 세포분열이 왕성하게 일어나고 있는 부위이기 때문에 현미경으로 관찰하면 **중간기**와 **유사분열기**의 세포가 함께 보인다. 양파 뿌리가 자라면서 유사분열을 계속하고 있기 때문에 분열 중 형성된 염색체를 여기서 쉽게 관찰할 수 있는 것이다. 유사분열하고 있는 세포는 염색체가 배열된 모습에 따라 **전기**(prophase), **중기**(metaphase), **후기**(anaphase), **종기**(telophase)로 나눌 수 있는데 염색체가 **적도판**(equatorial plate) 부위에 배열되는 단계가 **중기**이며 각 **염색분체**(chromatids)가 서로 분리되어 양 극으로 이동하는 단계가 **후기**가 된다(**그림 8-1; 그림 8-2**).

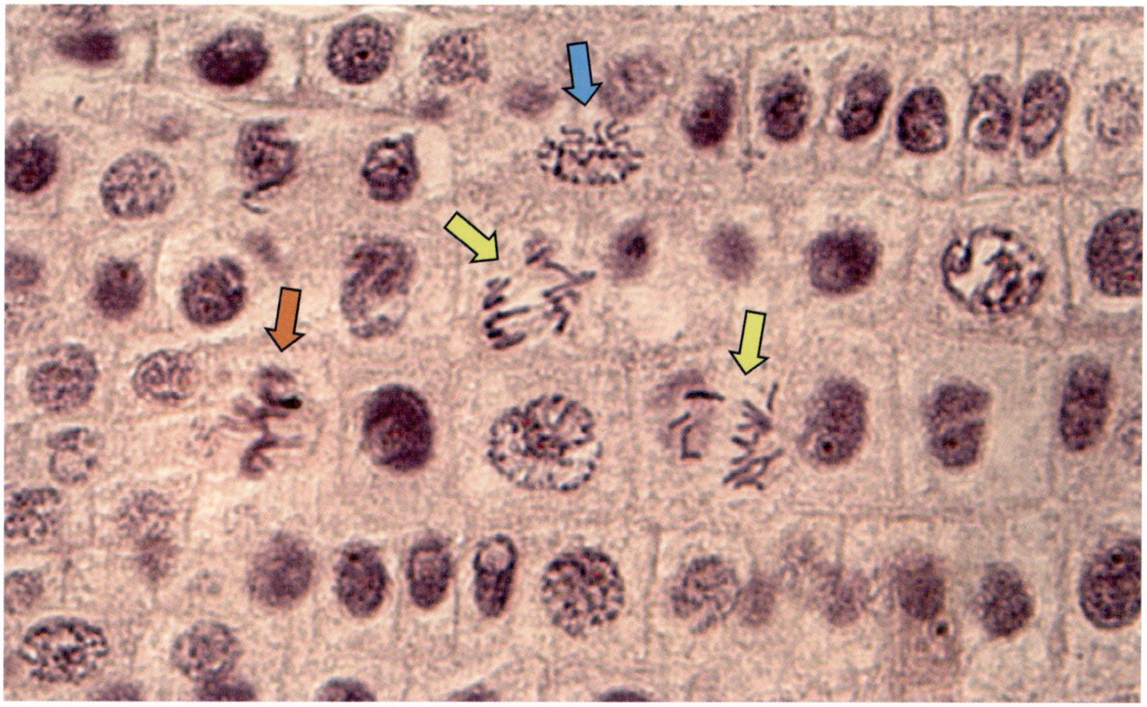

그림 8-1. 세포분열이 왕성히 일어나는 양파 뿌리 끝에도 관찰되는 대부분의 세포는 중간기(interphase)세포이며 분열이 이루어지고 있는 세포는 그 중 일부이다. 세포 안에서 염색체가 형성되어 있는 경우는 일단 분열 중인 세포로 볼 수 있다. 화면에서 분열중인 전기(파란 화살표), 중기(빨간 화살표) 및 후기(노란 화살표)의 세포가 잘 관찰된다.

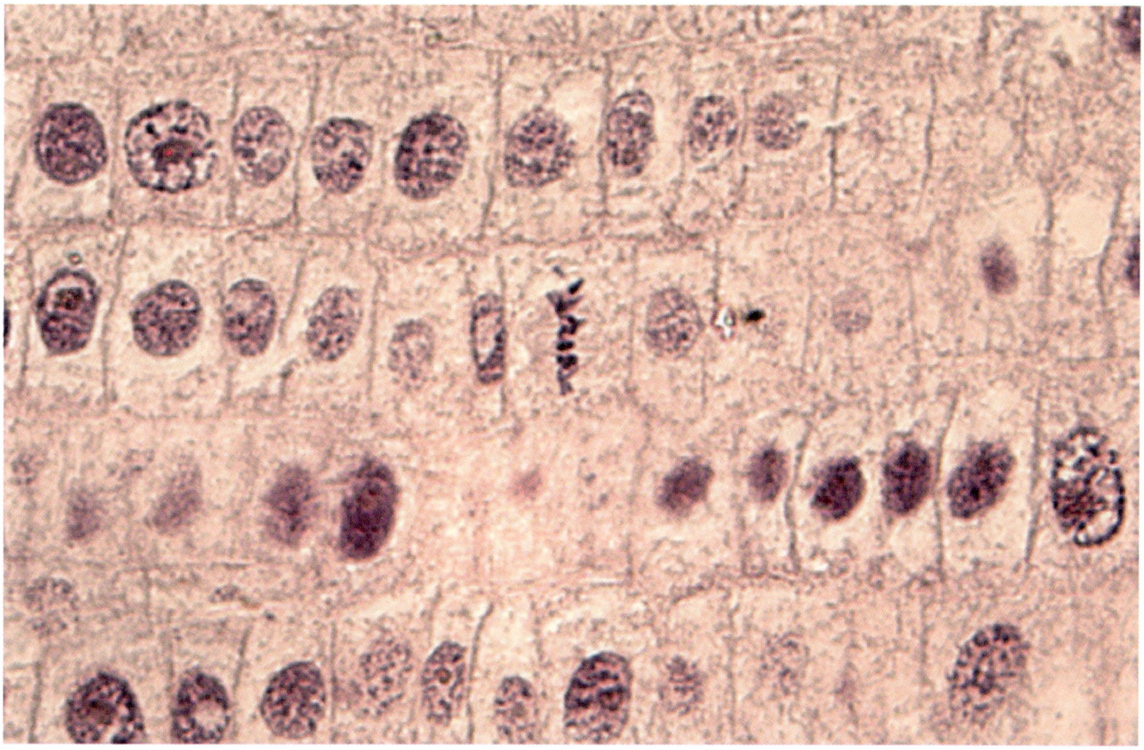

그림 8-2. 양파뿌리의 끝: 화면의 중앙에 세포분열 중기의 세포가 있다.

9 세포의 분화

세포 분열이 왕성하게 이루어져 세포의 숫자가 늘어가는 과정을 세포의 **증식**(proliferation)이라 한다. 현미경으로 관찰했을 때 염색질 대신 염색체가 관찰되며 핵막이 소실되어 있다면 세포의 숫자가 활발히 늘어가는 분열 단계에 있다고 볼 수 있다. **분화**(differentiation)란 증식과는 반대의 과정이다. 분화 중인 세포에서는 분열이 일어나지 않는 대신 특정 기능을 수행하는데 적합한 모습으로 형태와 기능이 더욱 발달하게 된다(**그림 9-1**).

충분히 분화가 이루어진 세포의 좋은 예로 신경세포를 들 수 있다. **신경세포**(neuron)는 핵이 있는 **세포체**(cell body)에서 **축삭**(axon)과 **수상돌기**(dendrite)가 서로 다른 방향으로 뻗어 나오기 때문에 비대칭적인 모습을 하고 있으며 신경신호의 전달이라는 기능을 효율적으로 수행하기 위해 잘 분화한 세포이다. 우리 몸의 피부를 이루는 **상피세포**(epithelial cell)도 분화가 고도로 이루어진 세포로서 다른 세포들과는 다른 모습을 하고 있다. 조직학에서 서로 다른 모습을 하고 있는 우리 몸 각 부위 세포를 공부하는 것은 모두 충분히 분화한 세포를 대상으로 하는 것이다(**그림 9-2**).

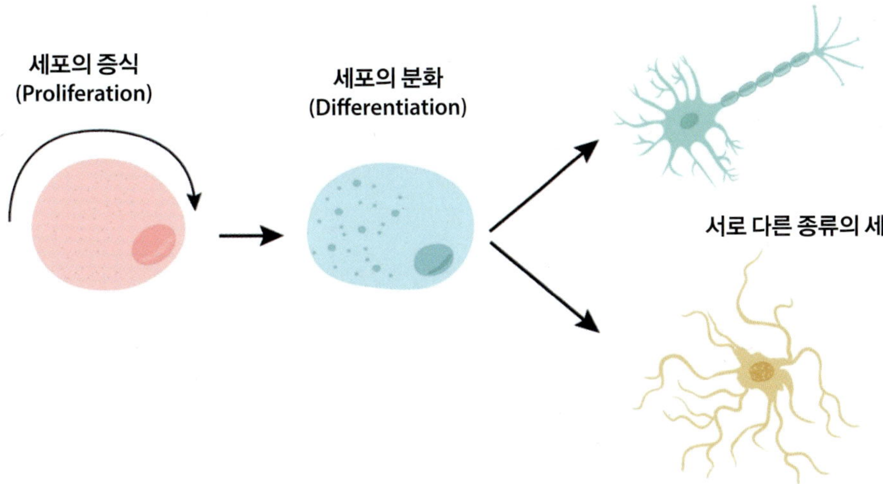

그림 9-1. 세포의 증식과 분화: 세포는 분화를 거치게 되면 특정 기능을 잘 수행할 수 있도록 특화된 형태로 변화하게 된다.

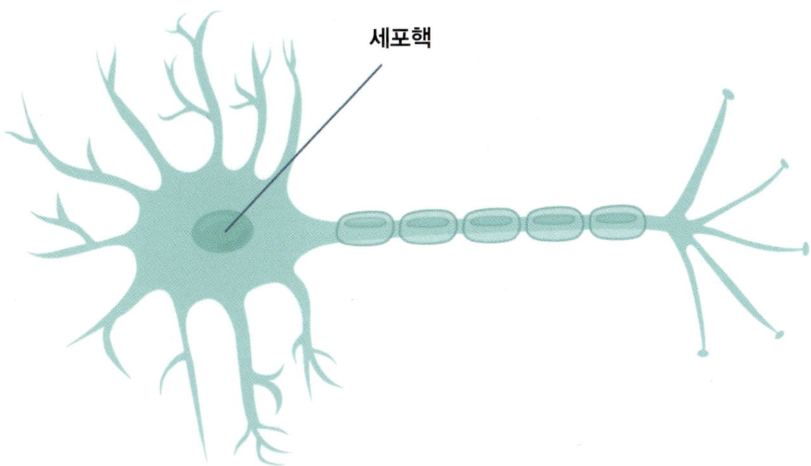

그림 9-2. 분화가 이루어진 신경세포: 세포의 형태에 극성이 생겨 비대칭적 모양이 된다.

10 상피 조직이란?

조직학을 공부할 때 자주 만나는 용어 중에 **상피조직**(epithelium)이라는 것이 있다. 이 용어가 무엇을 의미하는가에 대해서는 초보자들이 쉽게 이해하지 못하는 경우가 많아 이를 알기 쉽게 써보겠다.

상피조직을 이루는 세포는 한층으로 배열되어 있을 수도 있고 여러 층으로 차곡차곡 쌓인 형태로 배열되어 있을 수도 있는데 어떤 경우이건 세포가 모여 이루어진 벽 모양의 구조물이라 생각하면 될 것이다. 상피조직은 우리 몸의 여러 곳에 존재하는데 **피부**(skin)나 **점막**(mucosa)처럼 편평한 형태의 구조물인 경우도 있고 **식도**(esophagus)나 **기관**(trachea), **혈관**(blood vessel)처럼 관 모양의 구조물이거나 심지어는 주머니 모양으로 존재하는 수도 있다(**그림 10-1**).

상피조직을 이루는 세포는 내부조직을 외부의 충격에서 보호하는 역할도 하고 있으며 외부로부터 원치 않는 물질의 침투를 차단하는 기능도 있다. 상피조직세포 사이에는 **세포사이연접**(cell-to-cell adhesion)이라는 부분이 있어 인접한 두 세포를 물 샐 틈 없이 견고하게 연결하고 있는데 이 구조물이 외부로부터 내부로의 물질 이동을 거의 불가능하게 만드는 것이다(**그림 10-2**).

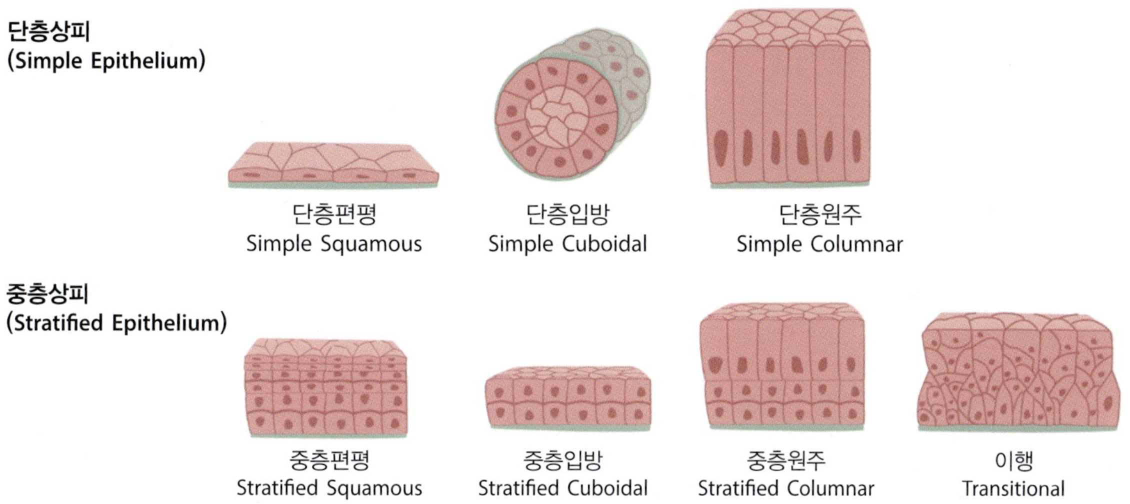

그림 10-1. 여러가지 모양의 상피세포: 몇 층의 세포로 이루어져 있는가에 따라 단층상피와 중층상피로 나눌 수 있으며 세포의 형태에 따라 편평상피(squamous epithelium), 입방상피(cuboidal epithelium), 원주상피(columnar epithelium)로 구분한다. 중층상피의 경우에는 가장 겉 층 세포의 모양으로 이름을 결정한다.

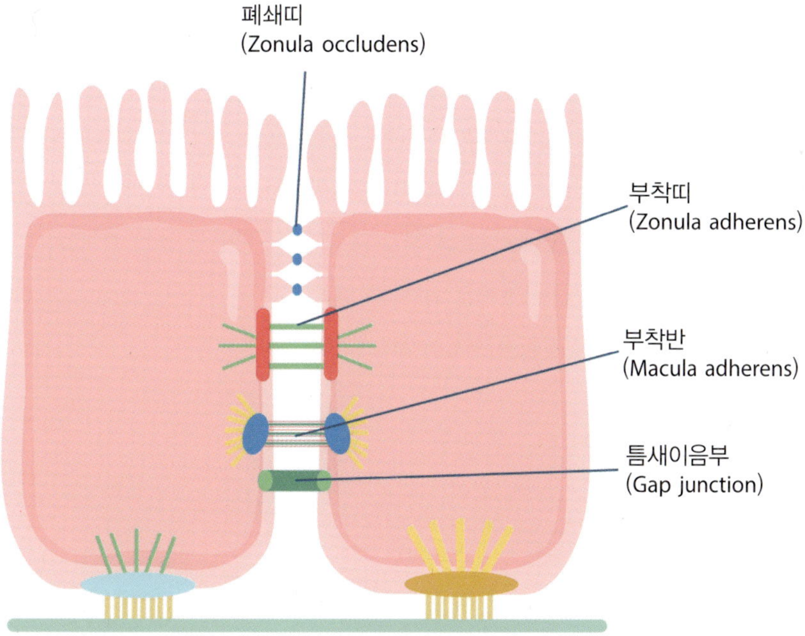

그림 10-2. 세포사이연접(폐쇄띠, 부착띠, 부착반, 틈새이음부): 상피세포의 외측면(lateral domain)에 발달한 구조물로서 서로 인접한 두개의 상피세포를 단단히 결합시키는 역할을 한다. 상피세포는 각 면을 구성하는 단백질의 종류가 다르고 형태도 차이가 있어 극성(polarity)이 잘 발달한 분화된 세포이다.

11 피부의 상피 조직

우리 몸에 있는 상피조직과 관련하여 가장 먼저 떠올릴 수 있는 것이 피부이다. 피부는 서로 다른 구조물로 이루어진 여러 층으로 되어 있는데 크게 **표피**(epidermis), **진피**(dermis),[1] **진피하층**(hypodermis)[2] 등으로 나눌 수 있다.

피부는 위치를 막론하고 조직학적 구조는 서로 거의 비슷하다. 표피의 상피세포층과 진피의 **치밀결합조직층**(dense connective tissue) 사이의 경계는 톱니 모양으로 서로 견고하게 결합되어 있지만[3] 진피와 그 아래 진피하층의 결합은 상대적으로 완만하다.[4] 피부에서 가장 바깥에 있는 **표피**는 여러 겹의 세포가 외부에 대해 견고한 벽을 만들고 있는 상피조직에 해당한다. 표피세포는 **세포사이연접**에 의해 서로 강하게 결합되어 있기 때문에 외부의 물질이 피부를 거의 통과하지 못한다.

피부 표피는 여러 층의 세포로 이루어져 있는 만큼 상피조직 내 위치에 따라 각 세포의 크기와 모양도 다양하다. 대체로 깊은 곳에 위치한 표피 세포는 높이가 높지만 바깥쪽으로 갈수록 납작한 모양으로 변화한다. 피부 표피세포는 그 위치가 고정되어 있는 것이 아니고 아래쪽에서 위쪽으로 자라 올라가면서 점차 납작하게 바뀌는 것이다. 따라서 피부에서 외부와 경계가 되는 가장 바깥 면(표피의 가장 겉면)의 납작한 세포는 원래 표피 깊은 곳에서 보다 통통한 모습의 세포로 존재할 때가 있었다고 할 수 있다.[5] 이처럼 여러 층의 세포가 모여 상피조직을 형성할 때 그 중 가장 바깥쪽이 납작한 세포인 경우 이를 **중층편평상피**(stratified squamous epithelium)라고 부르는데 피부가 그 가장 대표적인 예의 하나이다(그림 11-1).

---

1) 치밀결합조직이다.

2) **성긴결합조직**(loose connective tissue)이다.

3) 표피와 진피가 톱니모양으로 결합된 면에서 표피쪽 면을 **표피이랑**(epidermal ridge)이라 하며 진피쪽 면을 **진피유두**(dermal papilla)라 한다. 표피이랑과 진피유두는 서로 잘 맞물려 견고하게 결합되는 모양으로 되어 있다. 우리가 피부를 손으로 잡아 밀 때 움직이는 것은 진피와 피부밑조직의 결합이 견고하지 않아 가능한 것이다.

4) 우리 몸에 주사를 놓는 방법은 여러가지가 있는데 근육에 직접 주사를 놓기도 하지만 피부에 주사를 놓는 경우도 있다. 이때 피부의 진피 부분에 주사액을 주입하는 것을 intradermal injection이라 하며 피부밑조직에 주사할 때를 subcutaneous injection이라 한다.

5) 표피세포가 바닥쪽에서 바깥쪽으로 자라 나와 피부에서 떨어져 나가는 기간은 대체로 40-56일 정도 걸린다고 한다.

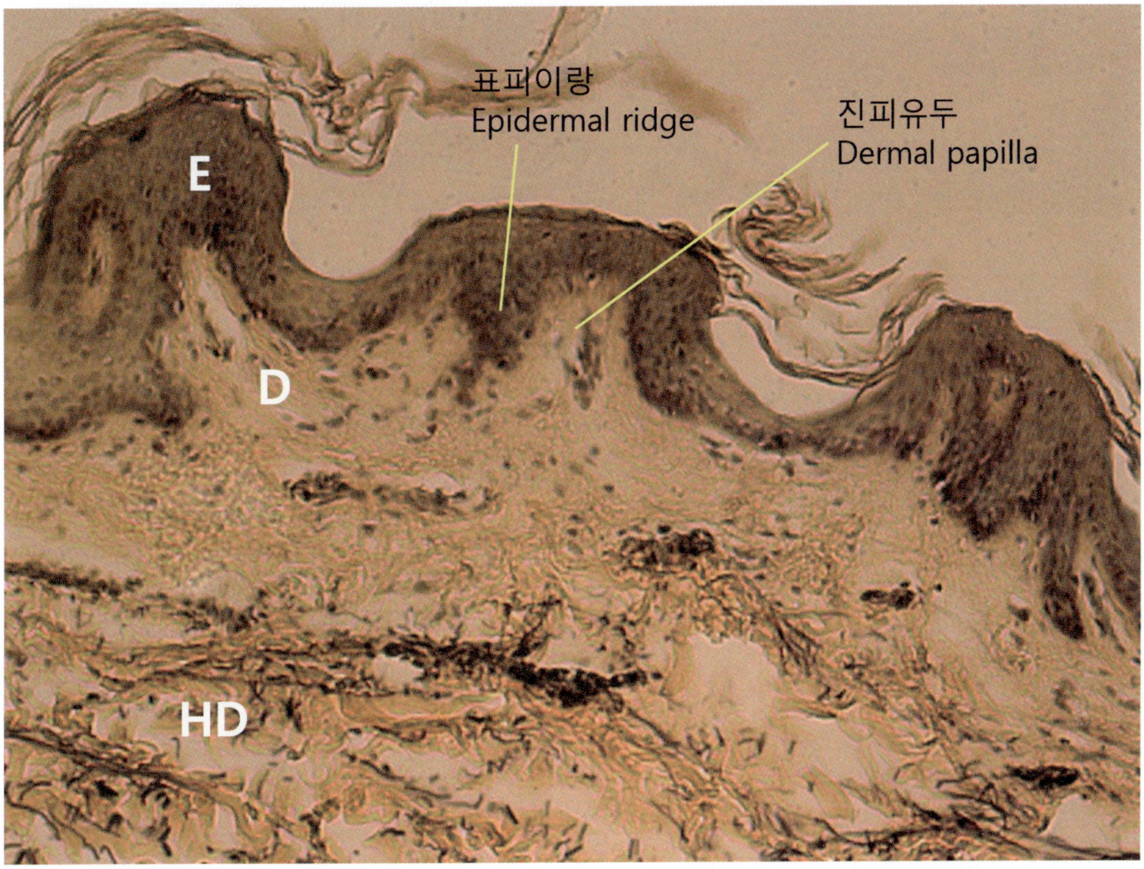

그림 11-1. **피부의 상피:** 표피(E)의 이랑과 진피(D)의 유두 부위가 견고하게 맞물려 있다. HD: 진피하층

12 피부표피의 다섯 층

피부의 상피세포가 모여 이루는 **표피**(epidermis)는 다섯층을 이루고 있다.[1] 이 다섯층 중 가장 아래쪽에는 **기저층**(stratum basale)이, 가장 겉에는 **각질층**(stratum corneum)이 존재한다. 기저층은 표피의 가장 아래쪽에 한 층으로 늘어선 입방형 세포로서 여기에 **멜라닌세포**(melanocyte)가 존재한다. 멜라닌세포에서는 **멜라닌**(melanin) **색소 과립**이 만들어지는데 이 과립이 많으면 피부가 더 검게 보이므로 사람들의 피부색은 이 과립의 양으로 결정되는 것이다(**그림 12-1**).

표피의 가장 바깥쪽에는 **각질층**이 존재하는데 사람 몸의 피부 부위에 따라 그 두께는 차이가 있다. 예를 들어 발바닥은 우리 몸에서 가장 두꺼운 각질층이 존재하는 곳이며 그 두께는 다른 부위 각질층의 수십배에 달한다. 각질층은 흔히 미용을 위해 제거해야 하는 필요 없는 부분으로 생각하지만 사실 피부를 보호하는 중요한 기능을 하는 것이다.

피부표피의 다섯층을 이루는 세포는 그 위치가 고정되어 있는 것이 아니고 기저층에서 끊임없이 세포가 만들어져 위로 이동하며 최종적으로는 세포가 사멸하여 각질층으로 떨어져 나가는 것이다. 표피세포의 모양은 기저층에서 각질층으로 갈수록 납작해지는 모양이 된다.

피부의 표피는 상피세포과 각질층이 모여 이루고 있지만 그 아래 있는 **진피**(dermis)와 **진피하층**(hypodermis)은 주로 **결합조직**(connective tissue)으로 이루어져 있다. 이 중 **진피**의 결합조직은 매우 치밀하게 이루어져 있지만 **진피하층**은 혈관, **지방세포**(adipocyte), **땀샘**(sweat gland) 등이 풍부하며 표피와 진피에 비해 훨씬 성긴 조직을 형성하고 있다(**그림 12-2**).

1) 표피 깊은 곳에서 바깥 쪽으로 **바닥층**(stratum basale or germinativum), **가시층**(stratum spinosum), **과립층**(stratum granulosum), **투명층**(stratum lucidum), **각질층**(stratum corneum)이다.

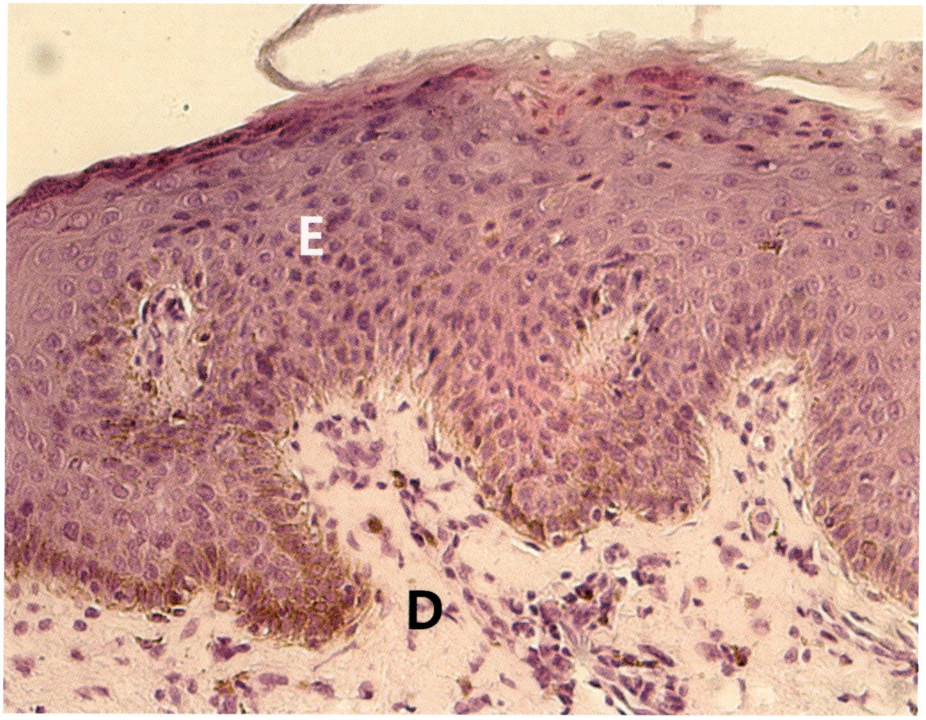

그림 12-1. 피부의 상피세포: 음낭피부의 가장 겉면은 상피세포로 이루어져 있는데 이 부분을 표피(E)라고 부른다. 표피를 이루는 상피세포는 깊은 곳에서 얕은 쪽으로 갈수록 세포의 높이가 낮아져 납작한 모양이 된다. 표피의 가장 겉면에는 각질층이 보인다. D: 진피

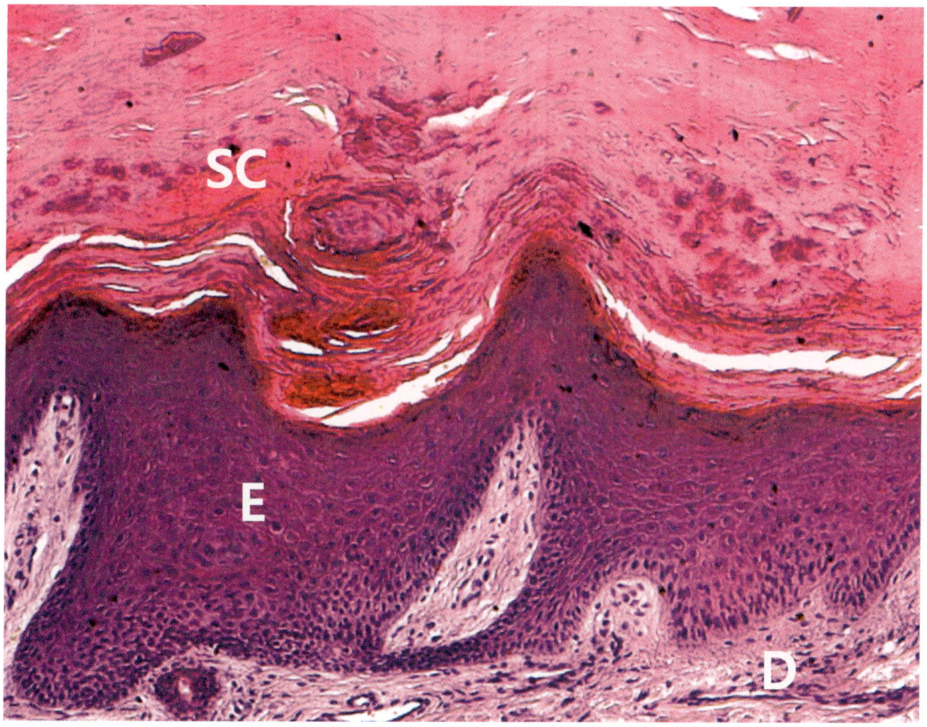

그림 12-2. 발바닥 피부: 우리 몸에서 각질층(SC)의 두께가 가장 두꺼운 부위이다. E: 표피, D: 진피

13 소화관의 점막상피 조직

상피조직이 존재하는 우리 몸의 구조물 중 피부만큼 뚜렷한 것이 **소화관**(alimentary canal)이다. 소화관은 피부와 달리 특정 영양 성분을 체내로 이동시켜야 하는 경우가 있으므로 (흡수=absorption) 피부처럼 완전히 외부로부터의 물질 침투를 차단하는 것보다 물질 종류에 따라 선택적으로 **점막상피**(mucosal epithelium)를 통과시키고 있는 점이 피부의 **표피**(epidermis)와는 다른 점이라 할 수 있다.

소화관의 상피조직은 피부 표피에 존재하는 **각질층**(keratinized layer)이 없고 다른 부분의 구조도 피부와 차이가 있기 때문에 이를 상피조직 중에서도 **점막상피**라고 따로 구분하여 부르고 있다. 소화관의 점막상피는 가장 바깥쪽(음식물과 접하는 쪽)이 납작한 세포로 이루어져 있으며 아래쪽으로 갈수록 세포가 더욱 둥근 모양이 된다(그림 13-1).

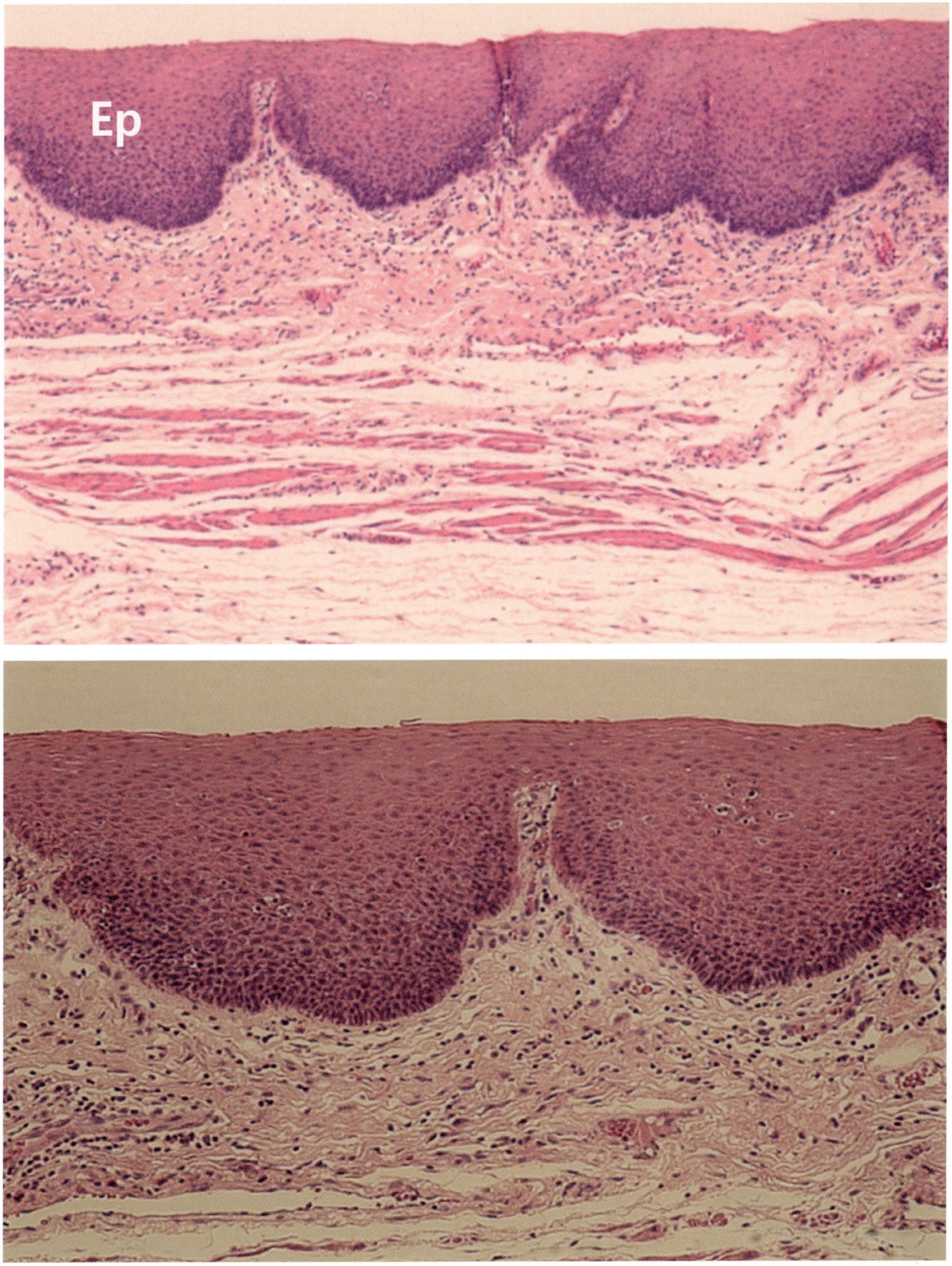

그림 13-1. (위) 소화관의 점막상피조직(Ep)과 (아래) 그 확대사진: 점막상피는 비각질화 된 중층편평상피세포(non-keratinized stratified squamous epithelium)이다.

14 호흡기관의 상피조직

우리 몸의 호흡기관에서 외부로부터 유입되는 공기가 접하는 면은 상피조직으로 이루어져 있다. **소화기관**(digestive system)의 점막상피조직에서는 음식물이 통과하며 닿는 부분이 매끈하게 생긴 납작한 세포로 이루어져 있는 것과는 달리 **호흡기관**(respiratory system)의 상피조직 표면에는 **섬모**(cilia)가 무수하게 돋아 있다[1] (그림 14-1).

호흡기관의 상피조직을 현미경으로 보면 피부나 소화기관의 상피처럼 여러 층의 세포로 되어 있는 것처럼 보인다. 하지만 이는 착시에 의한 것으로 실제로는 단 한 층의 세포로만 이루어진 상피조직이라는 것이 잘 알려져 있다. 이는 각 상피세포 내에 위치한 세포핵의 높이가 서로 다르기 때문에 여러 층으로 보이는 것으로 실제로는 단 한 층만 존재하는 것이다. 이러한 상피조직을 조직학에서는 **거짓중층원주상피**(pseudostratified columnar epithelium)라 부르고 있다. 거짓중층원주상피가 존재하는 조직은 우리 몸에 많지 않은데 호흡기관의 상피세포가 그 드문 예의 하나이다(그림 14-2).

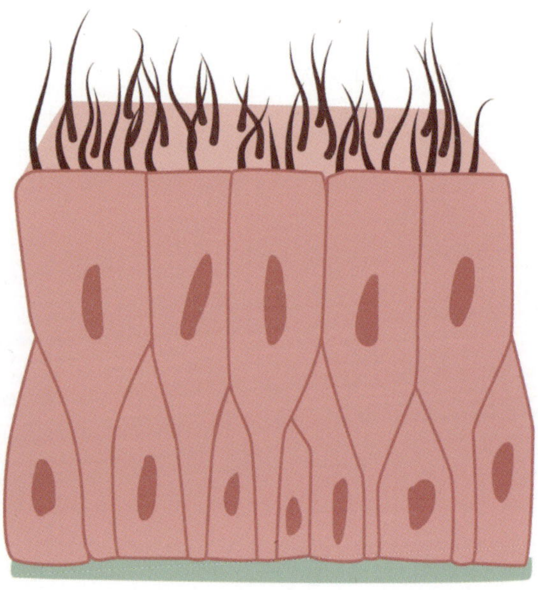

그림 14-1. **기관의 상피세포:** 기관 상피조직의 표면에는 섬모가 보이는데 상피 표면의 점액을 입 쪽으로 밀어내는 역할을 하는 것이다. 이렇게 배출되는 점액에 호흡기로 들어온 분진이 섞인 것이 가래이다. 기관 상피세포는 여러 층으로 보이지만 아래쪽은 모두 바닥판(초록색 부분)에 닿아 있으며 사실은 한 층이다.

1) 섬모는 호흡기관 상피 표면에 묻어 있는 **점액**(mucus)을 입 쪽으로 계속 밀어내는 역할을 하고 있다. 이것이 우리가 뱉아 내는 **가래**(**객담**, **sputum**)이다.

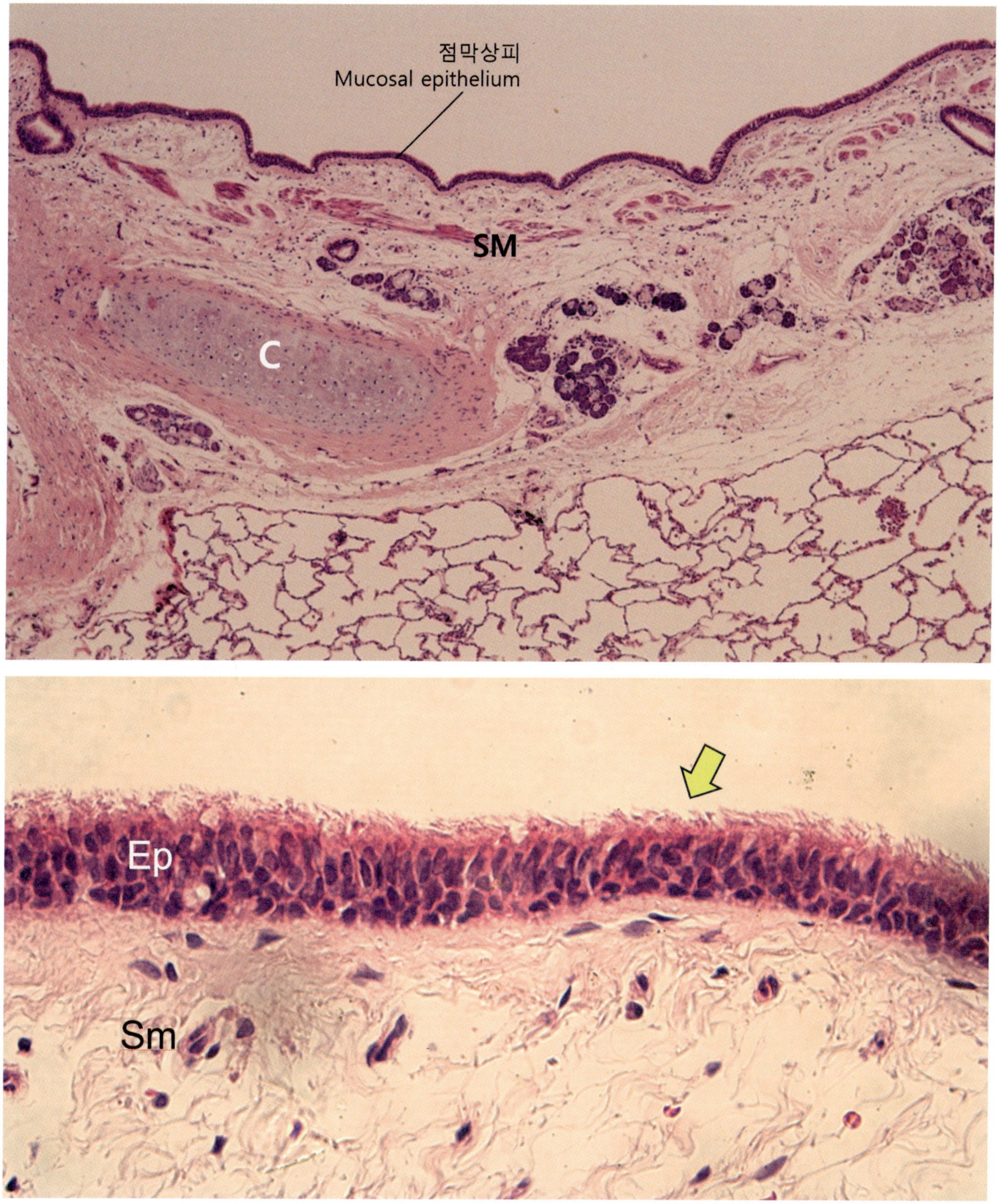

그림 14-2. (위) 기관의 가장 윗면에 점막상피가 보인다. (아래) 기관의 상피세포: 기관 상피조직의 표면에는 섬모(노란 화살표)가 보이는데 상피 표면의 점액을 입 쪽으로 밀어내는 역할을 하는 것이다. 이렇게 배출된 점액에 호흡기로 들어온 분진이 섞인 것이 가래이다. 기관 점막상피세포(Ep)는 여러 층으로 보이지만 사실은 한층이다. SM: 평활근, C: 기관연골(tracheal cartilage), Sm: 점막하층(submucosa)

15 침샘관의 상피 조직

우리 몸에는 호흡기관이나 소화기관의 상피조직과는 달리 **관**(tube) 모양으로 이루어진 상피조직들이 더러 있는데 침샘의 분비관이 그 좋은 예이다. 침샘에서 침을 만들어내는 세포 구조물을 **분비샘꽈리**(secretory acinus)라 부르는데 여기서 만들어진 침을 바깥으로 운반하기 위해서는 **침샘관**(salivary duct)이 필요하다(**그림 15-1**).

침샘관은 처음에는 작은 크기의 관 모양으로 시작되지만 이들이 모여 점점 더 큰 크기의 모습으로 바뀐다. 침샘관의 크기가 커질수록 관 내부를 흐르는 침의 양이 늘어나 내부 압력이 증가하므로 이를 이겨낼 수 있도록 관의 벽이 두터워질 필요가 있다. 따라서 침샘관의 크기가 커질수록 그 벽을 구성하는 상피세포 하나의 높이는 정육면체인 **입방세포**(cuboidal cell)에서 기둥 모양의 **원주세포**(columnar cell)로 바뀌게 된다. 침샘관의 층 구조도 처음에는 한 층의 상피조직으로 시작되었다가 나중에 여러 층으로 늘어나 그 두께가 점점 두꺼워지게 되는 것이다.

그림 15-2 및 **그림 15-3**은 혀의 아래에 있는 **혀밑샘**(sublingual gland)[1]의 침샘관이다. 사진에 보이는 침샘관은 두 층 정도로 되어 있지만 실제로 조직을 보면 한 층만으로 이루어진 분비관도 있고 세포 하나의 두께도 침샘관의 크기에 따라 서로 천차만별이다. 침샘관 안을 지나는 침의 양이 모두 제각각이기 때문이다.

1) 침샘의 일종이다.

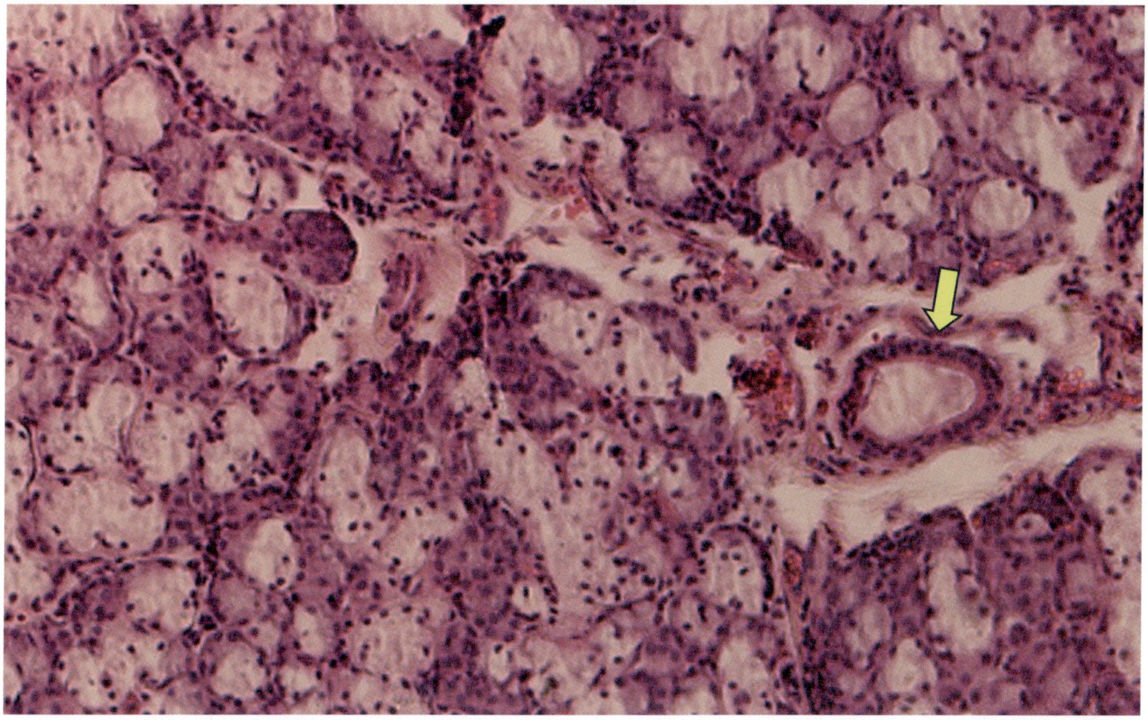

그림 15-1. **혀밑샘:** 화면의 대부분을 차지한 것은 분비샘꽈리이다. 여기서 만들어진 침은 화면의 오른쪽에 보이는 침샘관(노란 화살표)을 통해 배출된다.

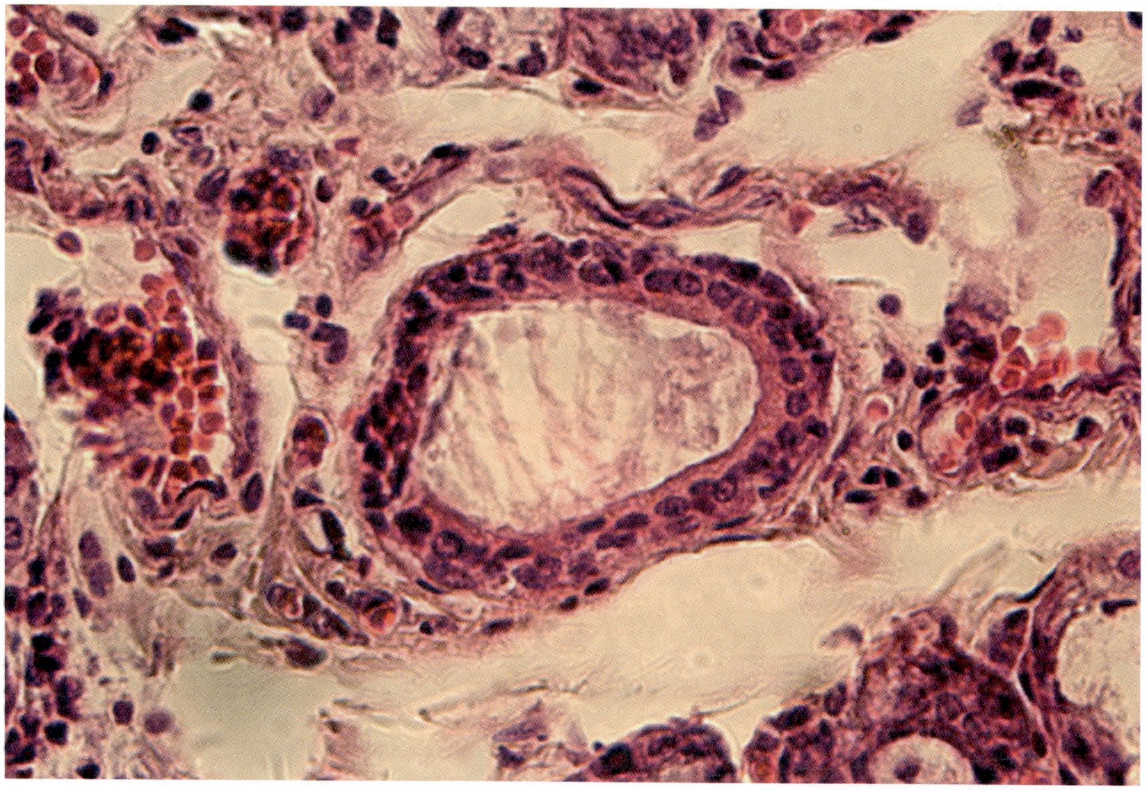

그림 15-2. 혀밑샘의 침샘관 확대사진: 사진 중앙에 보이는 구조물은 침샘관이 가로로 잘린 것으로 분비샘꽈리에서 만들어진 침을 바깥으로 운반하는 통로이다.

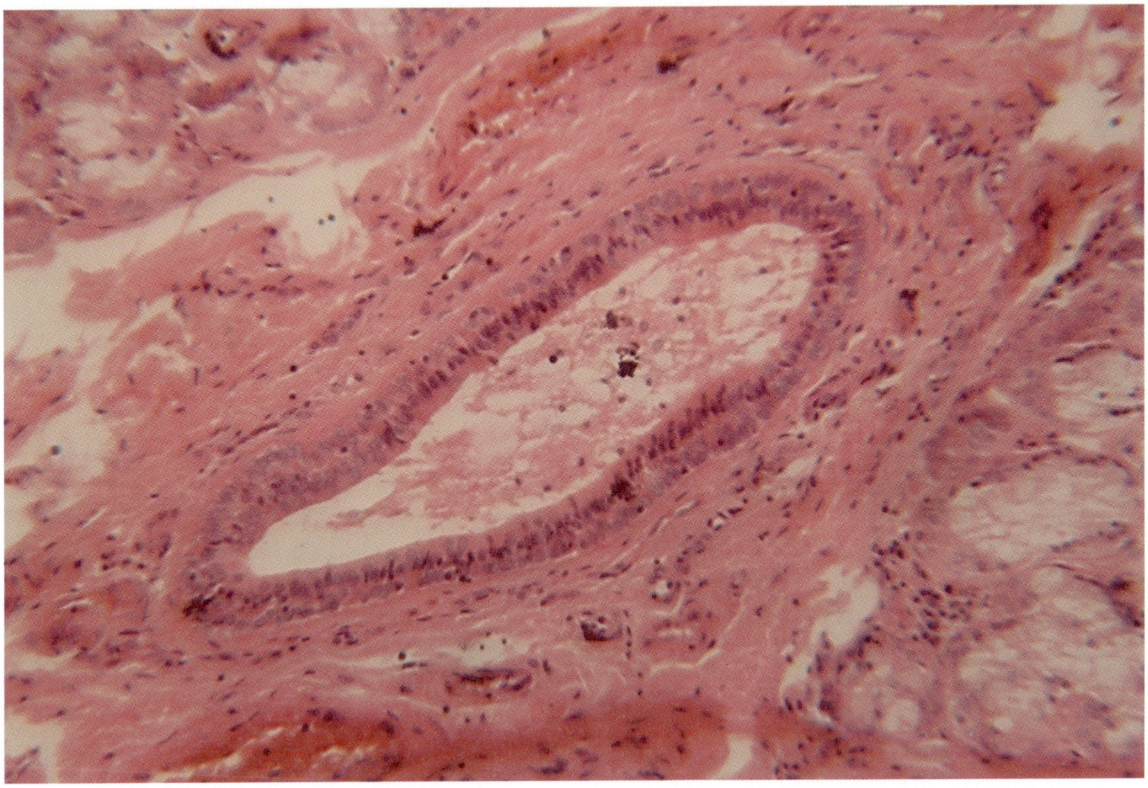

그림 15-3. 혀밑샘의 관: 분비관 내를 흐르는 침의 양이 증가할수록 분비관도 커지며 그 벽을 구성하는 상피세포도 더 커지게 된다. 이 침샘의 분비관은 두층으로 되어 있다. 내강면을 지나는 침의 양이 많기 때문이다.

16 분비샘이란?

우리 몸에는 **분비샘**(secretory gland)이라는 구조물이 있는데 이것도 앞에서 공부한 상피조직의 일종이다. 상피조직은 필요한 특정 기능을 수행하기 위해 다양한 모양으로 분화하지만 그 중에서도 분비샘이란 세포 내부에서 물질을 생산하여 이를 외부로 분비하는 것이 목적인 상피조직이라 할 수 있다. 우리 몸에 존재하는 다양한 모양의 분비샘은 부위에 따라 모두 제 각각 이므로 조직학에서는 이를 몇 가지 기준에 따라 나누어 이해하고 있다.

우선 생성한 물질을 **분비관**(duct)을 통해 외부로 배출하는 분비샘을 **외분비샘**(exocrine gland)이라고 한다. **외분비샘**은 분비물을 만들어내는 세포로 이루어진 **분비부**(secretory portion)와 생성된 물질을 외부로 배출하는 통로인 **분비관**으로 구성되어 있다. 피부에 있는 **땀샘**(sweat gland)이나 침을 분비하는 **침샘**(salivary gland) 등 구조물이 바로 **외분비샘**에 속하는데 이는 생성한 분비물(땀, 침 등)을 분비관을 통해 외부로 배출하는 것이다.

다음으로 분비샘 중에는 생성한 물질을 분비관을 통해 밖으로 배출하는 것이 아니라 세포 주변의 **모세혈관**(capillary)으로 내보낸 다음 혈액을 타고 원거리에 있는 표적기관에 영향을 주는 것도 있다. 이러한 종류의 분비샘을 **내분비샘**(endocrine gland)이라고 부르며 내분비샘이 혈관으로 내보내는 물질을 **호르몬**(hormone)이라 부른다(**그림 16-1**).

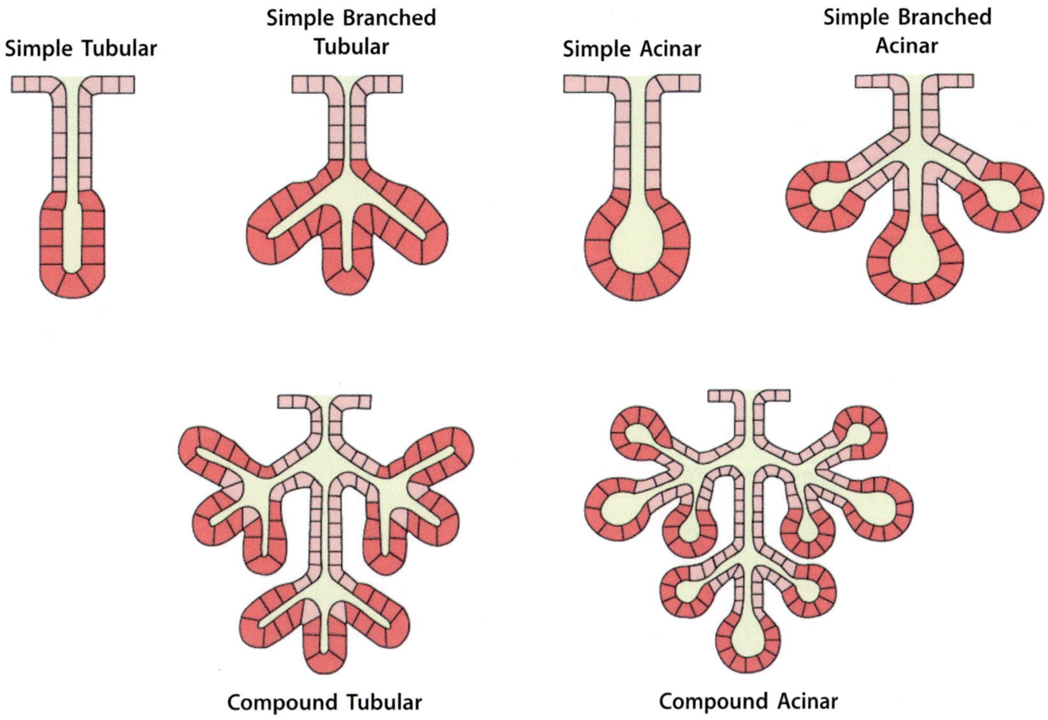

그림 16-1. 여러가지 모양의 외분비샘: 진하게 칠해진 부분이 분비부이며 밝은 부분이 분비관(duct)이다. 분비관이 하나만 있다면 단순샘(simple gland)이며 여럿으로 나누어져 있으면 복합샘(compound gland)이다. 분비부의 모양에 따라 관상샘(tubular gland), 샘꽈리샘(acinar gland)으로 구분하며 관상샘과 샘꽈리샘이 섞여 있으며 관샘꽈리샘(tubuloacinar gland)가 된다.

17 단세포샘

외분비샘의 **분비부**(secretory portion) 세포가 단 하나만 있는지 아니면 여러 개가 모여 따로 구조물을 형성하고 있는지에 따라 **단세포샘**(unicellular gland)과 **다세포샘**(multicellular gland)으로 나눌 수 있다. **단세포샘**(unicellular gland)이란 분비하는 세포가 단 하나 독립적으로 존재하기 때문에 붙은 이름이다. 따라서 단세포샘은 분비관이 없어도 세포 하나가 분비샘의 역할을 수행할 수 있다. **분비관**(duct)이 존재하지 않는 것은 내분비샘과 비슷하지만 양자 간의 차이점은 단세포샘은 생성된 물질을 혈액에 실어 멀리 떨어진 표적기관으로 보내는 것이 아니라 분비물질을 직접 세포 밖으로 내보낸다는 점이 다르다.

단세포샘으로서 가장 대표적인 것으로는 우리 몸의 여러 상피조직에 존재하는 **술잔세포**(goblet cell)를 들 수 있다. 소화기관에는 술잔세포가 많이 있는데 이는 점액을 생산하여 밖으로 분비하는 역할을 하고 있다. 술잔세포는 소화관 점막상피에 하나씩 끼어 들어가 있는 모양으로 존재하는데 H&E 염색에서는 그 세포의 내부가 마치 비어 있는 것처럼 관찰되지만 특수염색을 하게 되면 세포 내부의 분비물까지 염색해 볼 수 있다(**그림 17-1; 그림 17-2; 그림 17-3**).

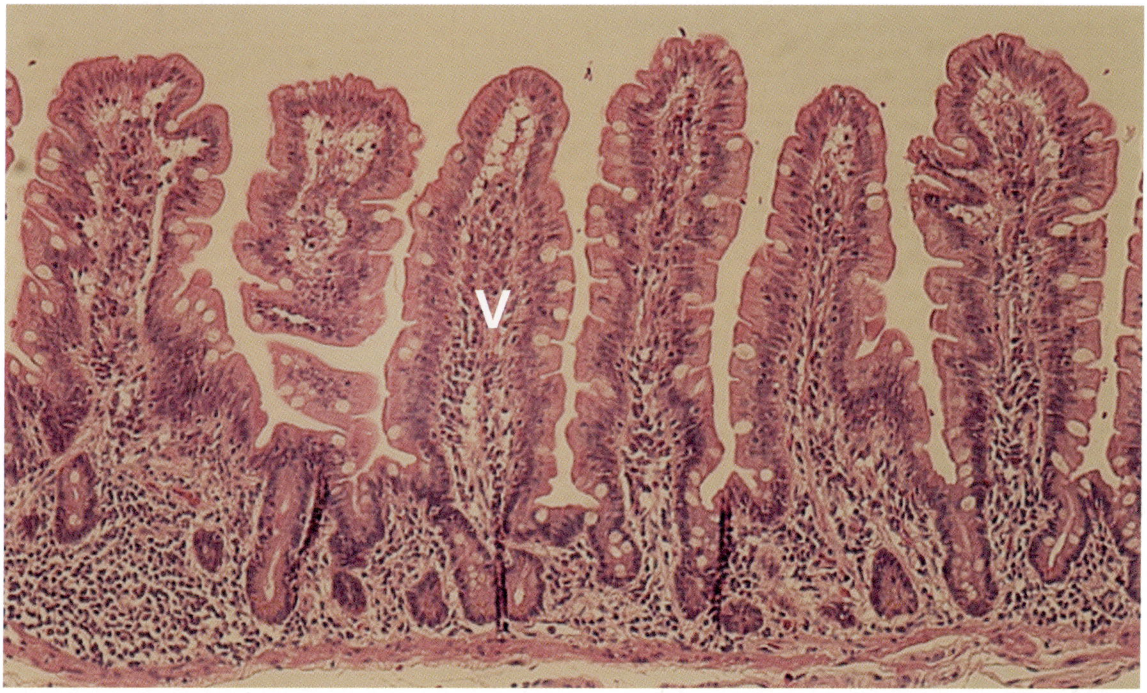

그림 17-1. **공장:** 소화관의 일부인 공장(jejunum)에는 융모(villi, V)가 있는데 융모 표면의 상피세포 사이에 속이 비어 있는 모양의 술잔세포(goblet cell)가 보인다.

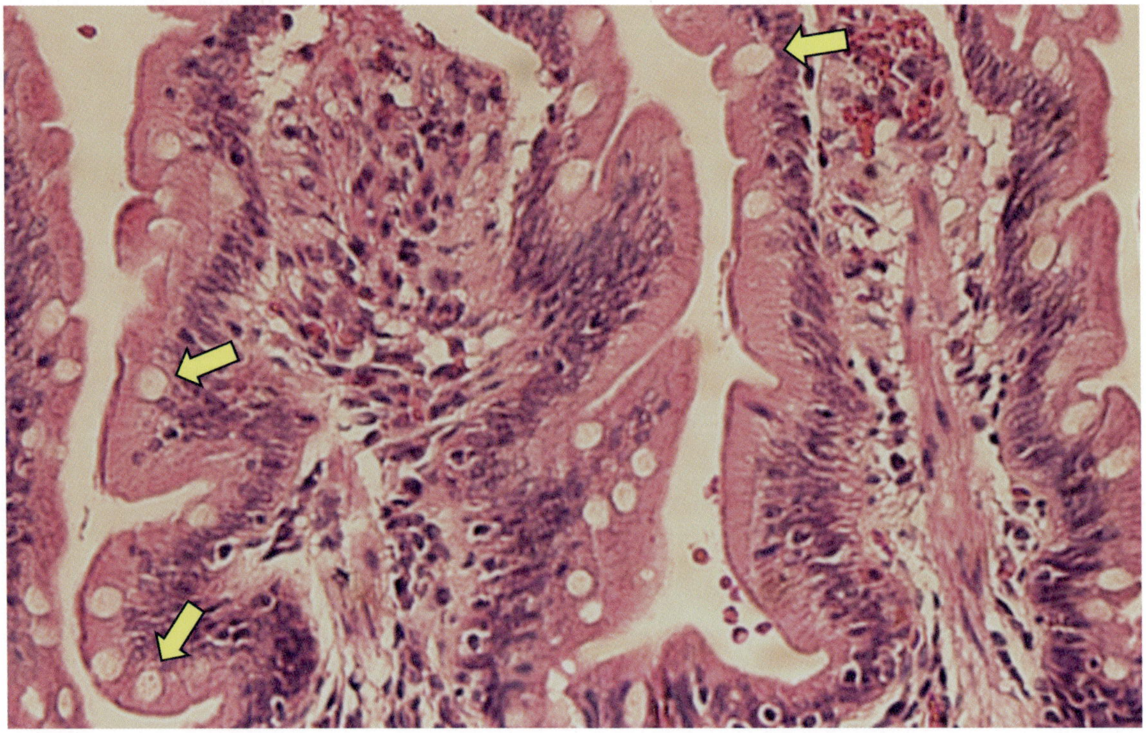

그림 17-2. **공장**: 점막상피에는 단세포샘(unicellular gland)인 술잔세포(노란 화살표)가 많다.

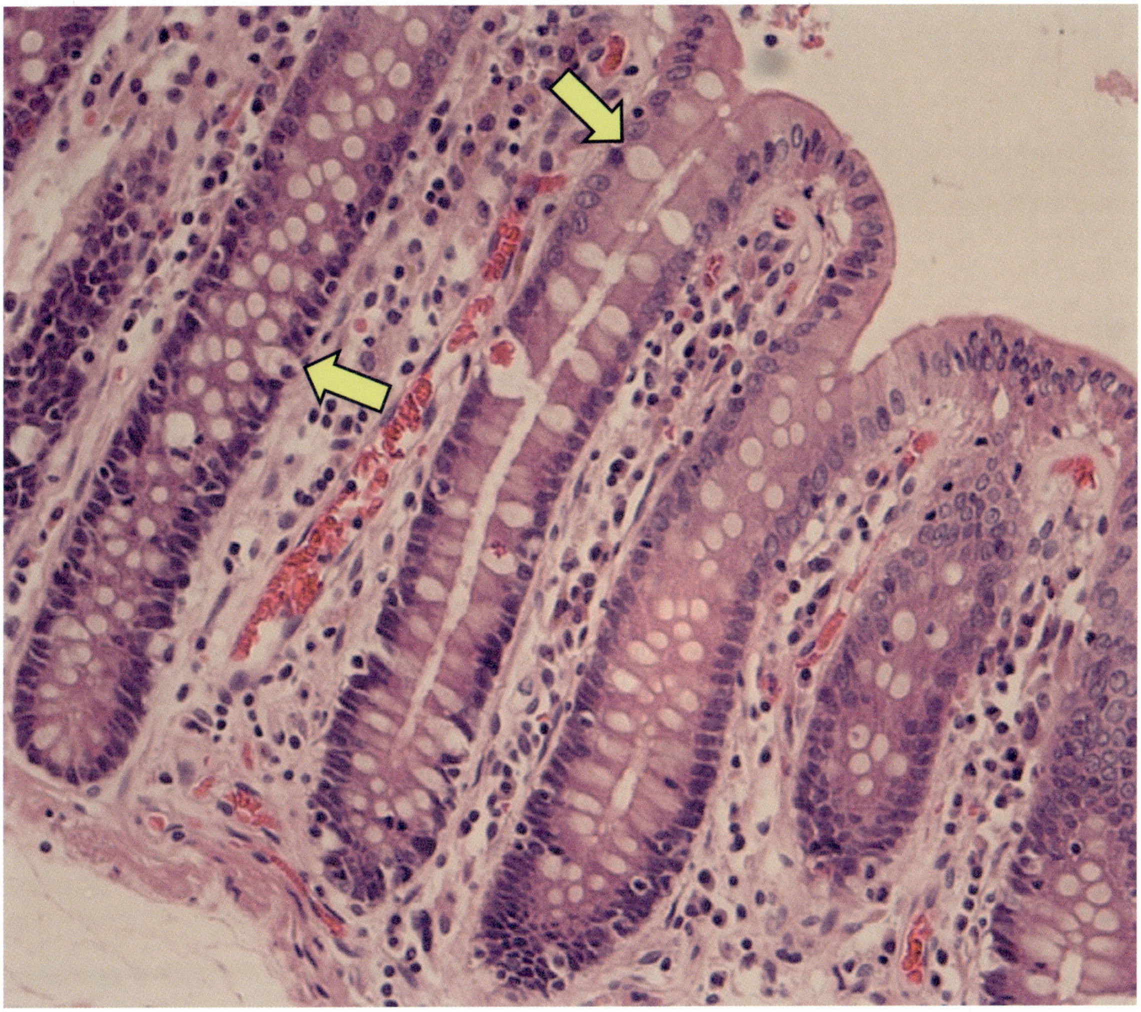

그림 17-3. 결장(colon)의 점막상피에는 시험관 모양의 관상샘(tubular gland)이 존재하는데 그 상피세포 사이에 밝게 보이는 세포들이 술잔세포이다(노란 화살표로 표시된 세포).

18 샘꽈리샘

외분비샘이란 생성된 물질을 분비관을 따라 외부로 배출한다는 뜻에서 붙인 이름으로 각종 소화기관의 분비샘이나 피부의 땀샘 같은 것이 모두 이에 속한다. 외분비샘 중 여러 세포가 모여 만든 **다세포샘**(multicellular gland)은 그 모양에 따라 **관상샘**(tubular gland)과 **샘꽈리샘**(acinar gland)으로 나눌 수 있다. 이 중 샘꽈리샘은 세포샘의 세포들이 꽈리처럼 둥글게 배열되어 있다고 해서 붙은 이름이다(**그림 18-1**).

꽈리라는 것은 가지과에 속한 식물의 이름으로 주황빛 주머니 안에 열매가 달린다. 꽈리는 과거에는 매우 흔해서 acinar gland를 번역할 때 쉽게 이해할 수 있도록 이 식물의 열매 이름을 붙였지만 최근에는 주변에서 거의 볼 수 없어 오히려 학생들이 정확한 이해에 곤란을 겪는 경우이다. 꽈리라는 것이 어떻게 생긴 것인지 다음 사진을 보자[1] (**그림 18-2**).

샘꽈리샘이란 **분비관**(duct)의 주변으로 **분비부 세포**가 둥글게 모여 있으며 여기서 만들어진 분비물은 가운데 위치한 분비관을 타고 외부로 배출되는 분비샘을 말한다. 우리 몸에서 이러한 샘꽈리샘의 가장 대표적 예는 **두피**(scalp)에 발달한 **피지샘**(sebaceous gland)이다. 두피에는 땀을 분비하는 땀샘 외에 기름성분인 피지를 분비하는 피지샘이 존재하는데 야생동물의 털이 쉽게 비가 와도 쉽게 젖지 않는 것은 바로 피지샘에서 분비된 기름성분의 피지 때문이다.

두피에서 대부분의 피지샘은 **모낭**(hair follicle) 주변에 위치하는데 샘의 분비부는 꽈리모양으로 여러 개의 세포가 한데 모여 있는 형태이다. 피지샘의 분비관은 좁고 짧아 현미경에서 관찰하기 쉽지 않지만 분비관에서 생성된 피지는 머리털 주변으로 분비되어 배출된다(**그림 18-3**).

---

1) https://commons.wikimedia.org/wiki/File:Physalis_alkekengi_franchetii1SHSU.jpg

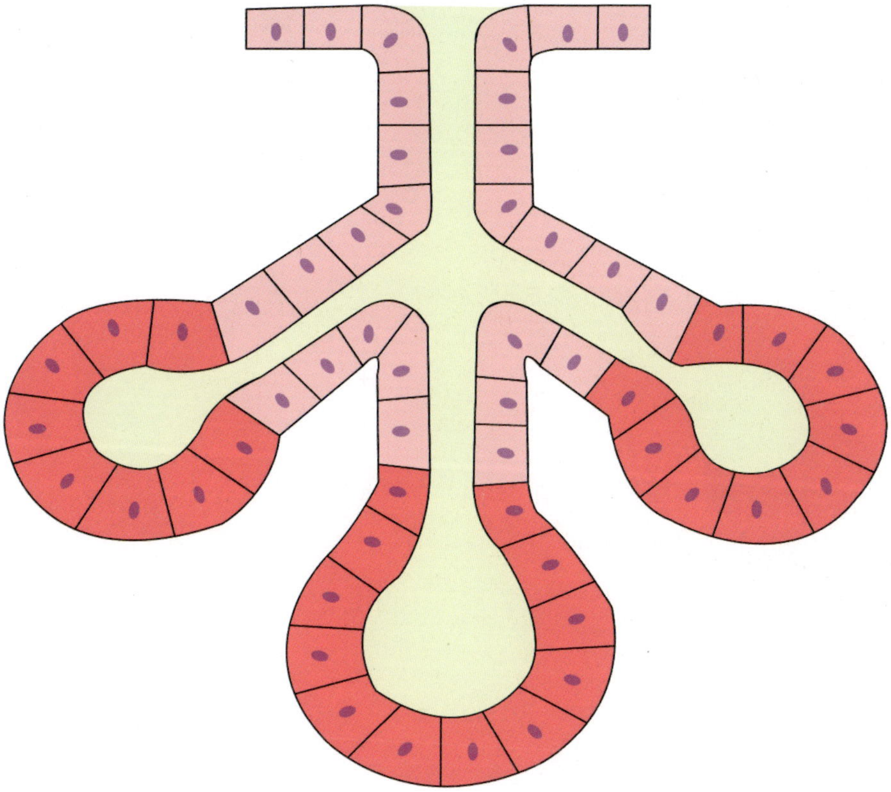

그림 18-1. **샘꽈리샘의 모양:** 밝은 부분이 분비관(duct)이며 어두운 부분이 분비부(secretory portion)이다. 분비부가 꽈리 모양으로 이루어져 있다 해서 이런 모양의 외분비샘을 샘꽈리샘이라 부른다.

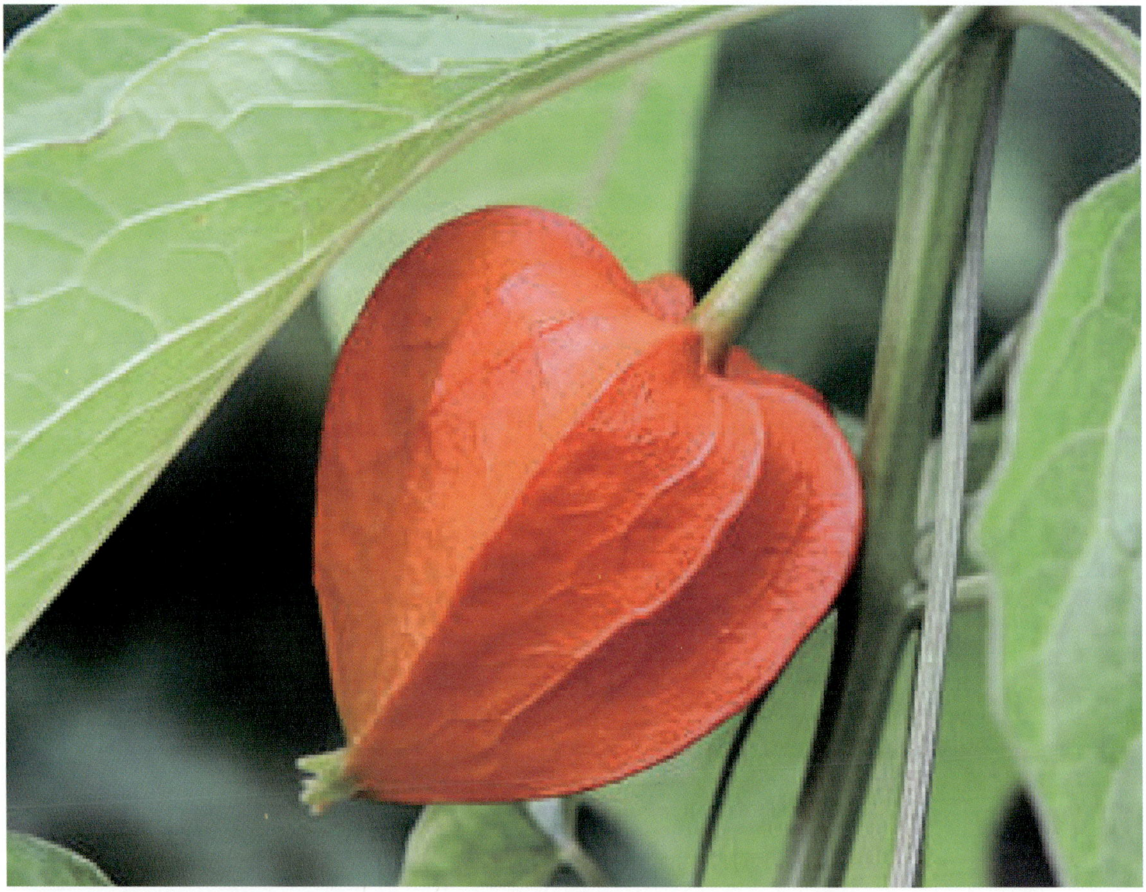

그림 18-2. 꽈리(winter cherry, bladder cherry)[1]: 꽈리샘이라는 이름은 이 열매에서 따왔다.

1) https://commons.wikimedia.org/wiki/File:Physalis_alkekengi_franchetii1SHSU.jpg

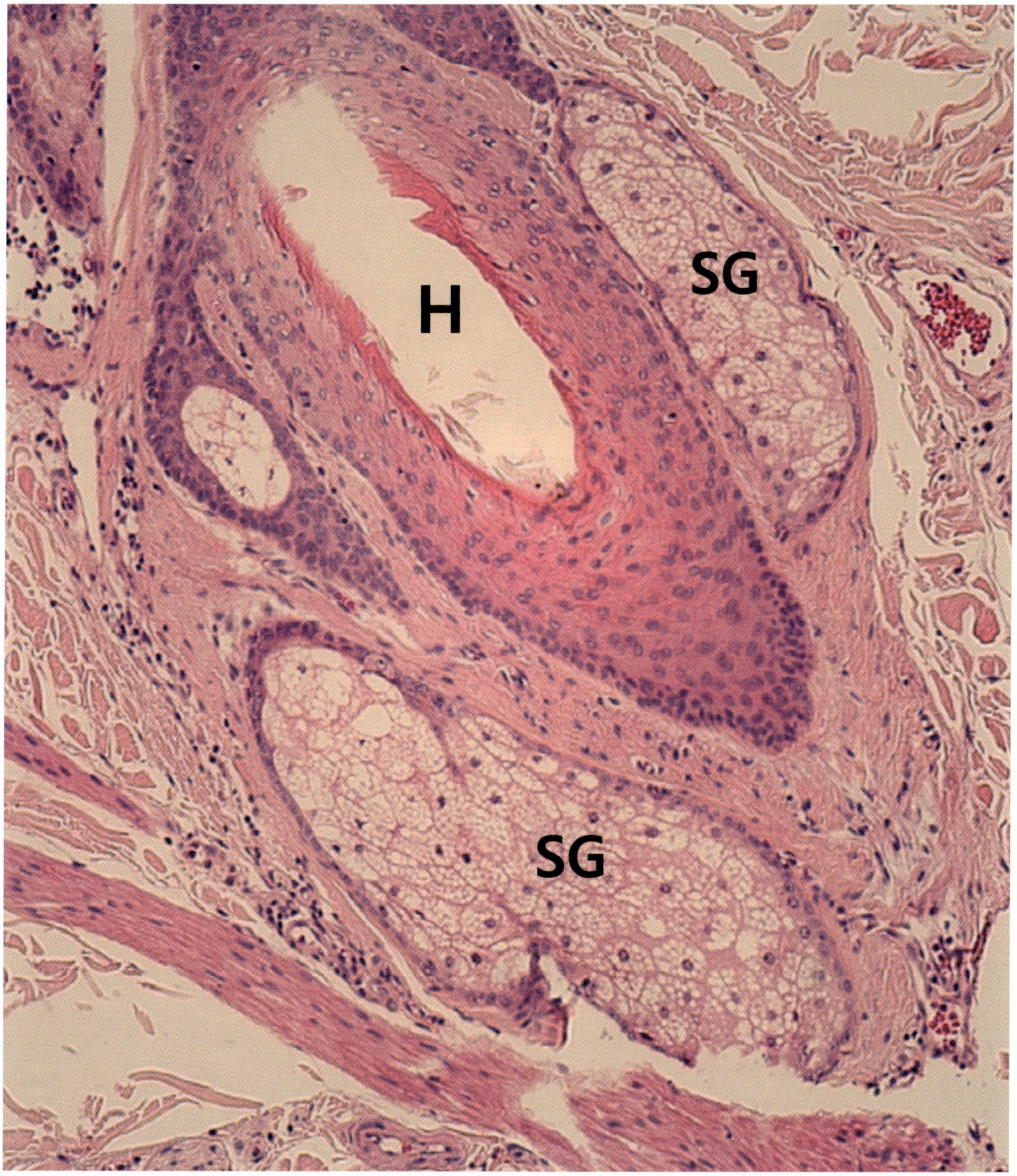

그림 18-3. **피지샘:** 화면의 중앙에 머리털(H)이 빗잘린 모양이 보인다. 그 주위로 피지샘(SG)이 발달해 있다. 피지샘의 분비부는 꽈리 모양으로 된 샘꽈리샘의 일종이지만 현미경으로 전체 구조를 보기가 쉽지 않다.

19 관상샘

여러 세포로 구성된 다세포 분비샘 중에는 샘세포들이 시험관처럼 긴 관 모양으로 배열되어 있는 것이 있는데 이를 **관상샘**(tubular gland)이라 한다. 우리 몸에서 그 예로 들만한 것이 소화관의 **장샘**(intestinal gland)과 피부의 **땀샘**(sweat gland)이다.

소화관의 장샘은 이 책의 다른 곳에서 자세히 설명하기로 하고 여기서는 땀샘을 통해 관상샘의 구조를 살펴보겠다. 땀샘은 크게 분비부와 분비관의 두 부분으로 구성되는데 **진피하층**(hypoderemis)에서 발견된다. 분비부 세포에서 형성된 땀은 외부와 연결된 분비관을 타고 피부 쪽으로 이동하여 배출된다.

관상샘은 말 그대로 시험관 모양으로 되어 있지만 조직 절편을 만들면서 빗 잘리거나 분비관이 복잡하게 배열되어 있기 때문에 그 전체 모양을 쉽게 확인할 수 없다. 현미경으로 관찰할 때 땀샘은 전체가 모두 보이는 대신 그 분비관이 서로 다른 위치에서 잘려 있는 모습으로 보이기 때문에 이를 머리속으로 잘 구성하여 전체를 이해하는 것이 중요하다(그림 19-1; 그림 19-2).

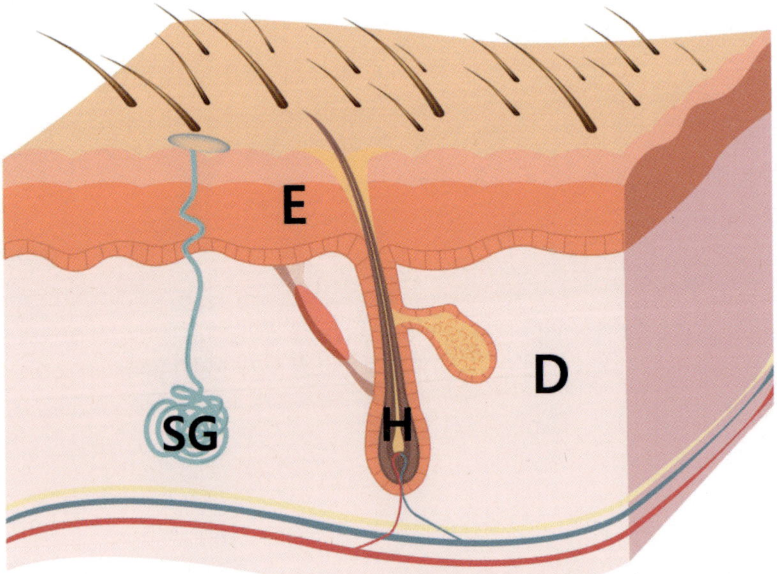

그림 19-1. 피부에 있는 관상샘(땀샘, SG): H: 모발, E: 표피, D: 진피

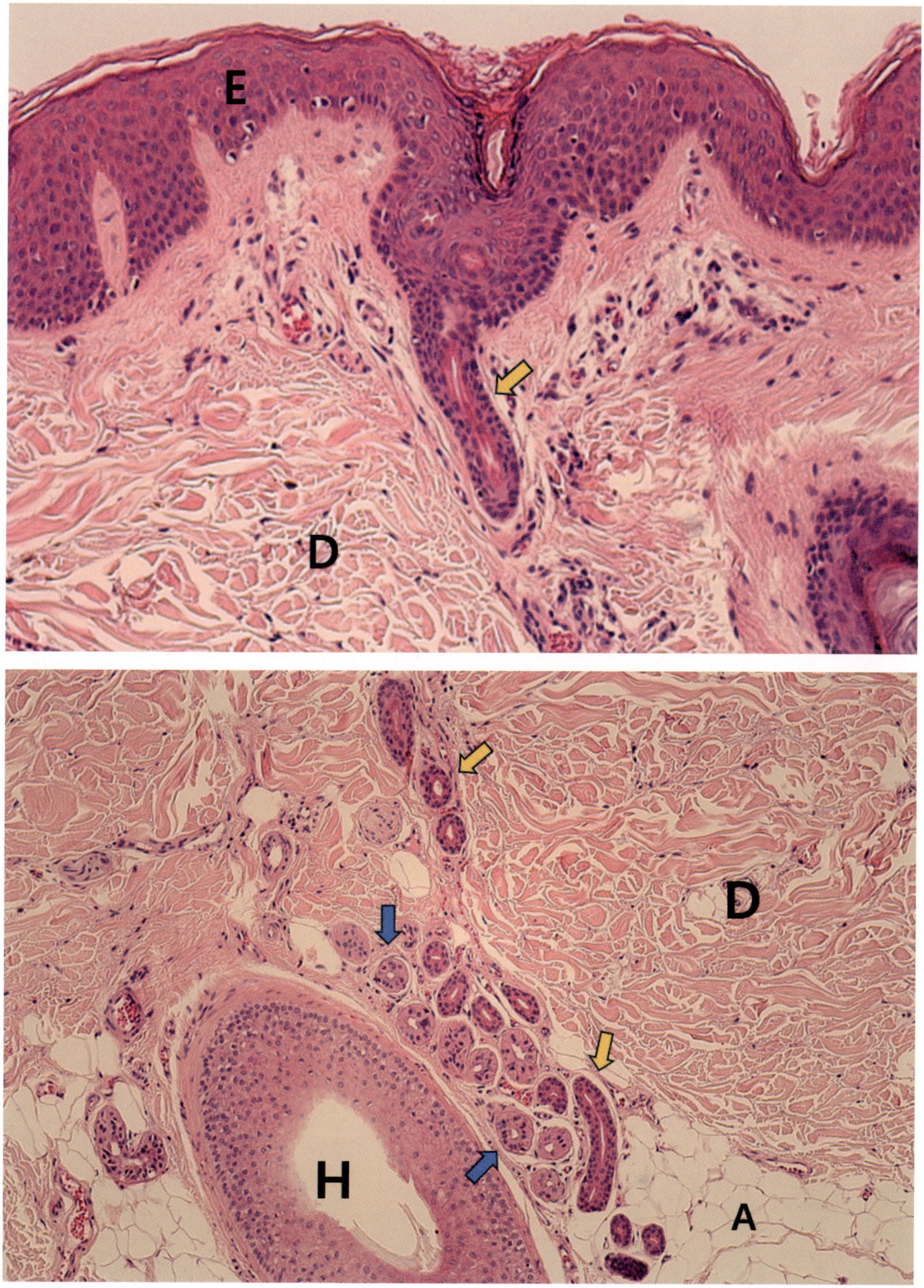

그림 19-2. 피부의 땀샘: (위) 외부로 땀을 배출하는 땀샘의 분비관(노란 화살표)이 보인다. (아래) 진피하층에는 분비부(파란 화살표)와 분비관(노란 화살표)이 모두 보인다. 분비관이 분비부 세포보다 더 진하게 염색된다. E: 표피, D: 진피

20 결합조직

결합조직(connective tissue)은 피부와 점막, **인대**(ligament), **힘줄**(tendon) 등에 잘 발달해 있으며 우리 몸의 구조를 유지하는 역할을 하고 있다. 결합조직은 **아교섬유**(collagen fiber), **탄력섬유**(elastic fiber), **세망섬유**(reticular fiber) 등의 **결합조직섬유**(connective tissue fiber), 그 사이를 채우는 **기질**(ground substance), 그리고 섬유와 기질을 생성하여 배출하는 **섬유모세포**(fibroblast) 등으로 이루어진 복합체이다(그림 20-1). 결합조직에 섬유나 세포가 드물게 분포하고 있는 경우 이를 **성긴결합조직**(loose connective tissue)이라 하며 반대로 풍부하게 밀집되어 존재하는 경우 **치밀결합조직**(dense connective tissue)이라 부른다.

예를 들어 피부에서 **진피**(dermis) 부분은 치밀결합조직이지만 **진피하층**(hypodermis)은 성긴결합조직이 된다. 우리 몸에서 피부는 이 두가지 형태의 조직을 모두 볼 수 있는 곳으로 결합조직을 공부하는데 많은 참고가 된다. 다음 사진은 흰쥐의 **창자간막**(mesentery)으로 이 조직을 구성하는 섬유모세포, 결합조직섬유, 기질이 모두 보이는 전형적인 결합조직의 형태를 하고 있다(그림 20-2).

물론 모든 결합조직이 이런 모습을 하고 있는 것은 아니다. **뼈**(bone), **연골**(cartilage), 혈액세포 등 조직은 앞에서 본 창자간막과는 상당히 다른 형태를 가지고 있지만 넓은 의미에서 보면 이 역시 결합조직에 포함될 수 있기 때문에 이를 **특수결합조직**(specialized connective tissue)이라 부르기도 한다. 이런 조직들은 우리 몸에서 요구되는 특정 기능을 잘 수행하도록 분화가 많이 진행되어 다른 결합조직과는 다른 측면이 많기 때문에 조직학에서는 따로 떼어 설명하는 것이 일반적이다(그림 20-3).

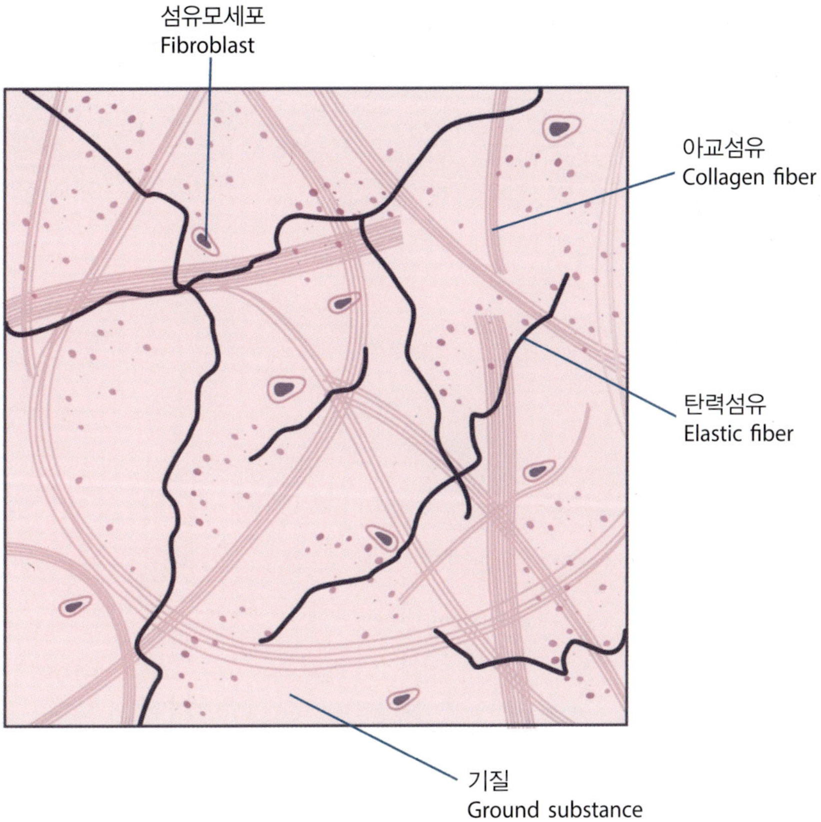

그림 20-1. 결합조직의 구조: 결합조직섬유와 기질, 섬유모세포로 이루어져 있다.

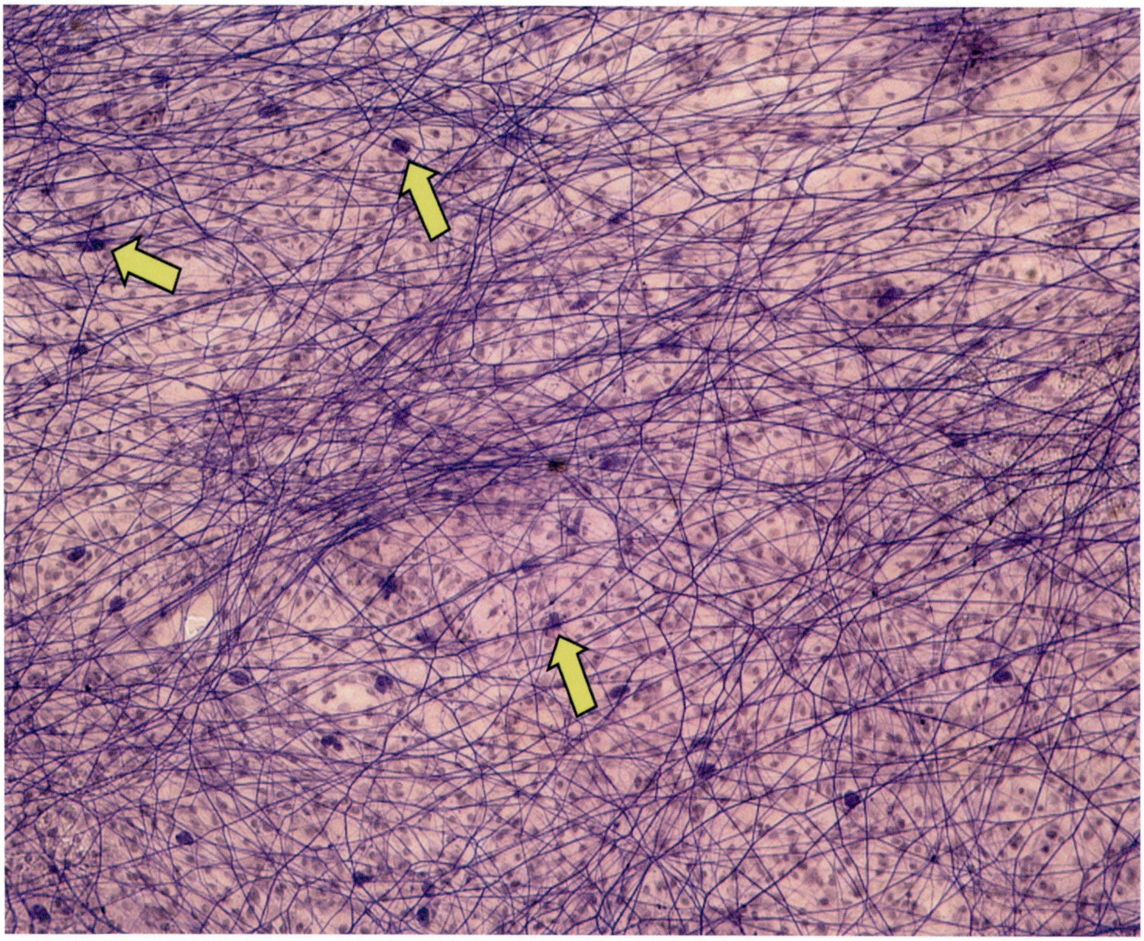

그림 20-2. 흰쥐의 창자간막: 섬유모세포(노란 화살표)와 결합조직섬유(거미줄 모양의 구조물), 기질(세포와 결합조직 섬유를 제외한 부분)이 모두 보이는 전형적인 결합조직이다.

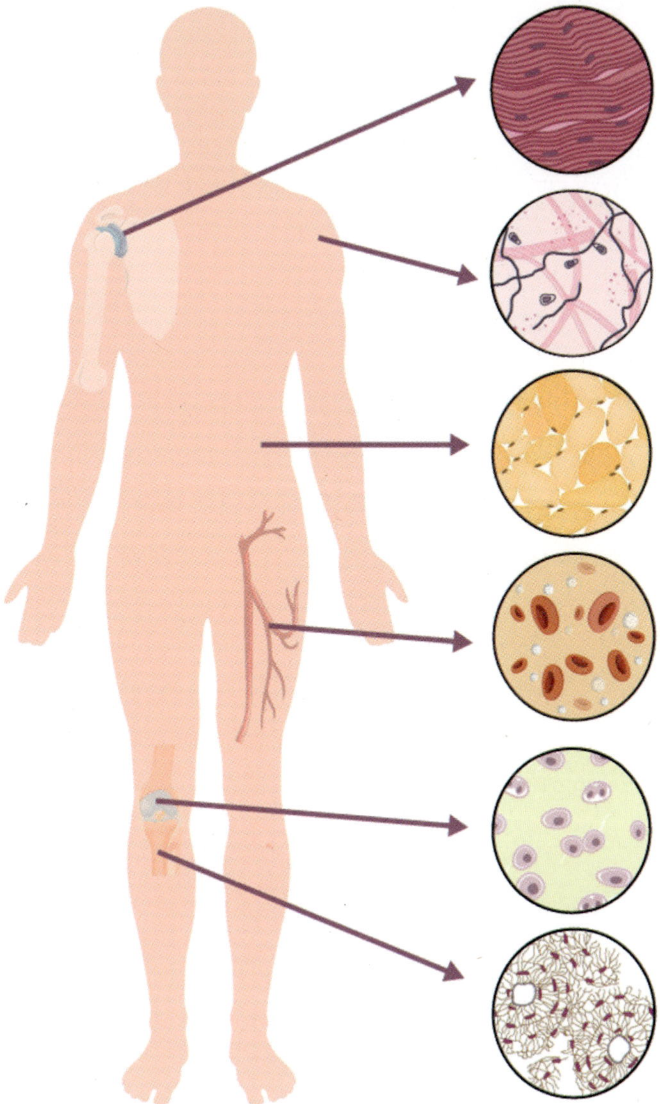

그림 20-3. 우리 몸 각 부위의 결합조직: 다양한 형태의 결합조직이 서로 다른 부위에 존재한다. 뼈, 연골, 지방, 혈액세포 등은 특수결합조직이라 부른다.

21 결합조직섬유

결합조직 내에는 **섬유모세포**(fibroblast)라는 세포에 의해 만들어지는 결합조직섬유가 함유되어 있다. 결합조직섬유는 몸의 각 부위에 따라 서로 다른 종류가 존재하는데 이는 해당 부위에서 요구되는 결합조직의 고유한 물리적 특성과 관련이 있다. 결합조직섬유에는 크게 **아교섬유**(collagen fiber), **탄력섬유**(elastic fiber), **세망섬유**(reticular fiber)의 세 종류가 있다. 각 섬유의 특징을 설명하면 다음과 같다.

아교섬유는 H&E 염색에서 붉게 염색되어 세포질이나 **근육세포**(muscle cell) 등과 분명한 구분이 어렵지만 특수염색(예: Masson trichrome)을 하게 되면 주변의 다른 구조물들과 구별되어 관찰이 용이하게 된다. 주로 피부의 진피 등에서 쉽게 관찰된다. 힘줄과 인대 등도 아교섬유에 의해 만들어진 것이다(**그림 21-1**).

탄력섬유는 그 이름에서 볼 수 있듯이 아교섬유에 비해 탄력성이 훨씬 좋다. 따라서 탄력성이 필요한 기관에 많이 존재하는데 가장 대표적인 것은 우리 몸의 **대동맥**(aorta)과 같은 큰 크기의 혈관이다. 대동맥 벽은 탄력섬유를 많이 함유하고 있어 혈관내부의 높은 혈압을 이겨낼 수 있다. 탄력섬유는 일반적인 H&E 염색으로는 염색이 어렵고 특수염색[1]을 거쳐야 비로소 현미경으로 관찰이 가능해진다(**그림 21-2**).

세망섬유는 그물 같은 망 구조를 형성하고 있으며 우리 몸 안에 존재하는 부위도 매우 제한적이다. 세망섬유가 존재하는 대표적 기관은 **림프절**(lymph node)이다. 림프절 안에는 많은 수의 **림프구**(lymphocyte) 세포가 모여 있는데 이를 세망섬유가 그물처럼 구조를 형성하여 붙잡고 있다. 세망섬유도 탄력섬유처럼 특수염색[2]을 거치지 않으면 관찰이 쉽지 않다(**그림 21-3**).

1) **오르세인 염색법**(orcein staining)
2) **은 염색법**(silver staining)

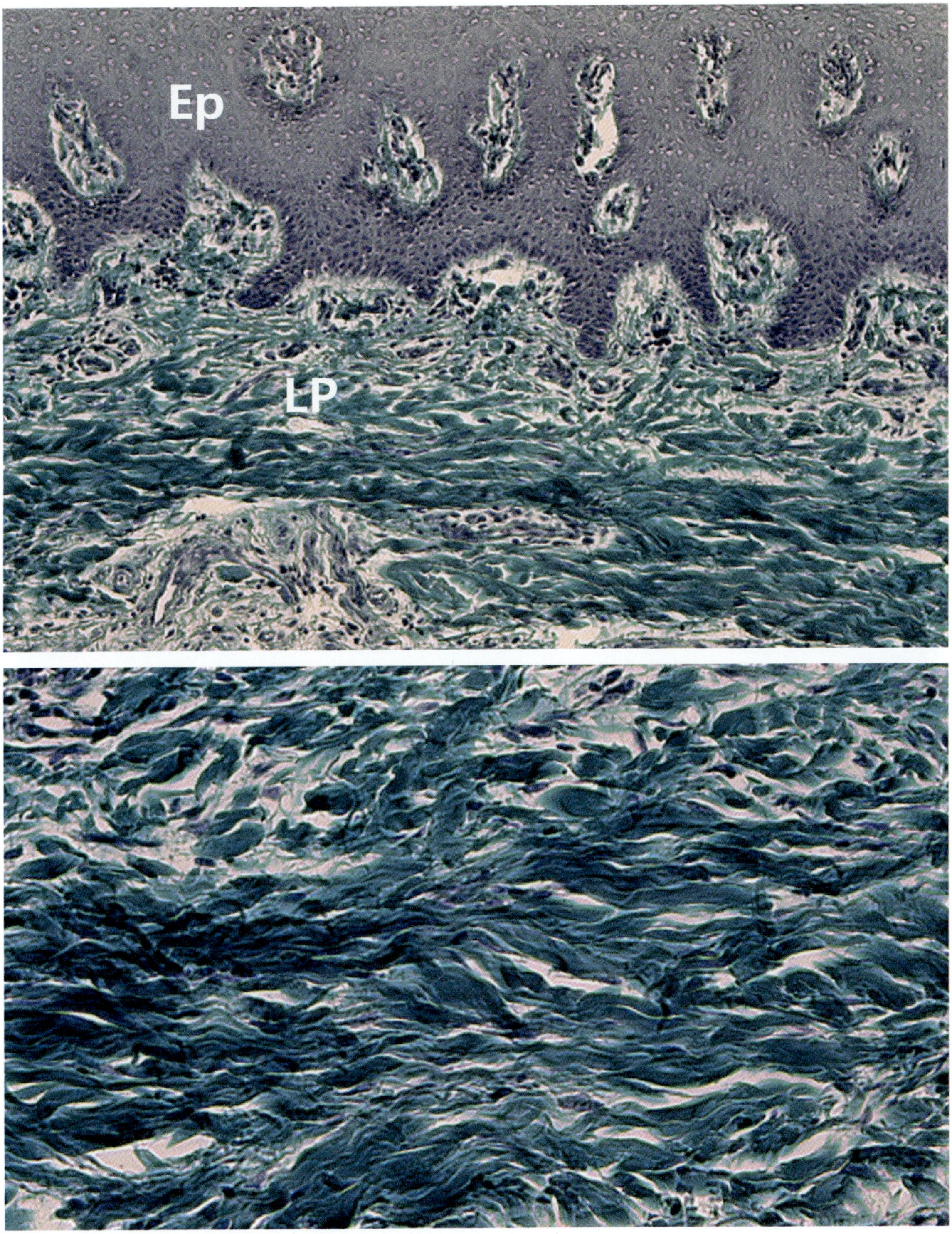

그림 21-1. 경구개(hard palate)의 구강점막에 대한 특수염색[1]: (위) 사진에서 가장 위쪽이 점막상피세포(Ep)이며 그 아래에 초록색으로 보이는 부분이 결합조직섬유가 많은 점막고유판(lamina propria, LP)부분이다. (아래) 점막고유판의 확대 사진이며 아교섬유가 다른 구조물과 구분하여 쉽게 구별된다.

1) **마송삼색 염색법**(Masson trichrome staining)

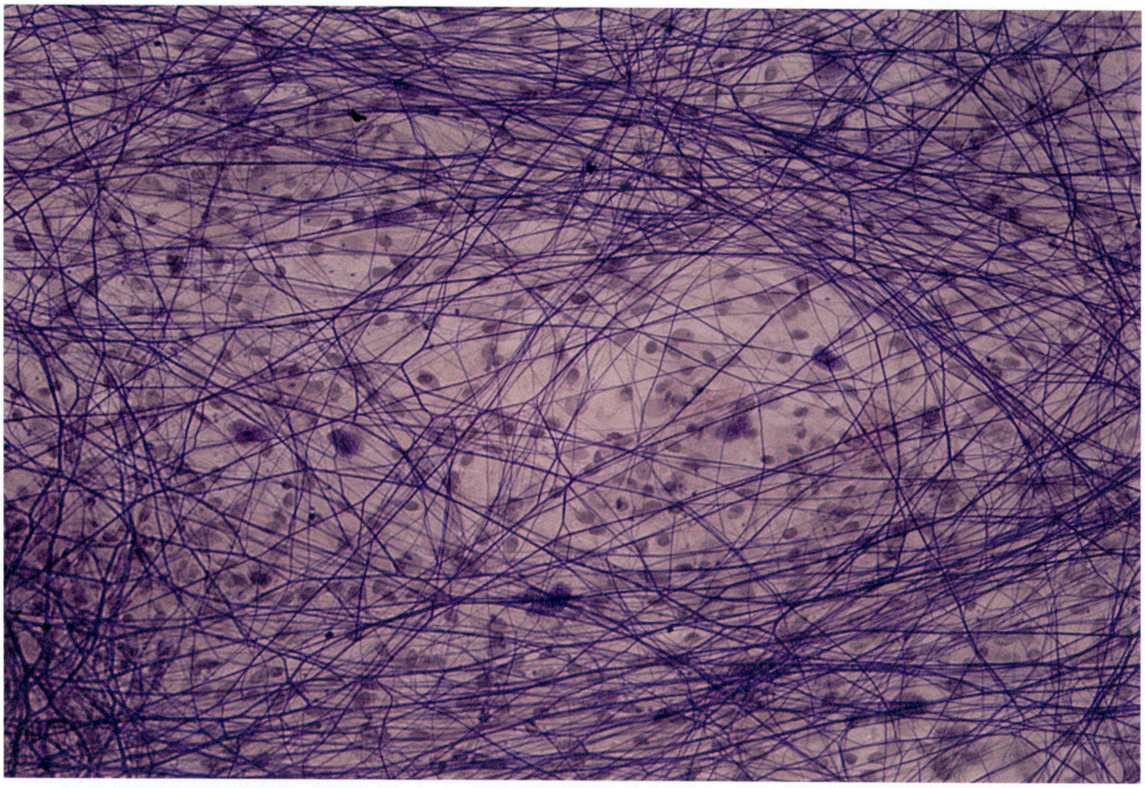

그림 21-2. 흰쥐의 창자간막에는 거미줄 같은 탄력섬유가 많이 보인다.

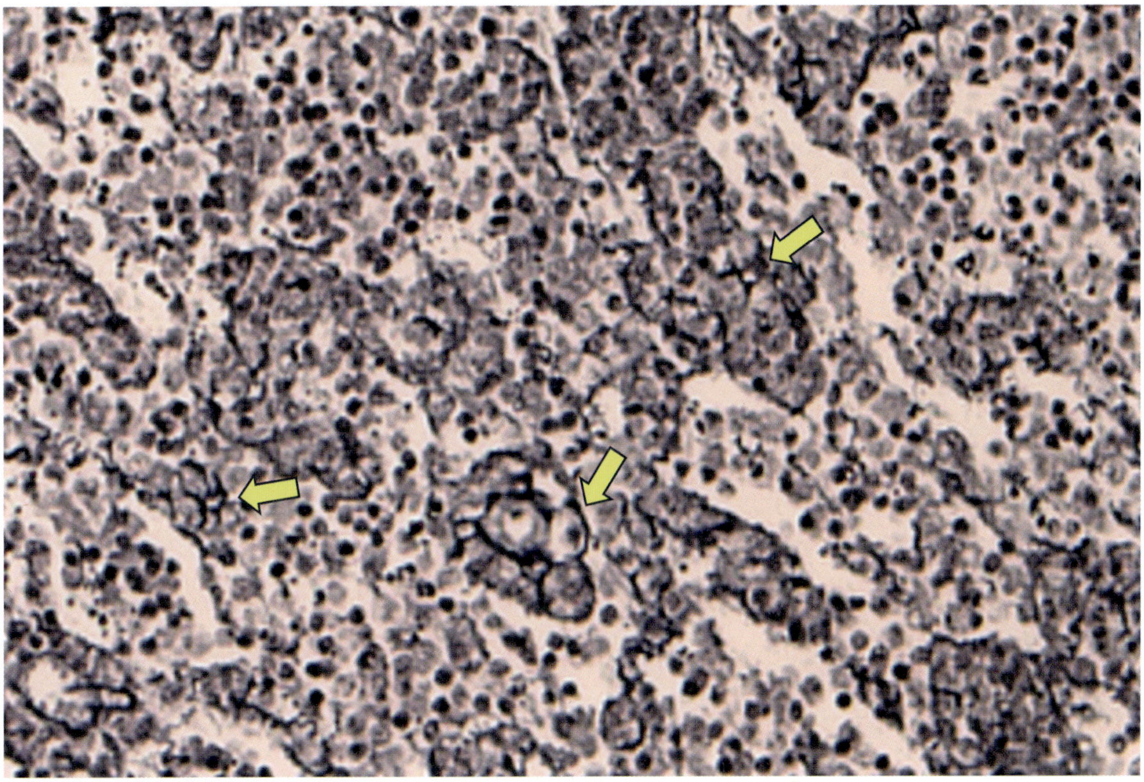

그림 21-3. 돼지의 림프절에서 검게 보이는 그물 모양의 구조물이 세망섬유이다(노란 화살표).

22 피부와 점막의 결합조직

피부에는 결합조직이 많이 포함되어 있다. 피부는 겉에서부터 **표피**(epidermis), **진피**(dermis), **진피하층**(hypodermis) 등의 순으로 이루어져 있는데 이 중 **진피**는 아교섬유를 풍부하게 함유한 결합조직으로 이루어져 있다.

우리 몸의 소화관 벽에도 결합조직이 많다. 소화관 벽의 겉 쪽의 **점막상피** 아래에는 **점막고유판**(lamina propria)이 있는데 여기에도 결합조직이 풍부하다. 점막상피에서 점막고유판 아래의 **점막하층**(submucosa)은 피부의 진피하층처럼 특수결합조직인 지방세포 등이 많고 치밀도가 낮게 보인다. 피부나 소화관 벽에 많이 포함된 결합조직은 특수염색을 하게 되면 보다 분명하게 드러난다(**그림 22-1; 그림 22-2; 그림 22-3**).

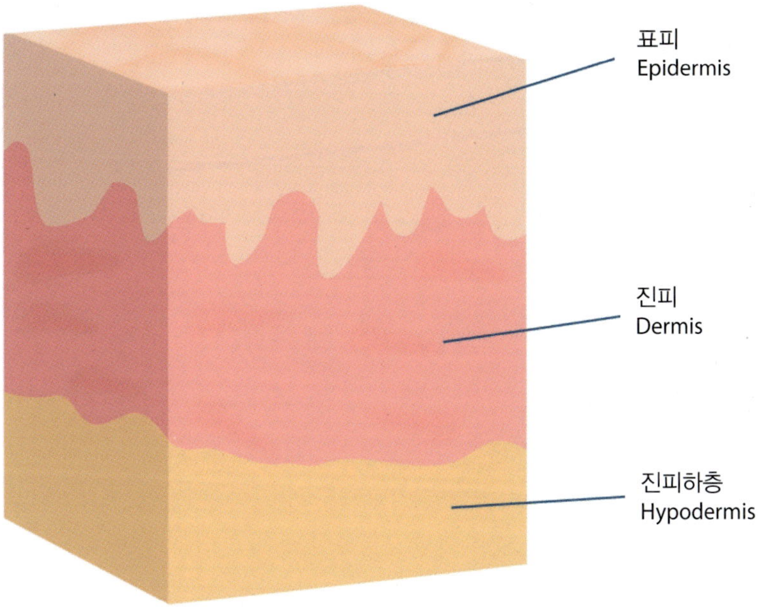

그림 22-1. **피부의 구조:** 진피 부분에 결합조직섬유가 많으며 진피하층은 특수결합조직인 지방세포가 많다.

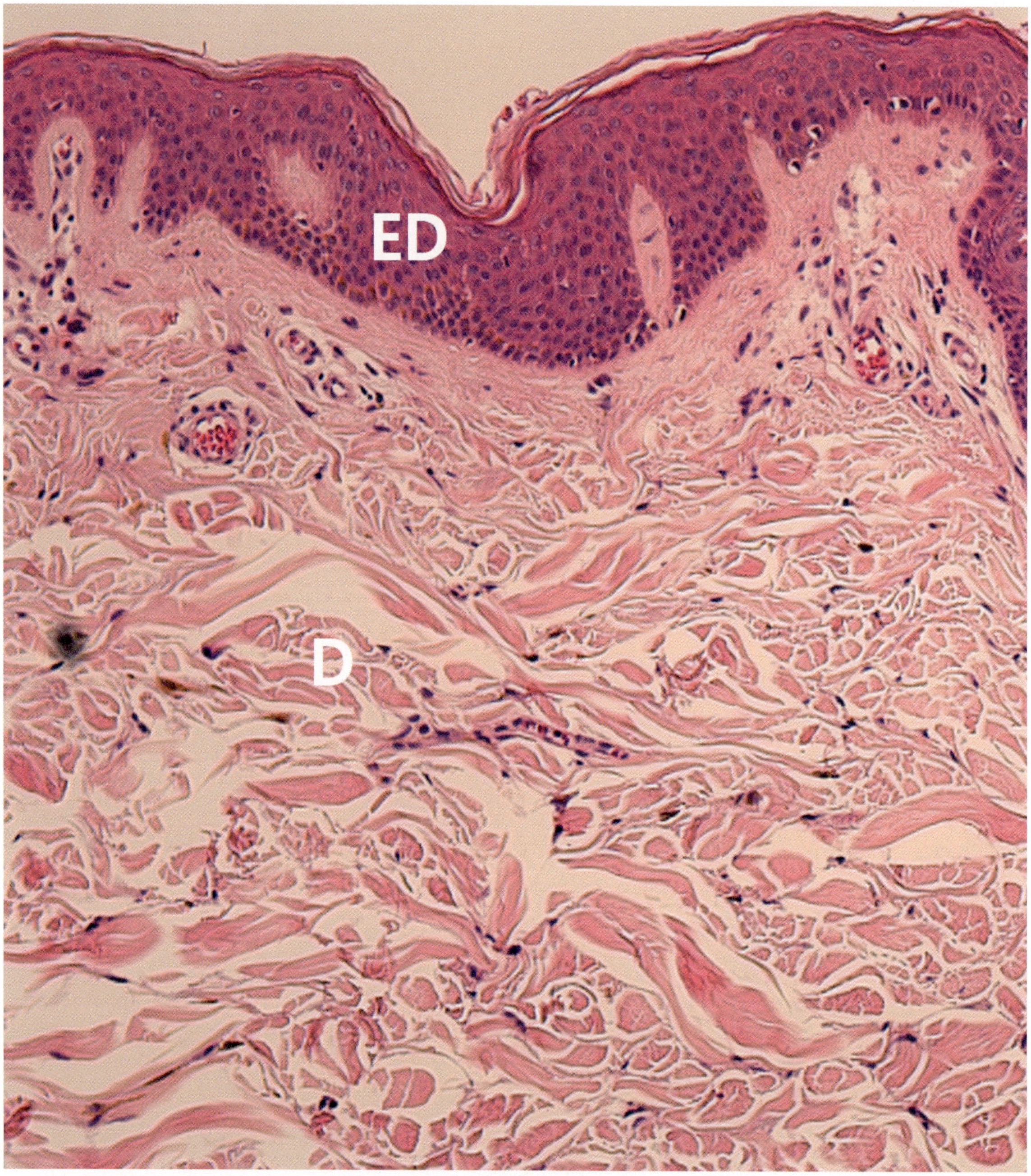

그림 22-2. 피부의 진피(D)에서 빨갛게 보이는 구조물의 대부분이 결합조직이다. ED: 표피

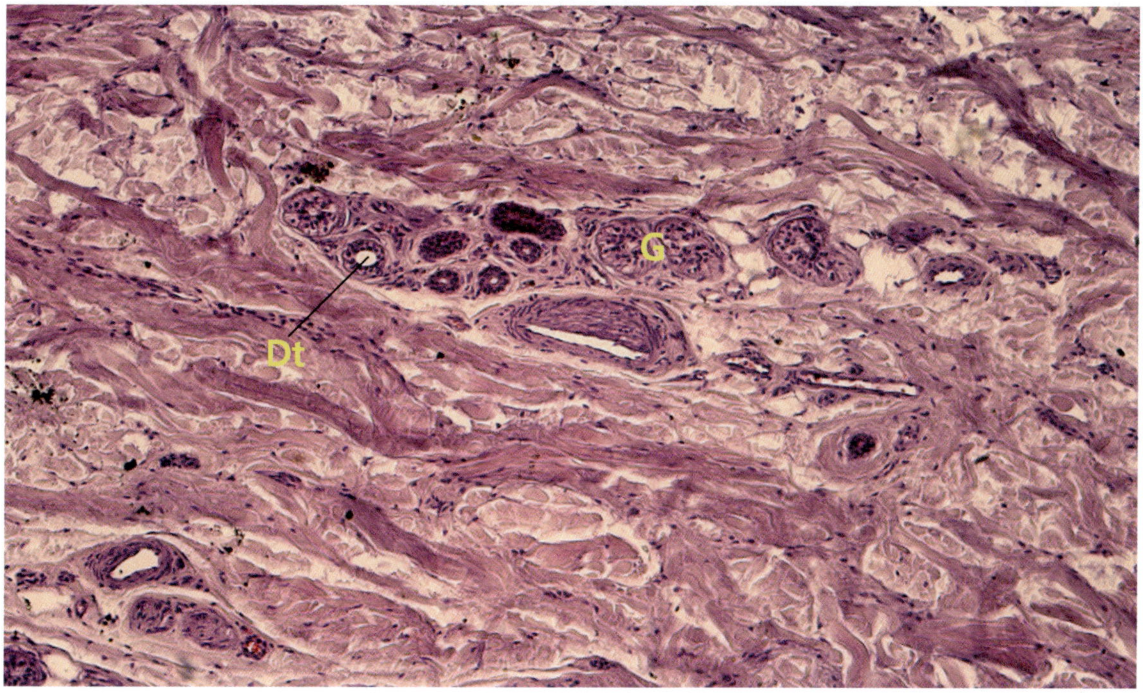

그림 22-3. 발바닥 피부의 진피: 분비샘(G)과 분비관(Dt)을 제외한 나머지 부분이 거의 모두 결합조직섬유이다.

23 지방세포

우리 몸에는 특정한 기능을 잘 수행할 수 있도록 특이한 모양으로 분화가 진행된 특수결합조직이 있다. 여기에는 뼈, 연골, 혈액세포 등이 포함되는데 각각에 대해서는 따로 장을 달리하여 설명할 것임으로 여기서는 **지방세포**(adipocyte)에 대해서만 살펴보기로 한다.

지방조직(adipose tissue)은 우리 몸 안에 지방이 무질서하게 축적된 것이 아니라 사실은 지방 저장에 특화하여 분화된 **지방세포**의 세포질 안에 지방이 축적된 형태로 되어 있다(**그림 23-1**). 사람의 몸에서 지방조직을 가장 쉽게 찾을 수 있는 부위는 피부에 있는 **진피하층**이나 소화기관 벽의 **점막밑층** 등이다. 지방세포는 내부에 저장된 지방의 양에 따라 세포의 크기가 달라진다. 세포질 부분이 지방으로 가득 차 있기 때문에 정작 핵은 주변으로 밀려나 납작한 모양으로 보이는 것이 지방세포의 특징이다(**그림 23-2; 그림 23-3; 그림 23-4**).

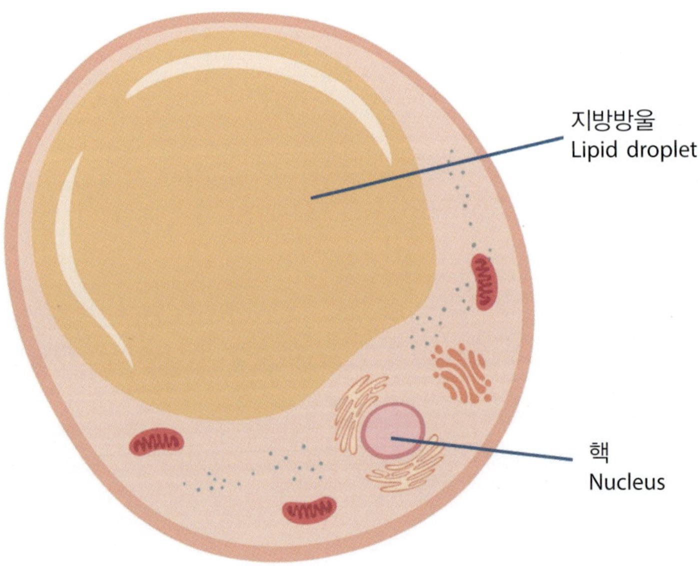

그림 23-1. 지방세포의 구조: 핵이 세포의 한쪽으로 밀려나 있으며 세포질의 대부분을 지방방울이 차지하고 있다.

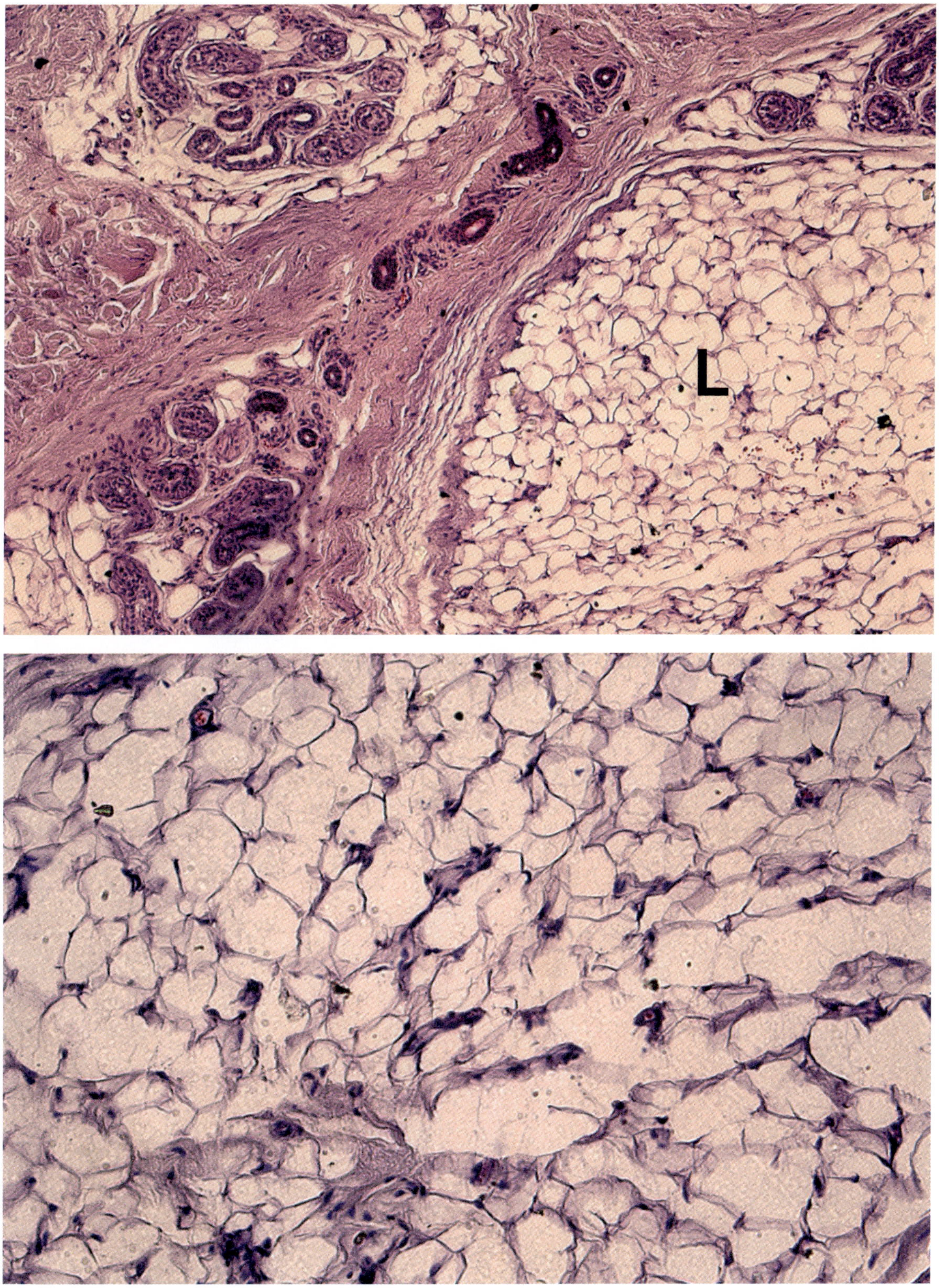

그림 23-2. 발바닥의 진피하층에 존재하는 지방조직: 지방세포(L) 내에 지방방울이 축적되어 있다. 아래는 지방세포의 확대사진이다.

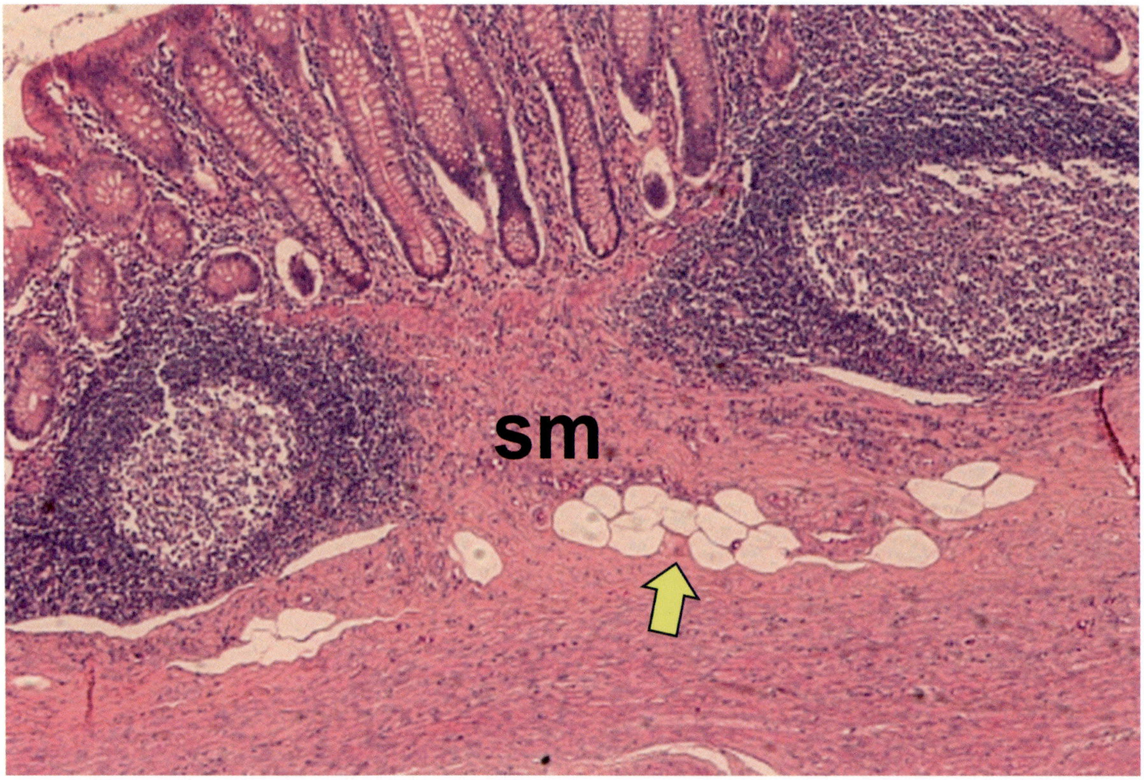

그림 23-3. **충수돌기(appendix)**: 소화기관의 점막하층(sm)에는 지방세포(노란 화살표)가 존재한다.

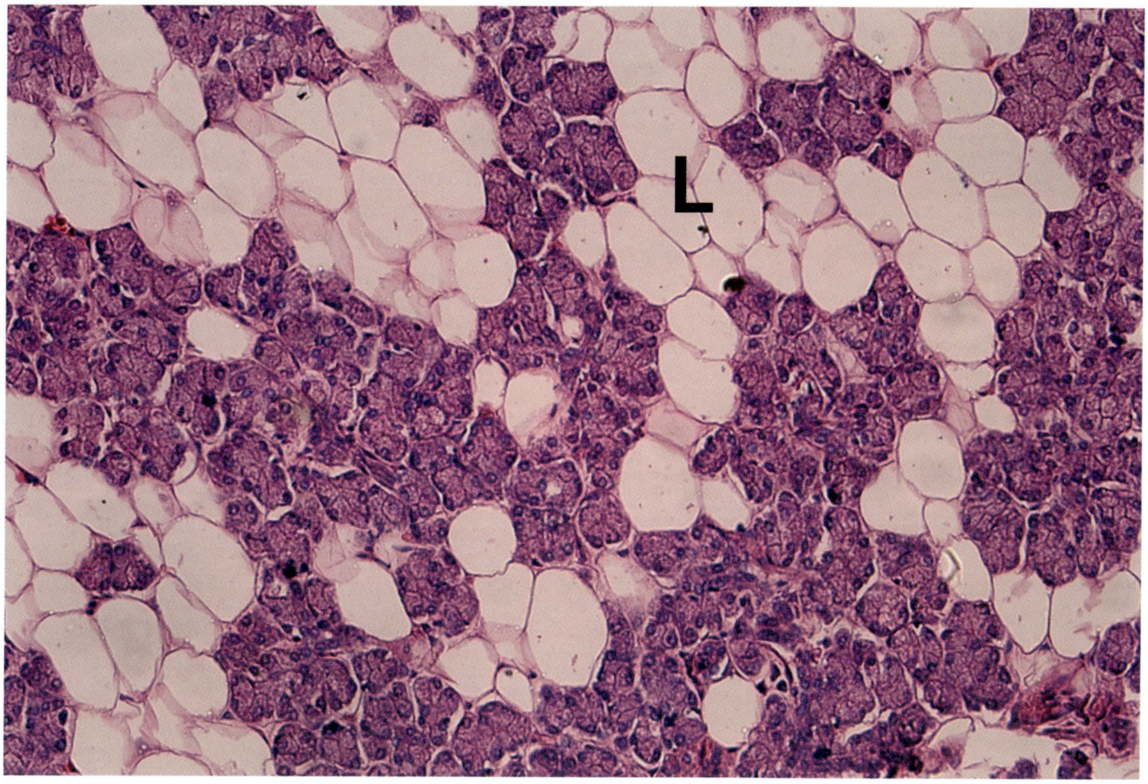

그림 23-4. **턱밑샘(submandibular gland)**: 샘꽈리(acinus) 사이에 지방세포(L)가 많이 보인다.

24 힘줄과 인대

우리 몸의 **힘줄**(tendon)은 근육을 뼈에 부착시키는 구조물이다. 한편 **인대**(ligament)는 힘줄과 비슷하지만 관절을 이루는 뼈와 뼈를 서로 연결시켜 이를 보강하는 역할을 하므로 그 기능이 다르다. 힘줄과 인대, 이 두 구조물은 육안상으로 매우 유사하며 현미경으로 관찰할 때에도 거의 비슷한 양상을 보여준다. 양 쪽 모두 H&E 염색에서 붉은 색으로 염색되는 아교섬유가 길이 방향으로 나란히 늘어선 다발을 이루고 있는 것이다. 아교섬유를 따라 납작하게 일렬로 배열된 세포핵도 함께 관찰되는데 이는 다름아닌 **힘줄세포**(tendinocyte)의 핵이다(그림 24-1; 그림 24-2).

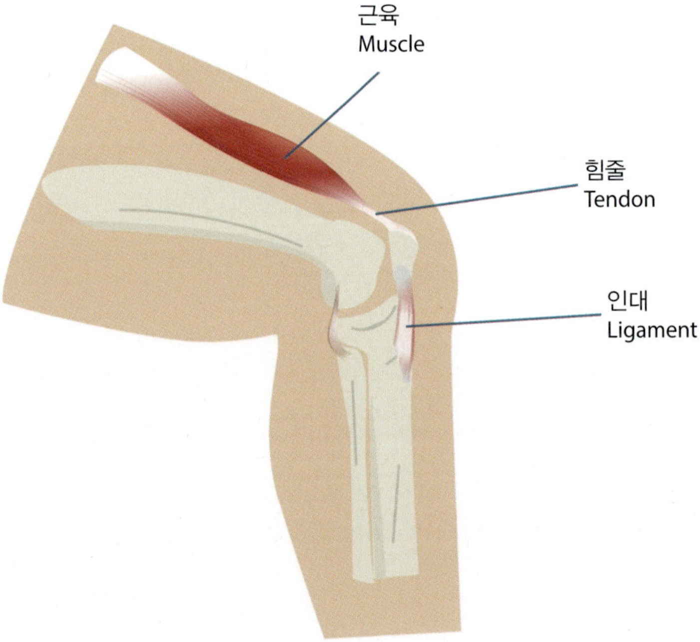

그림 24-1. 힘줄은 근육을 뼈에 부착시키며 인대는 관절을 이루는 뼈와 뼈를 서로 연결시키는 기능을 한다.

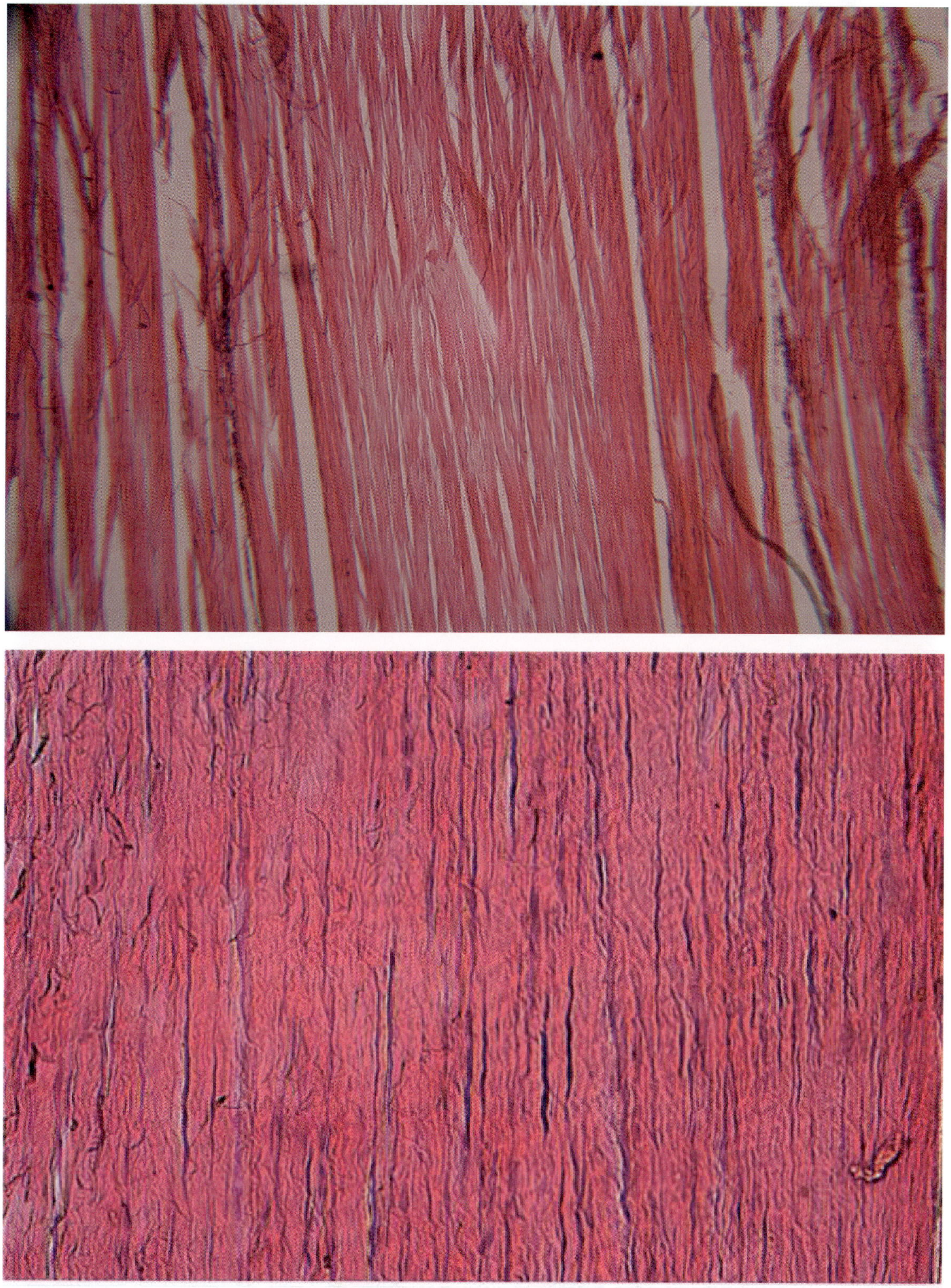

그림 24-2. 힘줄: 아교섬유로 이루어진 다발이 길이방향으로 나란히 늘어선 모양을 하고 있다. 아교섬유는 H&E 염색에서 빨갛게 염색되기 때문에 힘줄 전반이 붉게 보인다. 아래는 확대사진으로 아교섬유를 따라 납작하게 길이방향으로 늘어난 힘줄세포의 핵이 보인다.

25 뼈의 세로 절단 단면

뼈대(skeleton)가 없으면 우리 몸은 효과적으로 지지할 수 없다. 뼈는 일생동안 계속 새로 만들어져 기존의 구조를 대체하므로 현미경 소견도 이를 반영하여 새롭게 만들어지는 부분과 오래된 부분이 하나의 뼈 안에 서로 공존하는 모습을 하고 있다. 뼈 조직은 매우 단단하기 때문에 현미경으로 관찰하고자 할 때 그 표본을 다른 조직처럼 일반적인 절편기로 얇게 잘라 제작하기는 어렵다. 따라서 뼈에 포함된 무기물을 먼저 제거한 다음 부드럽게 된 조직을 잘라 절편을 만들거나 별도의 화학 처리 없이 뼈를 사포 등으로 갈아 얇게 만든 다음 현미경으로 관찰하는 등의 방법을 사용한다.

뼈 안에는 혈관과 신경이 지나가는 **중심관**(central canal; **하버스관**, Haversian canal)이 있는데 그 주위를 **뼈기질 층판**(concentric lamellae)이라는 뼈실질층이 둘러싸서 **골원**(osteon; **하버스계통**, Haversian system)이라는 원통형 구조물을 만든다. 골원은 일생동안 끊임없이 새로 만들어져 기존에 존재한 골원을 새로 대체하게 된다.

뼈를 길이방향으로 잘라 보면 길게 달리는 관을 확인할 수 있는데 이것이 **중심관**(central canal)이다. 각 중심관은 서로 고립되어 있는 것이 아니라 두개의 중심관 사이를 잇는 **관통관**(perforating canal, **볼크만관**=Volkmann's canal)을 통해 서로 연결된다. 관통관은 중심관을 지나는 혈관과 신경이 인접한 다른 중심관으로 연결되는 통로이기도 하다. 중심관과 관통관이 서로 연결된 모양은 뼈의 가로 단면보다 세로 단면에서 훨씬 찾기가 쉽다(**그림 25-1; 그림 25-2**).

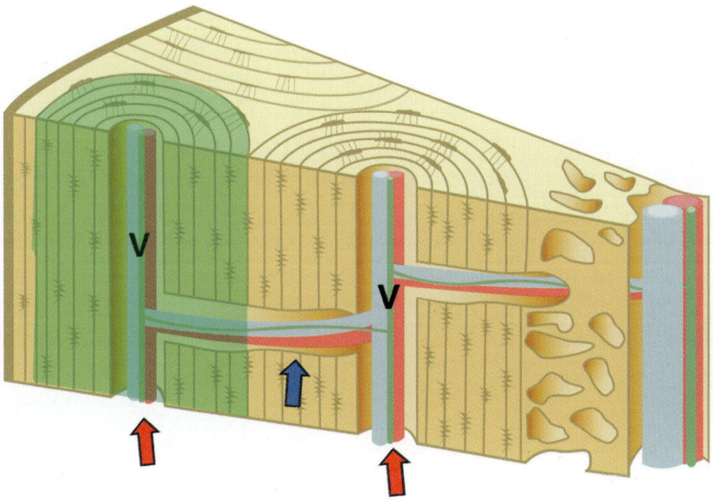

그림 25-1. 뼈의 구조: 중심관(빨간 화살표)과 관통관(파란 화살표)이 보이며 그 안에 혈관(V)이 지나가고 있다. 초록색으로 표시된 부분이 골원이다.

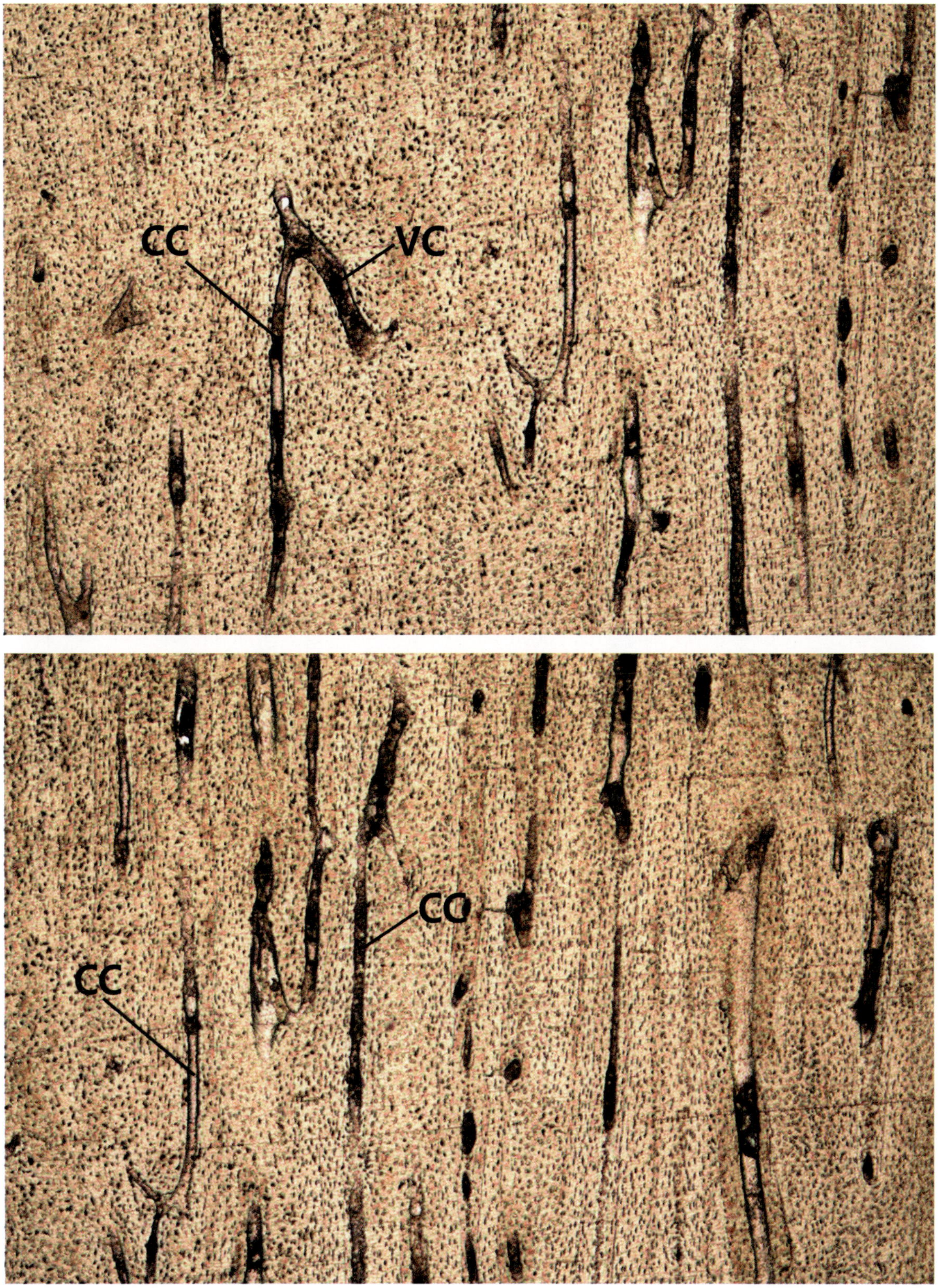

그림 25-2. 뼈의 세로단면: 중심관(CC)과 인접한 중심관을 연결하는 관통관(VC)은 세로단면에서 잘 확인된다. 중심관과 관통관으로는 혈관과 신경이 지나간다.

26 뼈의 가로 절단 단면

뼈의 구조는 가로로 절단되었을 때와 길이방향으로 길게 절단되었을 때의 모양이 많이 다르다. 가로 단면에서는 세로 단면과 달리 길게 달리는 중심관은 없다. 대신 뼈에서 보이는 비교적 큰 크기의 구멍이 **중심관**(central canal)이다.

중심관 주위에는 작은 점 모양 구조물들이 동심원을 이루며 배열되어 있는 것이 보인다. 이처럼 중심관 주위에 동심원으로 둘러싼 구조물을 합하여 **골원**(osteon)이라고 부른다. 골원은 일생동안 계속 새로 만들어져 오래된 골원을 대체한다.

골원을 고배율로 확대하면 **뼈세포**(osteocyte)가 들어있는 작은 **뼈소강**(lacuna)이 보이는데 각각의 소강은 미세한 관으로 서로 연결되어 있으며 이를 **뼈세관**(canaliculus)이라 한다(그림 26-1; 그림 26-2).

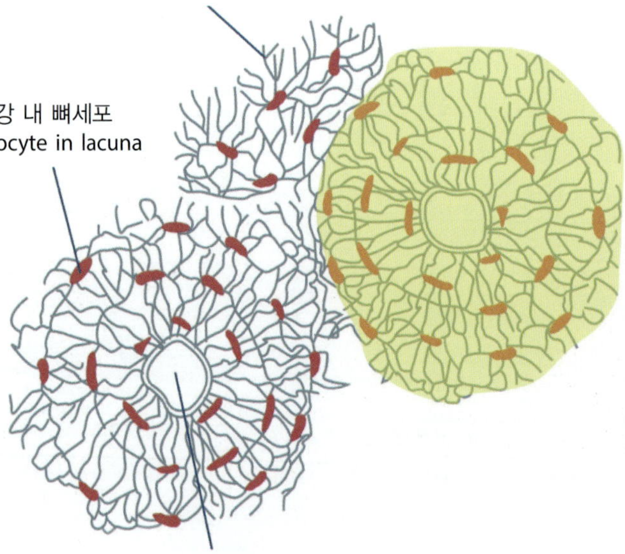

그림 26-1. **뼈의 가로단면:** 노란색 음영으로 표시된 부분이 골원 또는 하버스계통이다. 골원안에는 소강 내에 뼈세포가 있으며 각 뼈소강은 뼈세관이라는 미세한 관으로 서로 연결되어 있다.

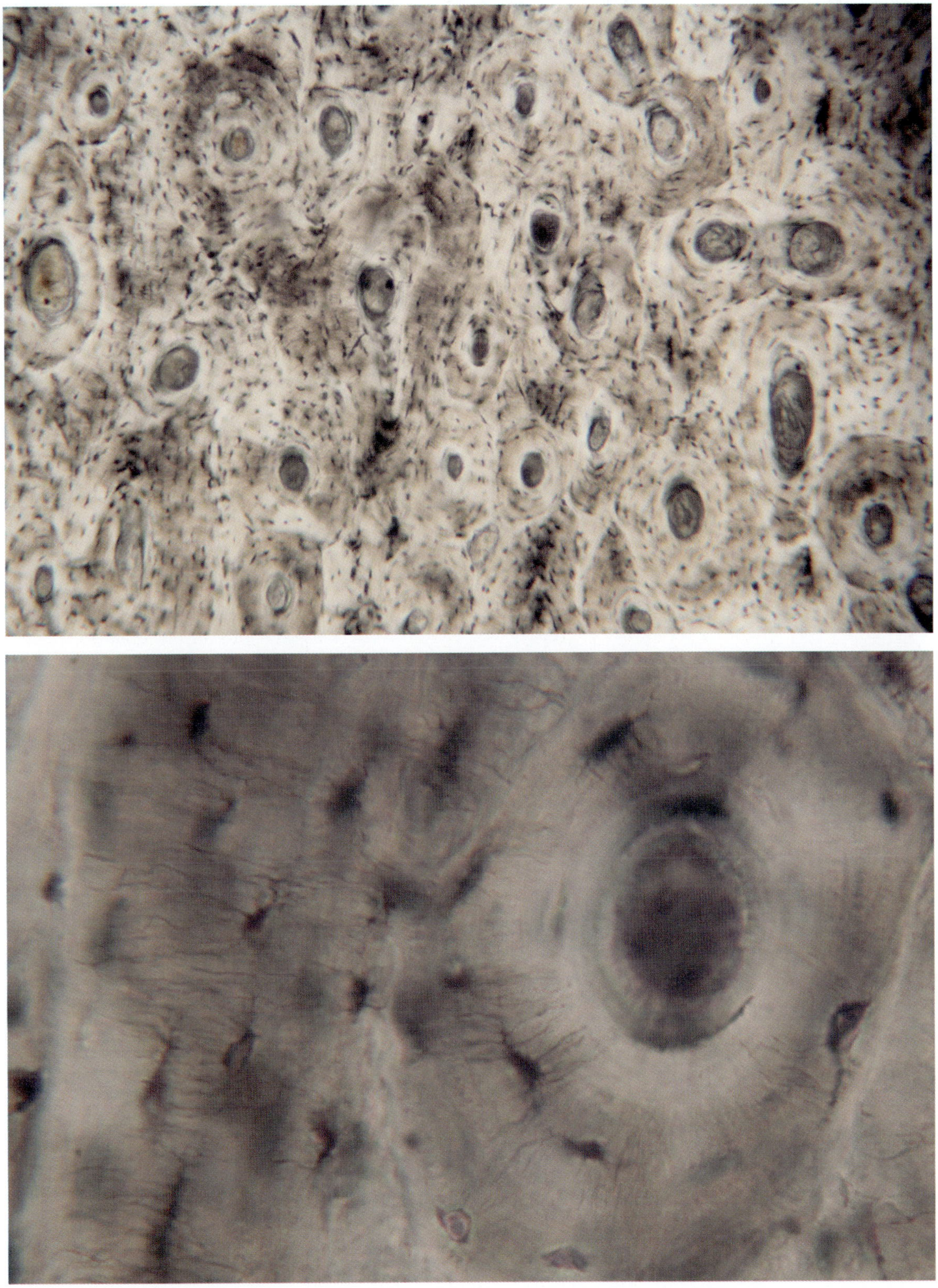

그림 26-2. 뼈의 가로단면: 화면에 크고 작은 구멍이 많이 보인다. 큰 구멍이 중심관이며 그 주위를 작은 크기의 뼈소강이 둘러싸고 있다. 중심관과 뼈소강이 함께 모여 구성하는 구조물을 골원이라 부른다. 아래 그림에서 뼈소강과 뼈소강 사이가 미세한 뼈세관으로 서로 연결되어 있는 것이 보인다.

27 연골

우리가 흔히 물렁뼈라고 부르는 인체 구조물이 바로 연골이다. 우리 몸 안에는 여러 가지 서로 다른 유형의 연골이 존재하는데 **유리연골**(hyaline cartilage)과 **탄력연골**(elastic cartilage), **섬유연골**(fibrocartilage) 등이다. 이 연골들은 현미경으로 관찰하면 저마다의 특이한 구조를 이루고 있다(**그림 27-1**).

먼저 우리 몸안에서 가장 흔하게 발견되는 연골은 **유리연골**이다. **유리연골**은 균질한 모양의 **세포외기질**(extracellular matrix)에 세포들이 점점이 박혀 있는 모양을 하고 있다. **연골세포**(chondrocyte)는 세포외기질 안에 있는 작은 공간인 **연골소강**(lacuna) 안에 위치하고 있는데 고배율로 관찰하면 여러 개의 연골세포가 함께 모여 있는 모양을 볼 수 있다(**그림 27-2**).

섬유연골(fibrocartilage)은 연골소강이 잘 보이지 않으며 있다 하더라도 대개 연골세포가 모여 있지 않고 서로 따로 떨어져 있다. **척추뼈**(vertebra) 사이에는 **척추사이원반**(intervertebral disc)이라는 구조물이 있는데 여기에 **섬유연골**이 풍부하게 포함되어 있다(**그림 27-3**).

탄력연골(elastic cartilage)의 기질에는 탄력섬유가 많이 함유되어 있는 것이 특징으로 구조물의 외형을 유지하면서도 탄력적으로 만들 수 있다. 예를 들어 **귓바퀴**(auricle) 안에는 탄력연골이 들어 있으며 탄력성과 외형 유지에 큰 역할을 한다.

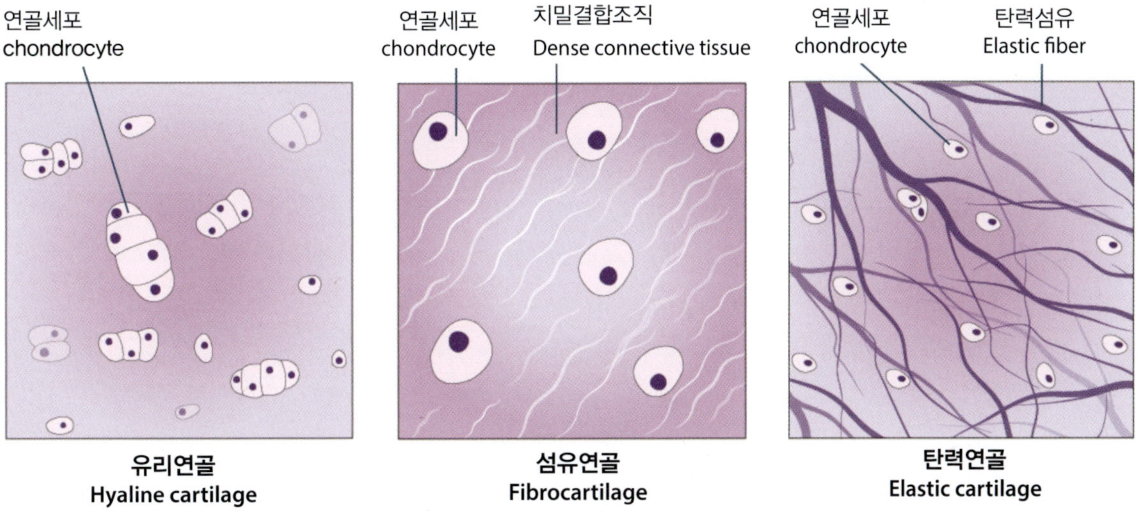

그림 27-1. **연골의 종류:** 유리연골은 뼈소강에 들어 있는 연골세포가 여러 개의 함께 모여 있는 모양이다. 섬유연골은 기질이 치밀결합조직이며 연골세포가 모여있지 않고 서로 따로 떨어져 있다. 탄력연골은 기질에 탄력섬유가 많이 포함되어 있다.

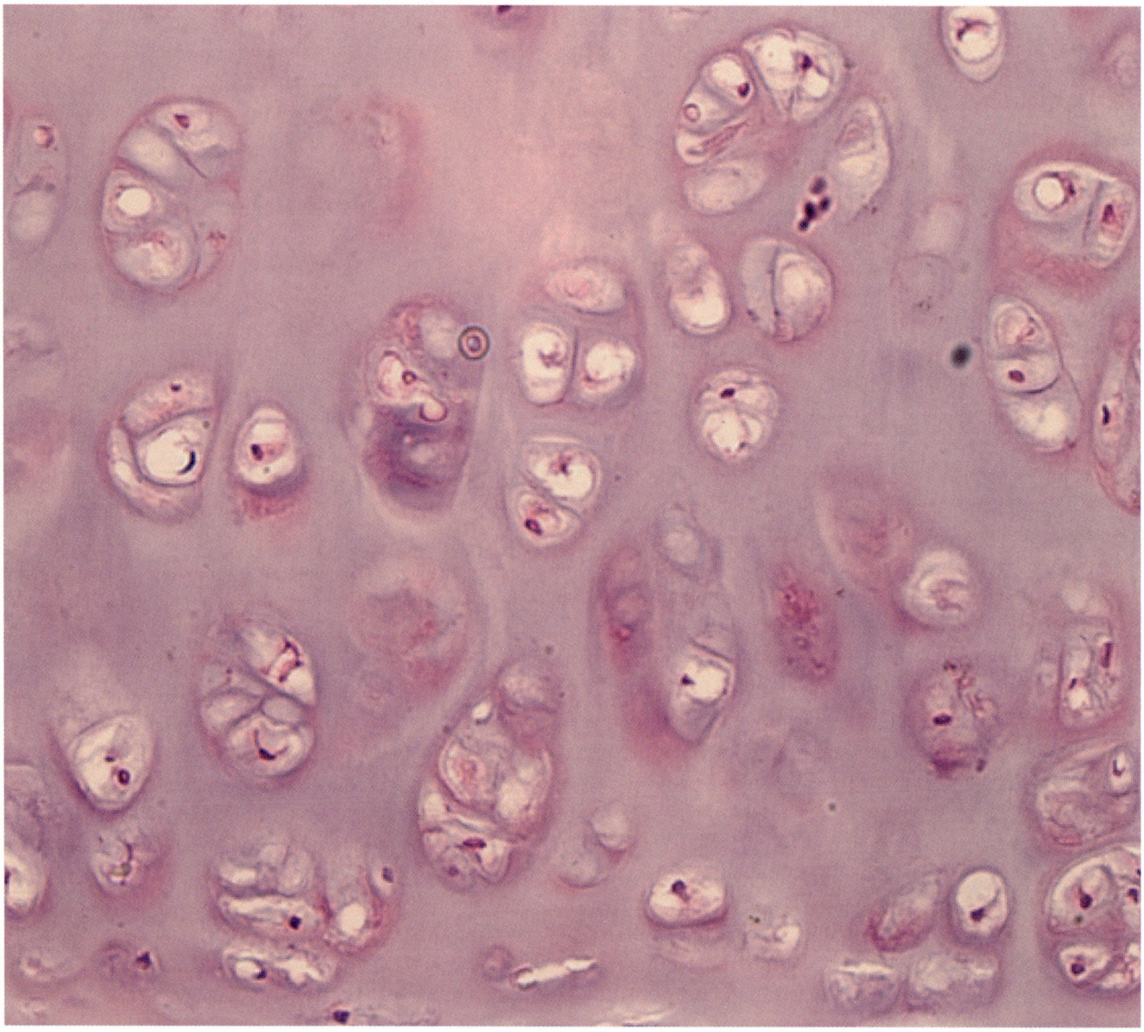

그림 27-2. **기관(trachea)의 유리연골:** 연골세포방이 유리연골의 바탕질 사이에 보인다.

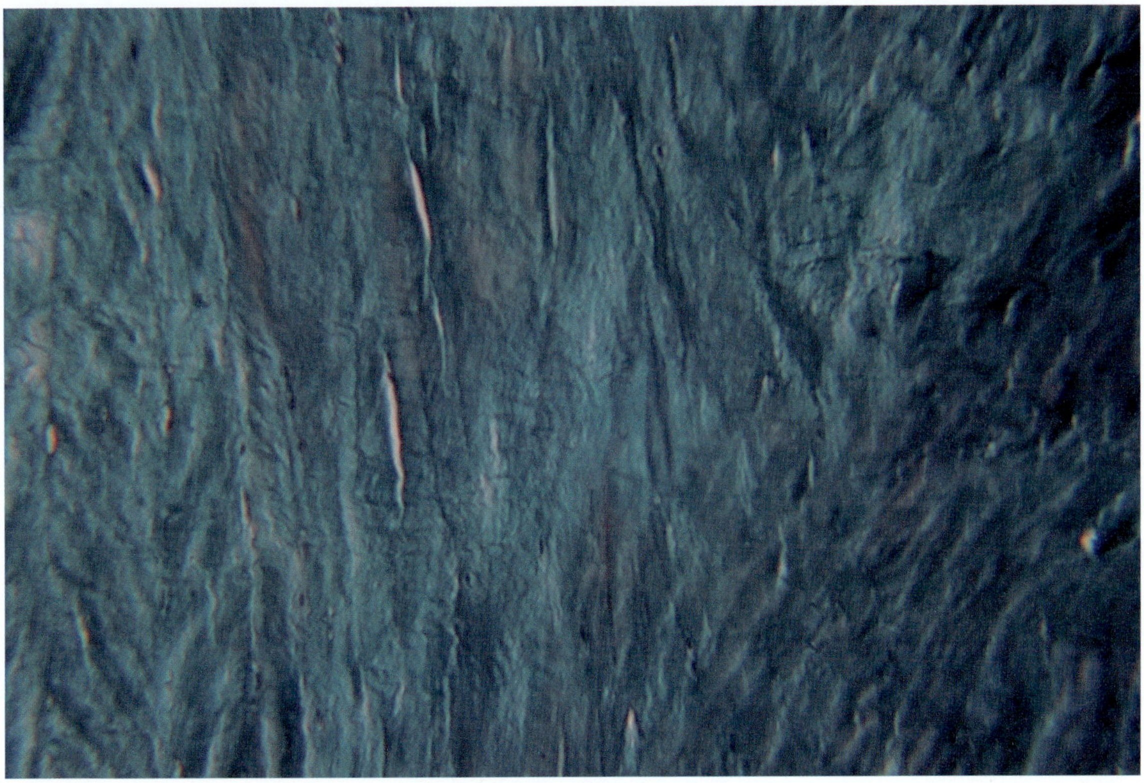

그림 27-3. **척추사이원반의 섬유연골:** 기질이 치밀결합조직으로 되어 있다.

28 골격근

우리 몸의 근육에는 크게 세가지 유형이 있다. 뼈대를 움직이는데 쓰이는 **골격근(뼈대근육, skeletal muscle)**, 심장을 움직이는 **심장근**(cardiac muscle), 그리고 내장 기관 등에 분포하며 **자율신경**(autonomic nerve)에 의해 움직이는 **평활근(민무늬근육, smooth muscle)**이다. 이 세가지 근육 중 우리가 원하는 대로 움직일 수 있는 근육은 골격근 한가지이다. 나머지 심장근과 평활근은 마음대로 움직일 수 없으며 자율신경에 따라 운동이 조절된다(**그림 28-1**).

세 가지 근육은 현미경으로 보는 조직학적 구조도 서로 다르다. **골격근**은 발생학적으로 볼 때 원래 여러 개였던 근세포가 모여 하나의 **근섬유**(muscle fiber)를 완성하는 것이다. 따라서 하나의 근섬유 단면에서 여러 개의 핵을 동시에 관찰할 수 있다. 이렇게 형성된 근섬유는 이웃하는 근섬유와 나란히 배열되어 더 큰 크기의 **근다발**(bundle **또는** fascicle)을 형성하며 개개의 근다발 바깥쪽에는 결합조직으로 이루어진 **근다발막(근육다발막, perimysium)**이 있다. 골격근의 가로 단면에서 근세포의 핵은 근섬유 가장자리로 밀려나 있는 것이 특징이다(**그림 28-2; 그림 28-3**).

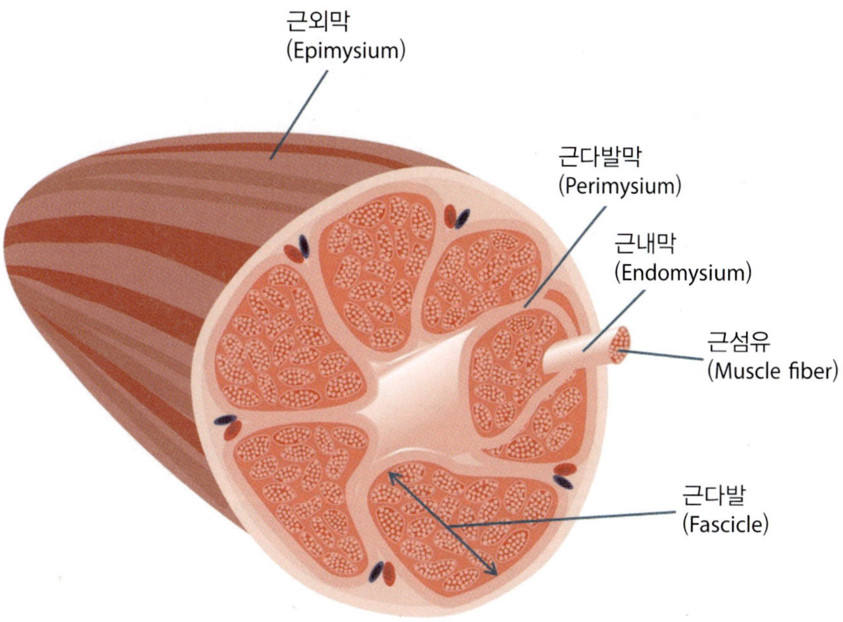

그림 28-1. 골격근의 구조.

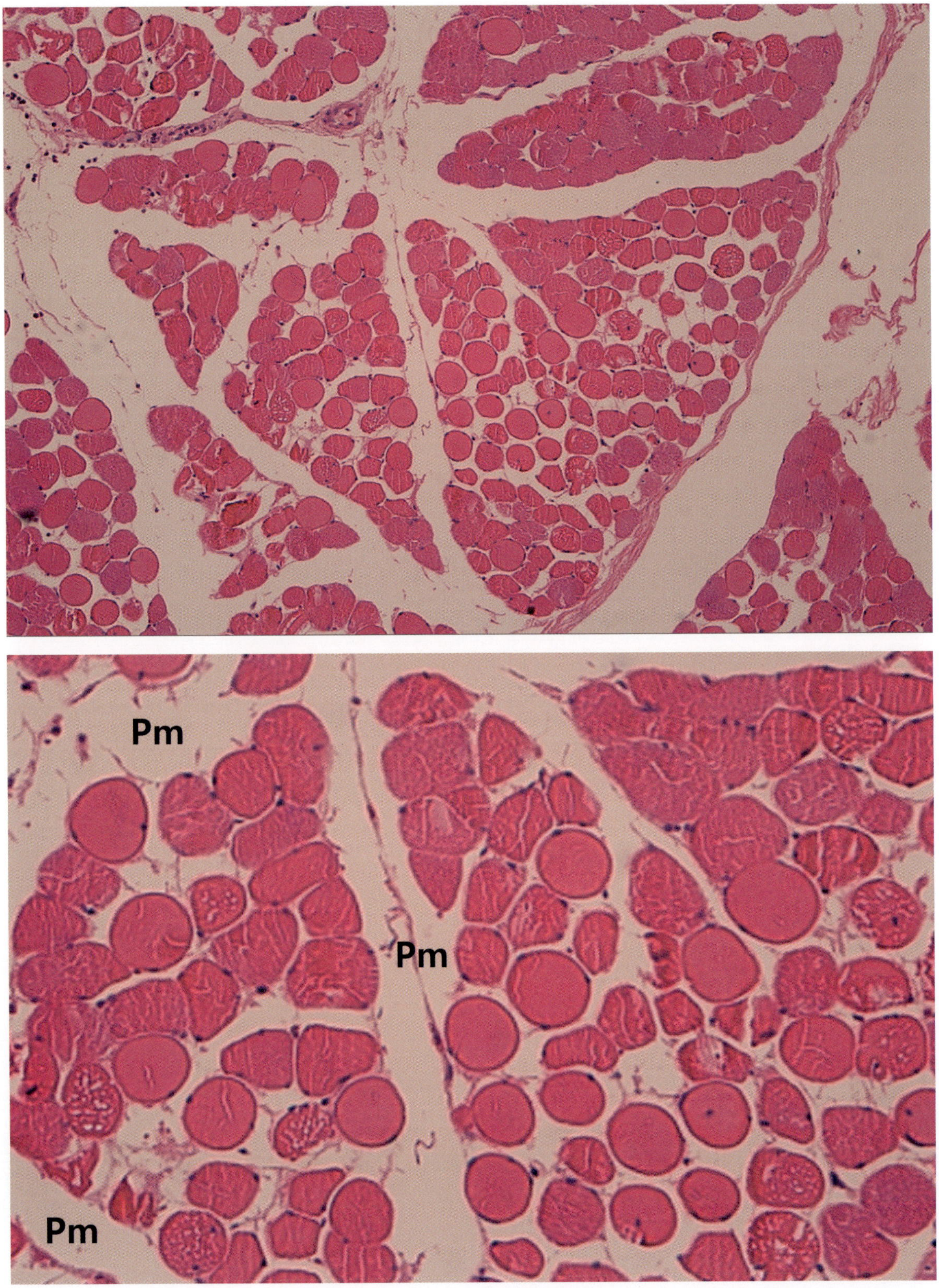

그림 28-2. **뼈대근육의 가로단면:** 뼈대근섬유가 모여 만들어진 근다발이 보이며 그 바깥쪽에는 근다발막(Pm)이 있다. 하나의 근섬유 가쪽에서 여러 개의 세포핵을 관찰할 수 있는 것이 특징이다.

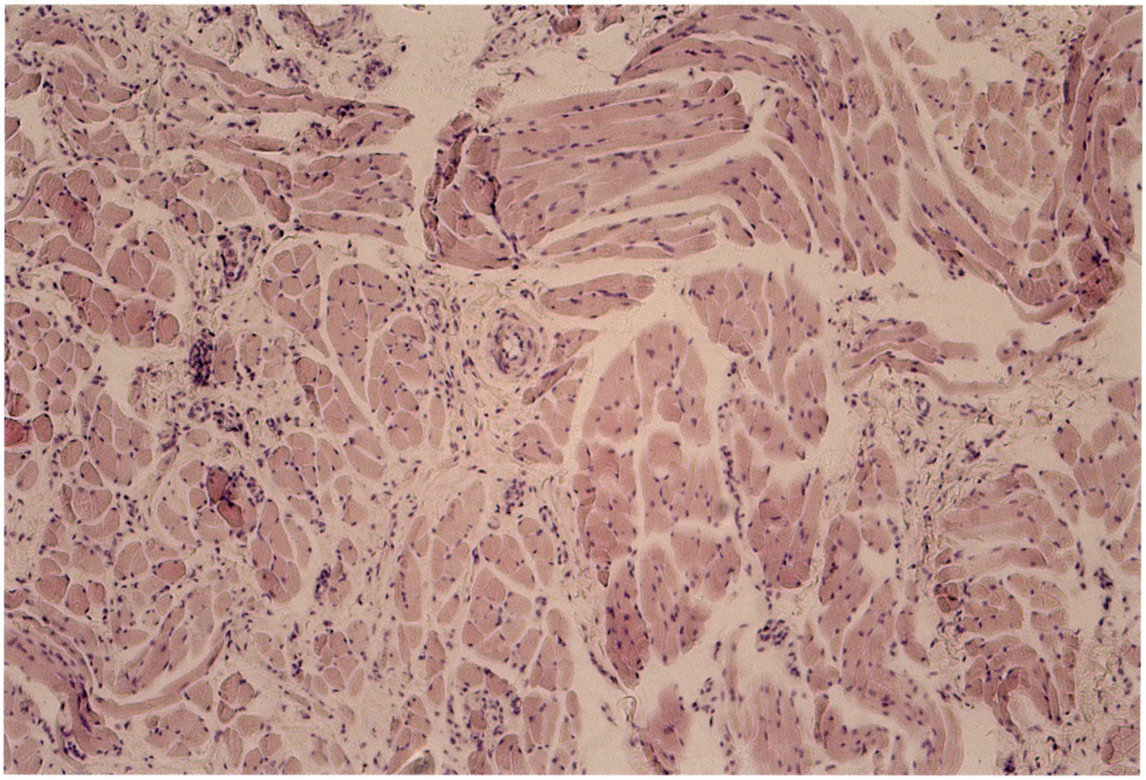

그림 28-3. **혀 근육**: 근다발의 주변으로 밀려난 근섬유의 핵이 보인다.

29 근육의 가로무늬

골격근과 **심장근**(cardiac muscle)의 길이 방향 단면에서 주의 깊게 관찰해야 할 내용은 근섬유의 가로 방향으로 보이는 줄무늬이다. 이 가로무늬는 고배율로 확대해야 볼 수 있는데 줄무늬에서 어두운 부분을 **A띠**(A band)라고 하며 밝은 부분을 **I띠**(I band)라고 한다. 밝게 보이는 I띠의 중심부에는 가는 선 모양의 **Z선**(Z line)이 있지만 광학현미경 상에서 확인하기는 쉽지 않다.

근육에서 A띠와 I띠가 보이는 이유는 **근미세섬유**(myofilament)의 밀도가 다르기 때문으로 그 밀도가 높은 곳이 A띠가 되며 낮은 곳이 I띠가 된다. 골격근과 심장근에서 가로무늬 띠가 중요한 이유는 근육이 수축할 때 각 띠의 길이가 상대적으로 변화하기 때문이다. 근육이 수축하면 A띠의 길이는 변함없지만 I띠는 줄어들게 되며 A띠와 I띠의 상대적 길이는 근육이 수축 혹은 이완함에 따라 계속 변하게 된다(그림 29-1; 그림 29-2).

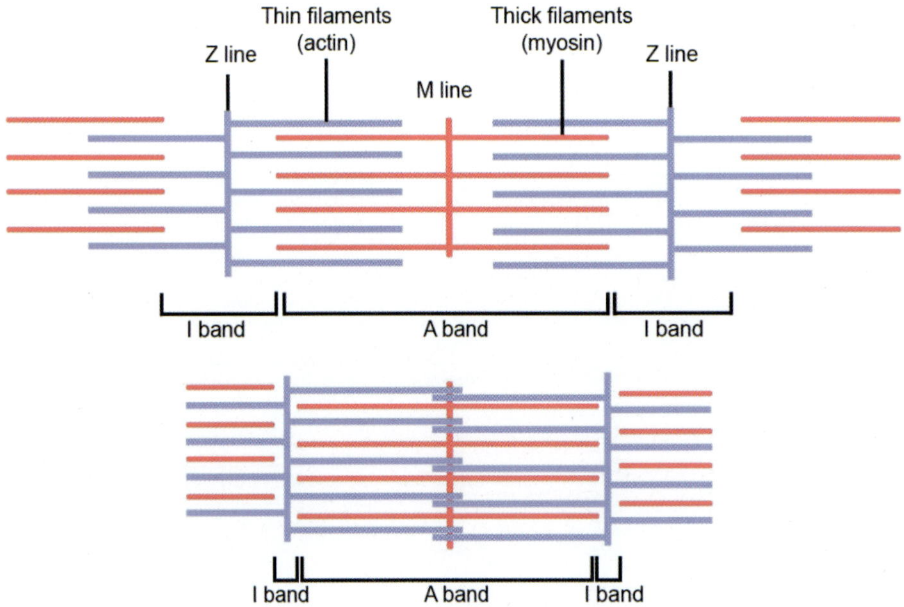

그림 29-1. 근육의 수축과 가로무늬 길이의 변화: (위) 근육 이완 시 및 (아래) 수축 시의 근미세섬유 운동의 변화이다. 골격근이 수축해도 A띠의 길이는 변함이 없지만 I띠의 길이는 무척 짧아진다. 근육 수축 시에는 액틴미세섬유 사이로 미오신미세섬유가 더 들어가 I띠의 길이가 짧아지는 것이다.

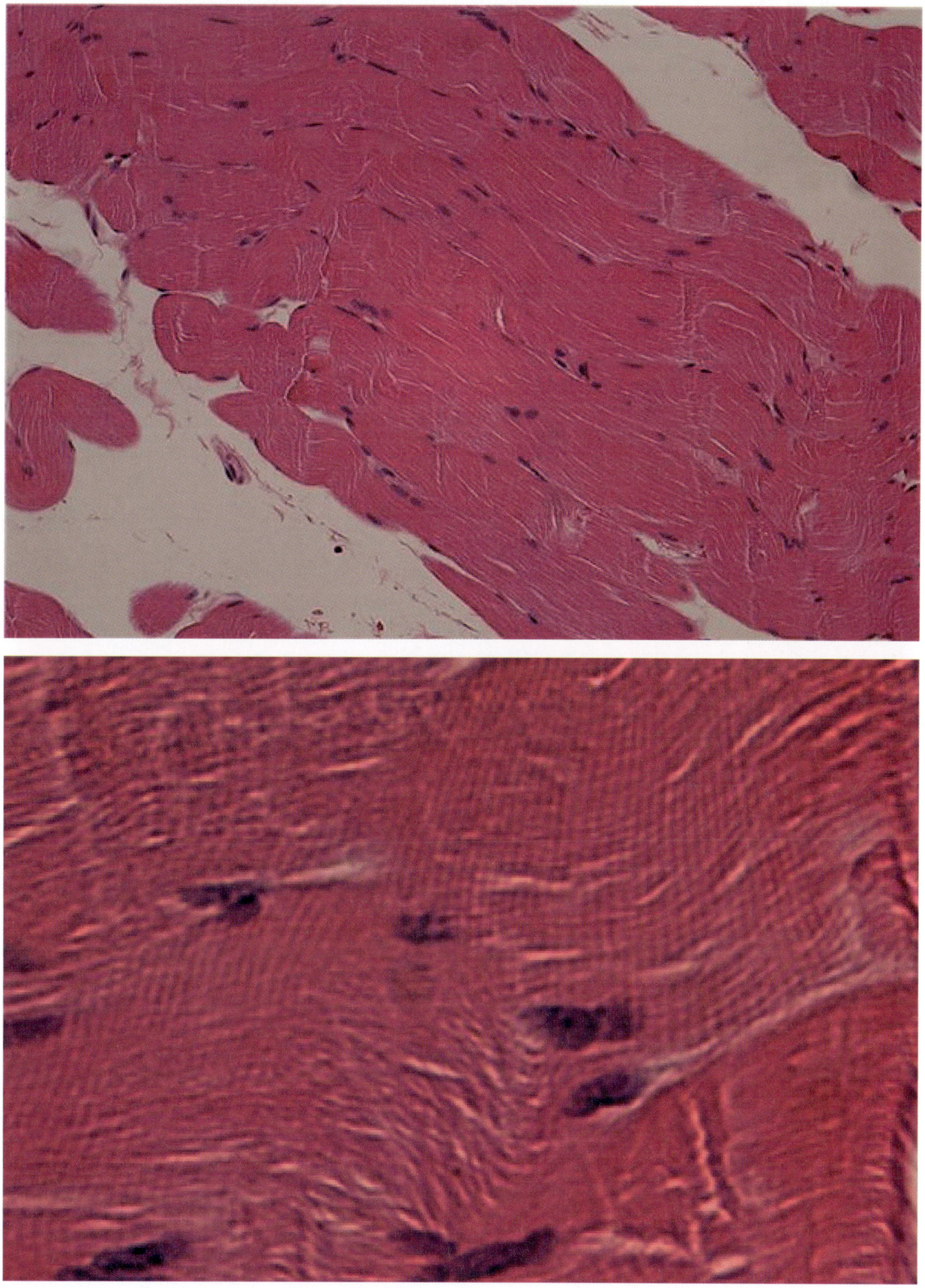

그림 29-2. **뼈대근육의 세로 단면:** 고배율로 관찰하면 가로무늬가 보인다. 아래 그림에서 보이는 줄무늬에서 어두운 부분이 A띠이며 밝은 부분이 I띠가 된다. 여기서는 Z선을 관찰할 수 없다.

30 평활근

사람 몸에는 뜻대로 움직일 수 있는 근육과 자율신경에 의해 우리 의사와는 무관하게 수축-이완하는 두가지 유형의 근육이 존재하는데 후자의 대표적인 예가 **평활근**이다. 평활근의 세로 단면에서는 중심부가 다소 폭이 넓고 양쪽으로 갈수록 가늘어지는 모양을 하고 있는데 조직학에서는 이를 **방추형**(spindle-shaped)이라고 흔히 표현한다. 방추라는 것은 실을 감아 두는 실패라는 뜻인데 과거에는 주변에서 흔히 볼 수 있어 이러한 표현을 사용했던 것이다(**그림 30-1**).

평활근 근섬유는 방추형이라고 하지만 현미경에서 이를 구별하기란 쉽지 않다. 다만 조직학적 특징이 골격근과는 다른 모습이라는 것은 확실히 알 수 있다. 뼈대근육에서 보이는 가로무늬도 확인되지 않고 근섬유의 핵이 뼈대 근육처럼 가 쪽으로 밀려나 있지 않다.

사람 창자 벽의 바깥 부분은 근육으로 이루어져 있는데 이것이 바로 평활근이다. 우리 몸의 창자벽에는 벽을 둥글게 감싸고 있는 평활근과 길이 방향으로 나란히 배열된 평활근이 공존하기 때문에 현미경으로 관찰하면 가로와 세로로 잘린 단면을 함께 관찰할 수 있다. 평활근은 창자 벽 외에도 **정관**(ductus deferens)이나 **요관**(ureter) 등 자율신경에 의해 수축이 통제되는 기관에서 쉽게 발견할 수 있다(**그림 30-2; 그림 30-3**).

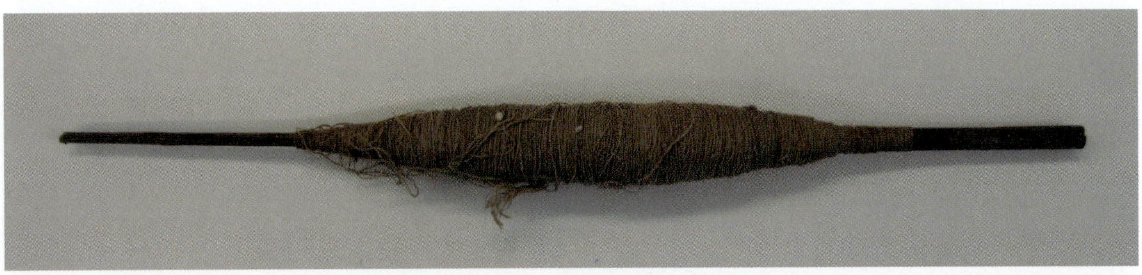

그림 30-1. 방추(spindle)[1] : 가운데가 불룩하며 양쪽으로 갈수록 가늘어진다.

1) https://en.wiktionary.org/wiki/spindle-shaped#/media/File:Spindle_with_cotton_yarn.jpg

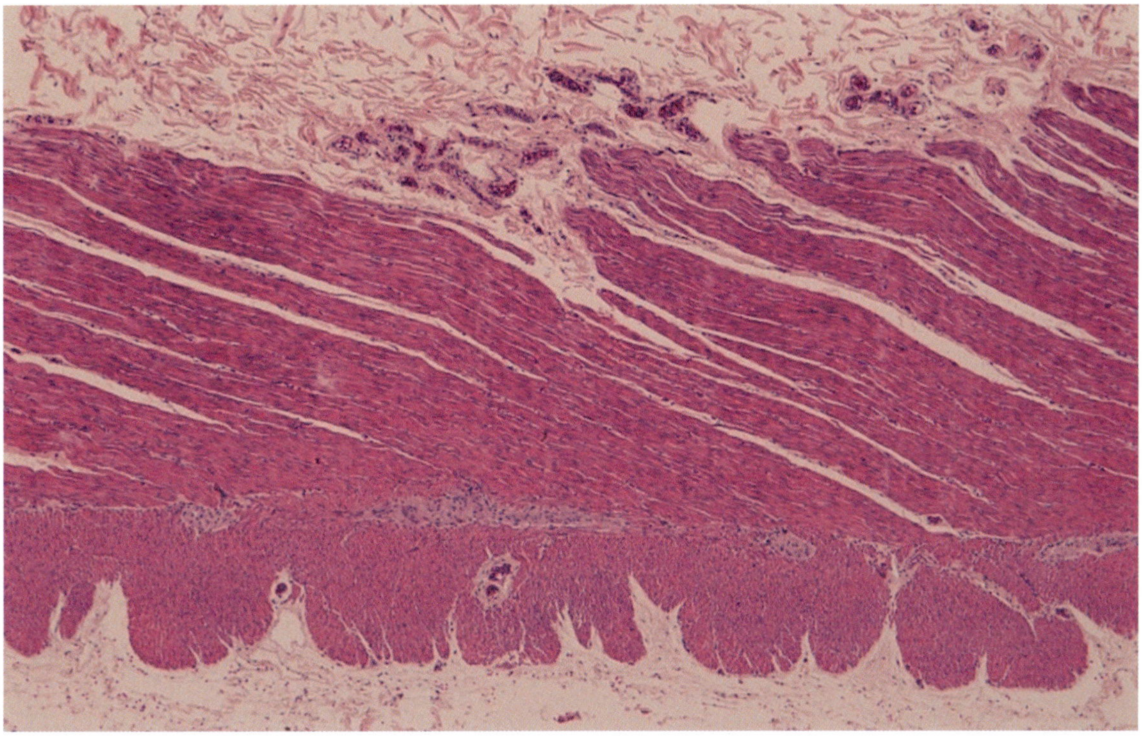

그림 30-2. **상행결장(오름잘록창자, ascending colon) 벽의 민무늬근육**: 결장의 벽에는 서로 다른 방향으로 달리는 평활근이 공존하고 있다.

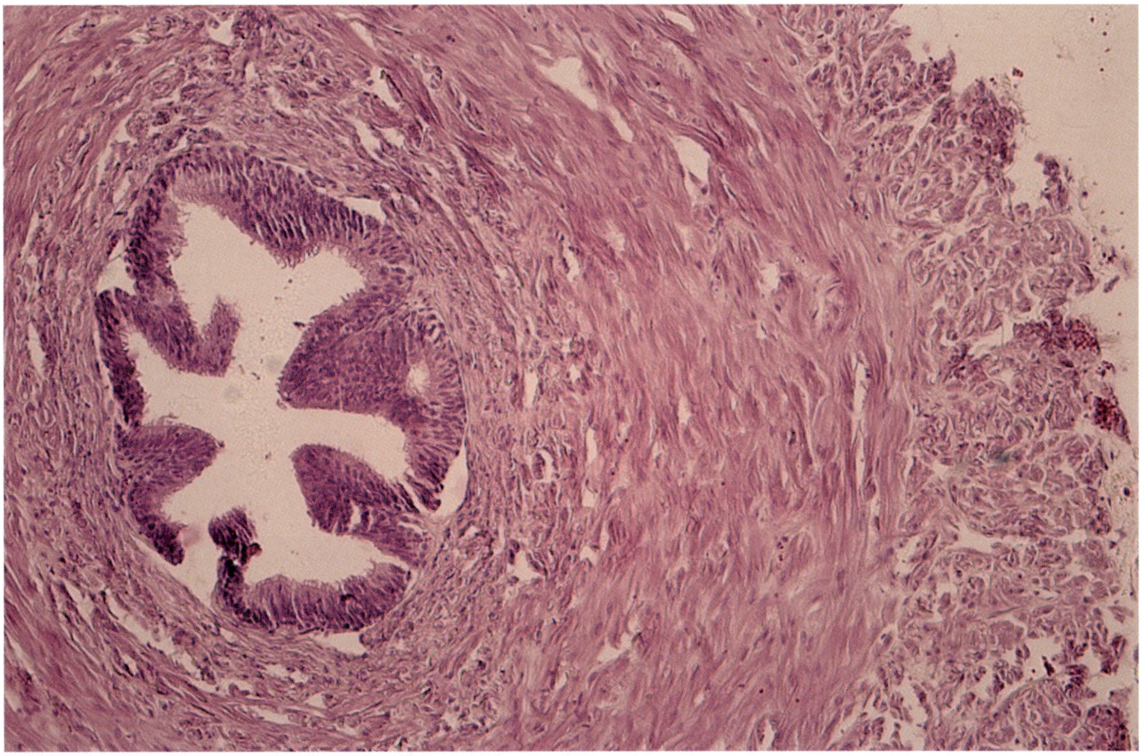

그림 30-3. **정관**: 여러 방향으로 달리는 평활근을 벽에서 확인할 수 있다.

31 심장근

심장근(cardiac muscle)은 우리 뜻대로 움직일 수 없는 근육이기 때문에 **골격근**과는 다르다. 하지만 같은 자율신경에 의해 움직이는 **평활근**과도 조직학적 구조가 다르며 심장근육 고유의 특이한 형태를 하고 있다.

심장근에는 골격근처럼 근섬유에 가로로 보이는 줄무늬가 있기 때문에 평활근과 다르지만 핵이 근육섬유의 가쪽에 존재하지 않고 중앙 부위에 존재하는 점은 골격근과도 다르다(**그림 31-1**). 심장은 복잡한 운동을 하는 기관이기 때문에 현미경으로 보면 근다발들이 여러 방향으로 달리고 있다(**그림 31-2**). 따라서 어떤 식으로 단면 조직을 제작하여도 심장근의 방향은 일정하지 않고 가로 단면과 세로 단면, 빗 잘린 단면이 서로 섞여 있는 모양으로 관찰된다.

심장근 섬유는 서로 분리되어 갈라졌다가 어느 곳에서는 다시 합쳐지는 모양을 하고 있어 골격근보다는 배열이 복잡하고 근섬유간 경계가 불분명한 것이 특징이다. 심장근 세포에는 **사이원반**(intercalated disc)이라는 어두운 띠모양의 구조물이 확인된다(**그림 31-3**).

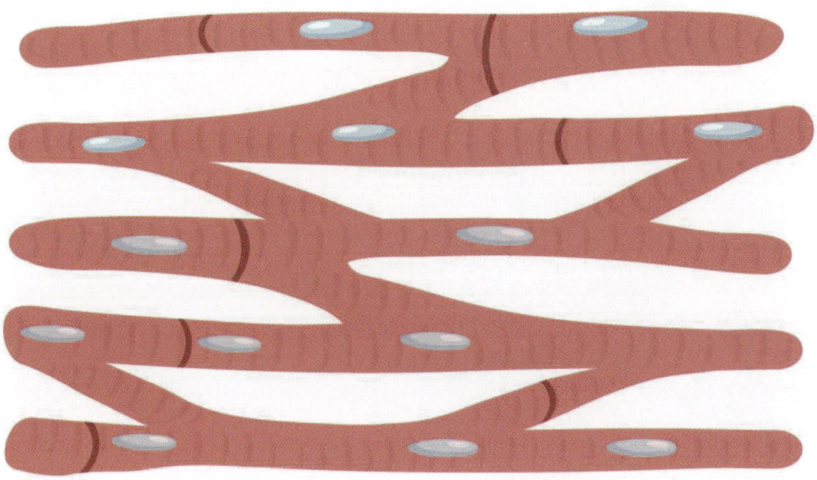

그림 31-1. 심장근육은 가지를 쳤다가 합쳐지는 모양이며 세포핵은 골격근과 달리 중앙에 위치한다. 심장근섬유에는 가로무늬와 사이원반이 보인다.

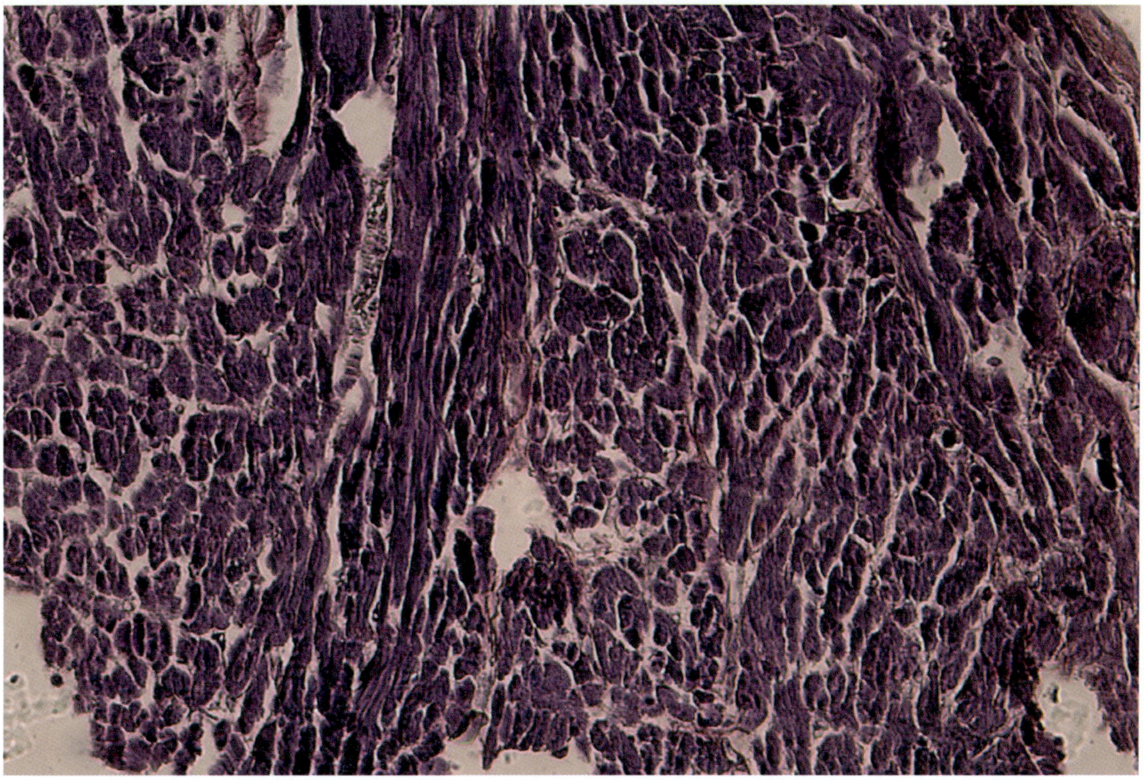

그림 31-2. 심장근육은 다양한 모양으로 절단된 근섬유가 한데 뒤섞여 있는 모양을 보여준다.

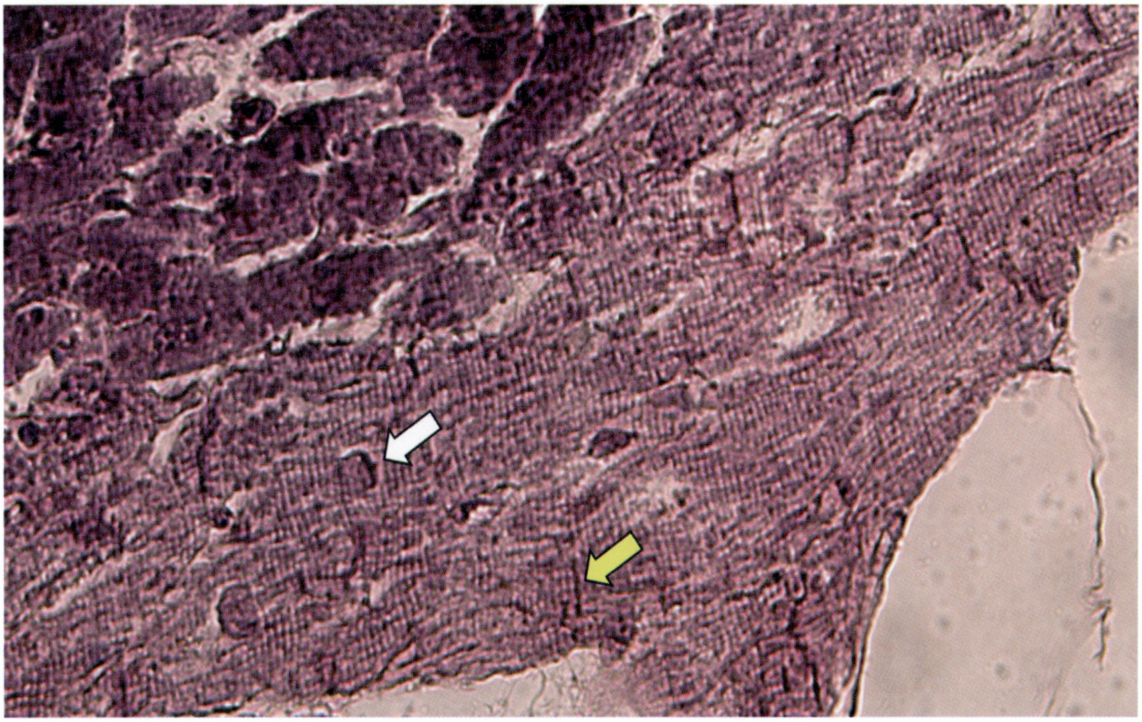

그림 31-3. 심장근육의 고배율사진: 근육의 가로무늬가 보이며 사이원반(노란 화살표)도 관찰된다. 세포핵(흰색 화살표)은 근섬유의 가운데에 위치한다.

32 혈액세포

우리 몸의 혈관에서 피를 뽑아 이를 슬라이드에 펼친 다음[1] 특수염색[2]을 하여 현미경으로 관찰하면 다양한 종류의 혈액세포가 관찰되는데 이를 **말초혈액세포**(peripheral blood cell)라 한다(그림 32-1). 혈액세포에는 크게 **적혈구**(erythrocyte, red blood cell, RBC)와 **백혈구**(leukocyte, white blood cell, WBC)가 있으며 완전한 세포는 아니지만 세포에서 유래한 것으로 **혈소판**(platelet, thrombocyte)이 있다.

이 중 말초혈액세포에서 가장 그 숫자가 많은 것은 적혈구이다. 적혈구는 평균 직경이 7.8 ㎛ 정도로 **양면이 오목한 원반**(biconcave disc) 모양을 하고 있다. 따라서 적혈구는 가운데 부분이 두께가 얇아 주변에 비해 더 밝게 보이는 형태를 하고 있다(그림 32-2). 적혈구는 백혈구와 달리 세포 내에 핵이 없는 것이 특징인데 원래부터 없었던 것이 아니고 우리 몸안에서 형성되는 과정 중에 원래 있었던 세포 내의 핵이 사라지기 때문이다. 적혈구의 수명은 120일 정도로서 매일 **골수**(bone marrow)에서 만들어지고 비장(spleen), 골수, 간 등에서 사라진다.

적혈구는 붉은색을 띠고 있기 때문에 특별한 염색 없이도 색을 관찰할 수 있는 세포이며 조직 내에서 구조물을 관찰할 때 주변에 적혈구가 있다면 그 구조물의 크기를 추정할 수 있는 좋은 기준이 된다(그림 32-2).

1) 이를 도말표본이라 부른다.
2) Wright's staining이라는 염색법을 사용한다.

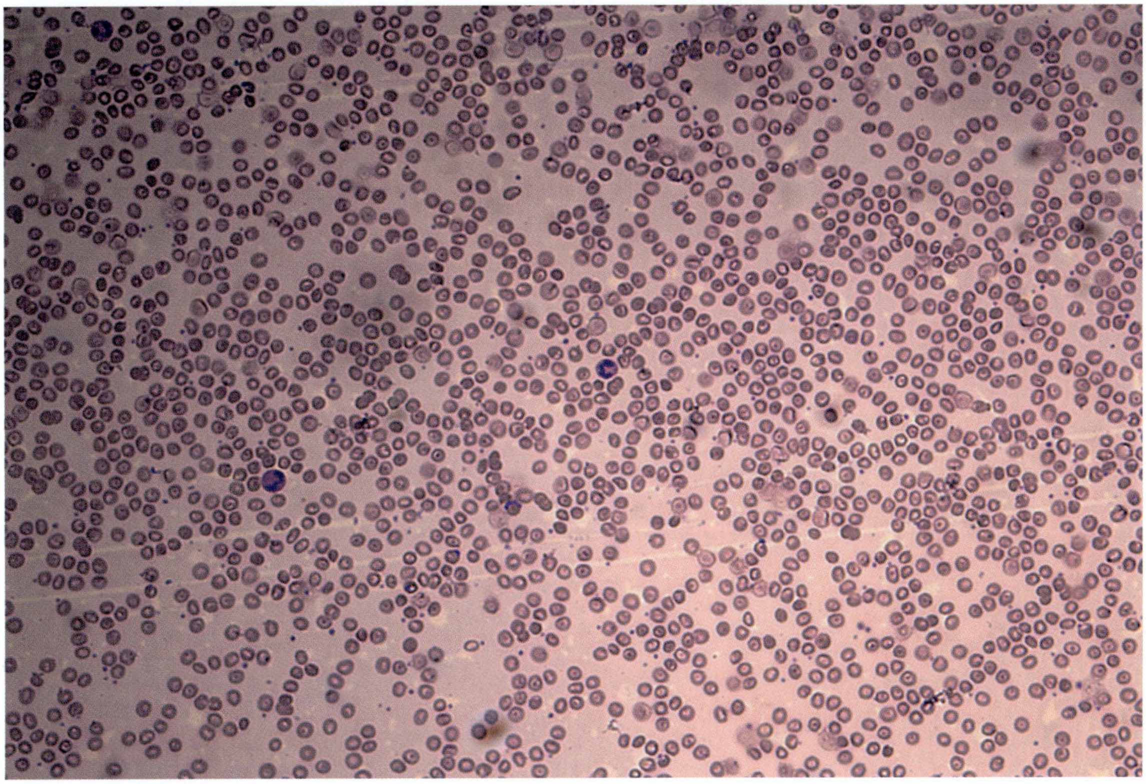

그림 32-1. **혈액도말표본**: 여러 종류의 말초혈액세포가 보인다.

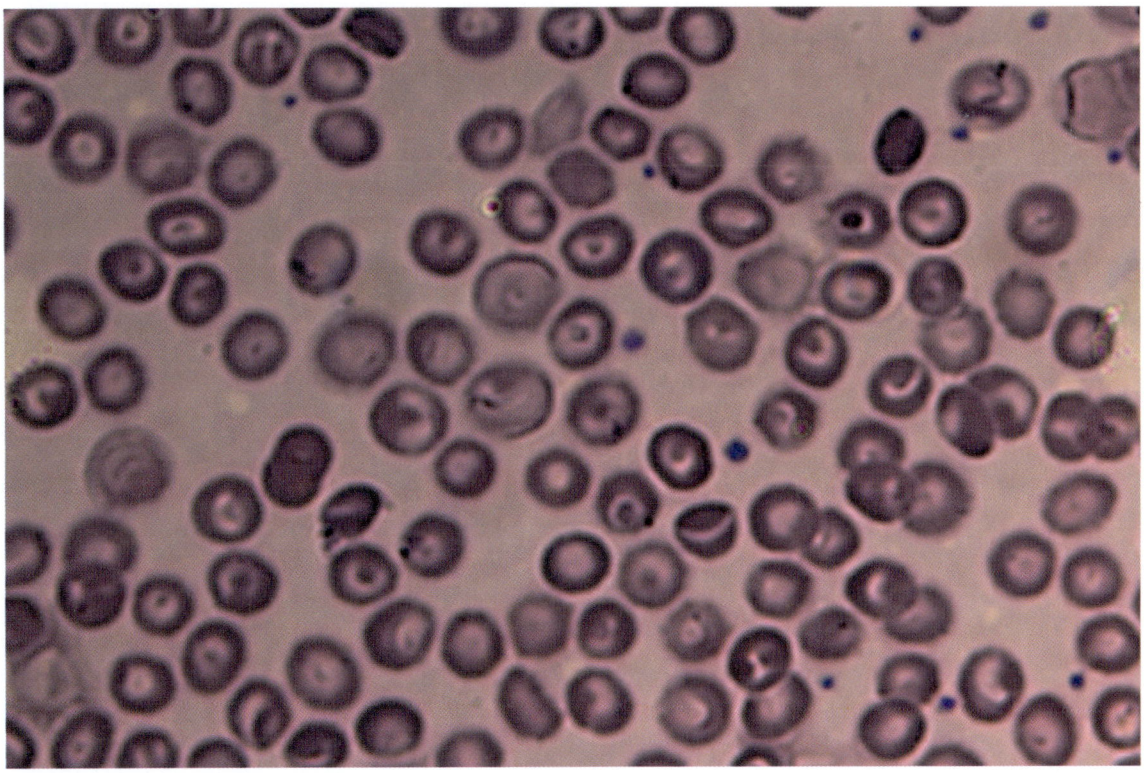

그림 32-2. 말초혈액의 적혈구는 가운데가 주변보다 두께가 얇기 때문에 중심이 더 밝은 모양으로 보인다.

33 혈액세포: 과립구

우리 몸의 **말초혈액세포**(peripheral blood cell)의 도말표본에서는 적혈구외에도 백혈구도 관찰된다. 현미경에서 관찰되는 백혈구는 단일한 종류의 세포가 아니다. 백혈구 중에는 **과립구**(granulocyte)라는 세포가 있는데 이는 적혈구와 달리 핵이 있어 구분이 가능하다. 과립구의 세포질에는 **특수과립**(specific granule)이 있어 세포의 종류에 따라 다른 색으로 염색되며 핵의 모양도 백혈구에 따라 서로 다르다. 과립구는 특수과립과 핵의 형태에 따라 크게 **호중구**(**중성구**, neutrophil), **호산구**(eosinophil), **호염기구**(basophil) 등으로 구분할 수 있는데 이러한 분류는 임상적으로도 매우 중요하다. 환자에 대해 시행하는 **일반혈액검사**(complete blood count, CBC)에서는 과립구를 종류별로 구분하고 있다.

여러가지 과립구 중 **호중구**는 말초혈액세포의 백혈구 중 가장 많이 보이는 세포로서 절반 이상을 차지한다. 호중구의 핵은 여럿으로 나누어져 2~4개의 엽(lobe)으로 구분되는데 서로 가느다란 띠로 연결되어 있고 핵의 형태도 다양하여 이를 **다형핵호중구**(polymorphonuclear leukocyte, PMNL)라고 한다(**그림 33-1**).

다음으로 **호산구**와 **호염기구**는 전체 백혈구에서 차지하는 비율이 매우 미미하여 1% 내외이다. 호산구는 대개 엽이 2개이며 Wright 염색법으로 보면 세포질에 붉은색을 띠는 **호산성과립**(eosinophilic granule)이 가득 차 있어서 세포가 붉게 보이는 것이다(**그림 33-2**). 호염기구는 핵의 경계는 뚜렷하지 않고 세포질에는 푸른색의 **호염기성과립**(basophilic granule)이 들어 있다.

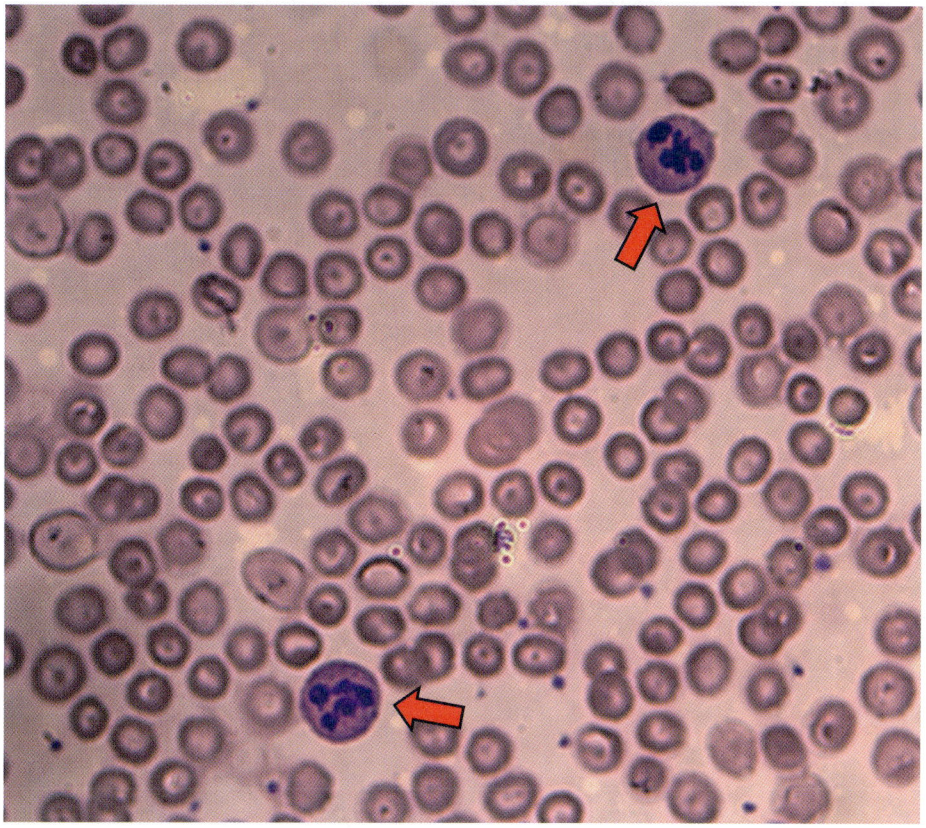

그림 33-1. 호중구(빨간 화살표)는 말초혈액세포의 백혈구 중 가장 많이 보이는 세포이다. 핵은 여럿으로 나뉘어져 2–4개의 엽(lobe)으로 구분되며 서로 가느다란 띠로 연결되어 있다. 핵의 형태가 일정하지 않고 다양한 것이 특징이다.

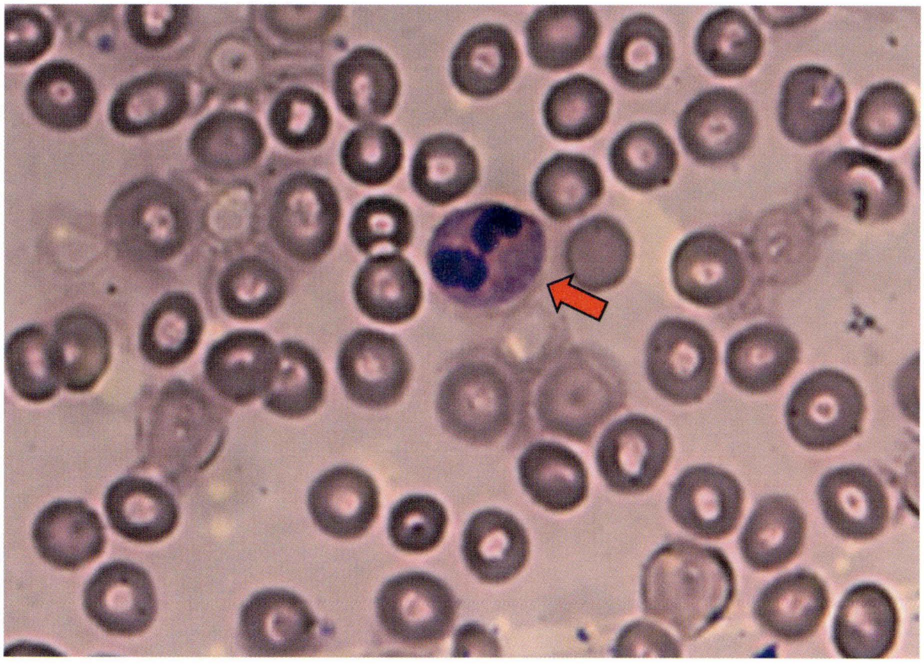

그림 33-2. 호중구(빨간 화살표)는 엽(lobe)이 대개 2개이다.

34 림프구와 혈소판

우리 몸의 **말초혈액세포** 도말표본에서 볼 수 있는 백혈구에는 **림프구**(lymphocyte)도 있다. 림프구는 우리 몸의 면역계통에서 활동하는 세포 중 가장 주요한 세포이다. 이 세포는 적혈구처럼 핵이 없는 것도 아니며 과립구처럼 세포질이 풍부하지도 않다. 따라서 현미경으로 말초혈액을 관찰할 때 적혈구 정도 되는 크기의 세포로서 핵이 가득 차 있는 것처럼 보이는 세포가 있다면 이는 림프구일 가능성이 높다. 림프구의 핵은 과립구처럼 분절이 심하게 되어 있지도 않다. 림프구는 호중구보다는 수가 적지만 호산구나 호염기구보다는 훨씬 많다. 림프구는 말초혈액에서만 관찰되는 것이 아니고 **비장**(spleen), **림프절**(lymph nodes), **가슴샘**(thymus), **편도**(tonsil) 등 림프기관에도 많이 보인다(**그림 34-1**).

말초혈액에서 볼 수 있는 구조물 중 세포가 아닌 것으로 **혈소판**(platelet, thrombocyte)을 관찰할 수 있다. 우리 몸의 골수 내에는 **거핵구(거대핵세포,** megakaryocyte)라고 부르는 세포가 있는데 이 세포가 발달 과정 중 사멸하면서 이로부터 분리되어 나오는 작은 세포질 조각을 혈소판이라 부른다. 혈소판은 혈액의 응고과정과 밀접한 관련을 가지고 있다. 현미경으로 보면 말초혈액에서 먼지처럼 보일 정도로 작은 조각으로 보인다(**그림 34-2**).

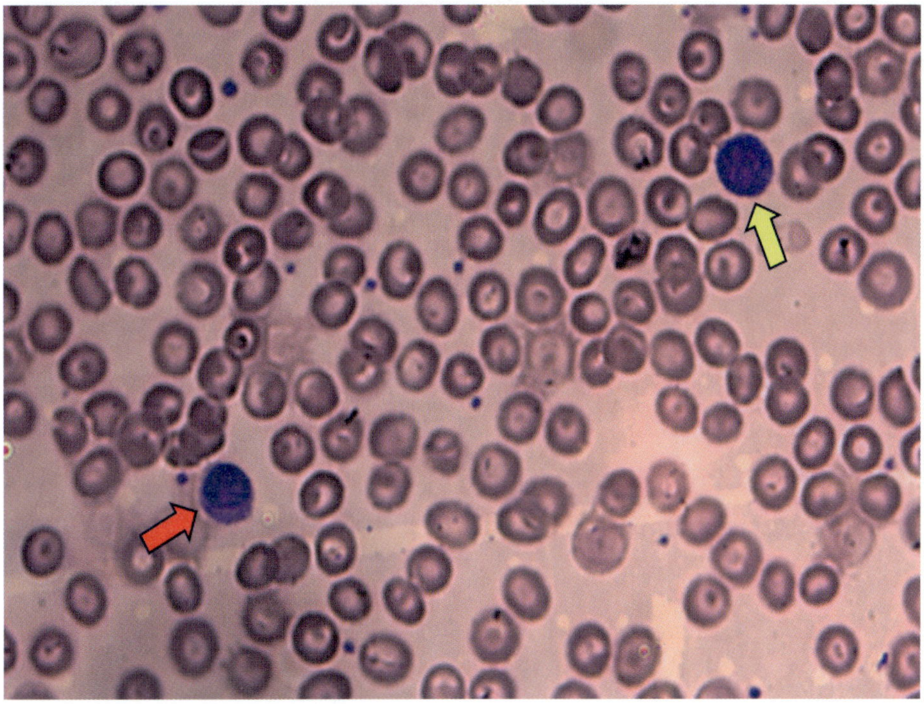

그림 34-1. 림프구(빨간 화살표)는 적혈구와 비슷한 크기로 세포 안에 핵이 대부분 차지한다. 노란 화살표는 호염기구이다.

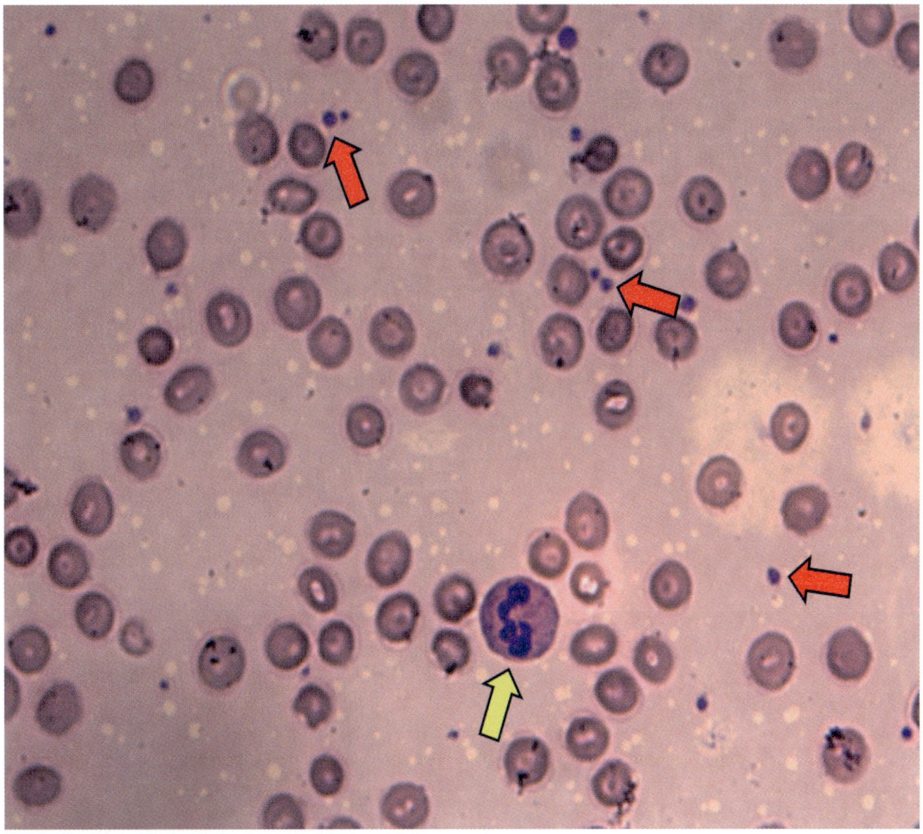

그림 34-2. 빨간 화살표는 혈소판이며, 노란색 화살표는 호중구이다.

35 신경계

우리 몸의 신경계는 **중추신경계통**(central nervous system, CNS)과 **말초신경계통**(peripheral nervous system, PNS)으로 이루어져 있다. 이 중 **중추신경계통은 뇌**(brain)와 **척수**(spinal cord)로 이루어지며 뇌는 다시 **대뇌**(cerebrum), **소뇌**(cerebellum), **사이뇌**(diencephalon), **중간뇌**(midbran), **다리뇌**(pons), **숨뇌**(medulla oblongata) 등으로 나눌 수 있다[1] (그림 35-1). 척수는 숨뇌 아래에서 시작하여 첫째와 둘째 **허리뼈**(lumbar vertebra) 위치까지 이어지며 척추뼈 안에 들어 있다. 뇌와 척수의 각 부분에 대한 자세한 이해는 다른 신경해부학 강의 등을 참고하기 바란다.

뇌와 척수에서는 바깥으로 말초신경을 내는데 뇌에서 나오는 것을 **뇌신경(12쌍)**이라 하며 척수에서 나오는 것을 **척수신경(31쌍)**이라 한다. 뇌신경과 척수신경은 각각 **뇌줄기**(brain stem)와 척수에 **세포체**(cell body)를 두고 우리 몸의 말초 쪽으로 **축삭**(axon)을 내고 있다. 말초신경에는 **운동신경**(motor neuron)과 **감각신경**(sensory neuron), **자율신경**(autonomic nerve)이 섞여 있다. 따라서 하나의 신경이 우리 몸에 미치는 영향은 매우 다양하다.

신경세포(neuron)에는 감각신경세포와 운동신경세포가 있는데 그 모양이 서로 다르다. **감각신경세포**는 세포핵이 척수신경절(spinal ganglion)에 있으며 여기서 다시 두개의 축삭이 나와 한쪽은 척수 쪽으로 가며 반대쪽은 우리 몸 말단의 감각수용기 쪽으로 뻗어간다.[2] 감각수용기는 피부나 힘줄 등에 주로 분포하는데 외부로부터 통증, 온도, 촉각 등 일반감각을 받아들이는 역할을 할 수 있도록 신경 말단 부분이 특수하게 발달한 것이다. 감각신경의 **임펄스**(impulse)는 말단의 감각수용기 쪽에서 척수 쪽으로 전달된다(그림 35-2).

운동신경세포는 한쪽에 여러 개의 수상돌기(dendrite)가 있으며 그 반대쪽에는 단 한 개의 축삭이 있는 것이 전형적인 모습이다. 운동신경의 임펄스는 수상돌기 쪽에서 축삭 쪽으로 전달된다. 대뇌 등 중추신경계에서 시작되는 운동신경은 뇌줄기나 척수에서 시냅스 한 후 최종적으로 골격근 등 구조물에 닿는다. 운동신경과 골격근이 만나는 부위를 **신경근육접합**(neuromuscular junction)이라 부르는데 이는 따로 자세히 설명하겠다.

---

1) 여기서 숨뇌, 다리뇌, 중간뇌를 합쳐서 **뇌줄기**(brain stem)라 부른다.

2) 세포체에서 처음에 한줄기의 축삭이 나와 나중에 둘로 갈라져 척수와 우리 몸 말단의 감각수용기로 뻗어간다 하여 이를 pseudounipolar neuron이라 한다.

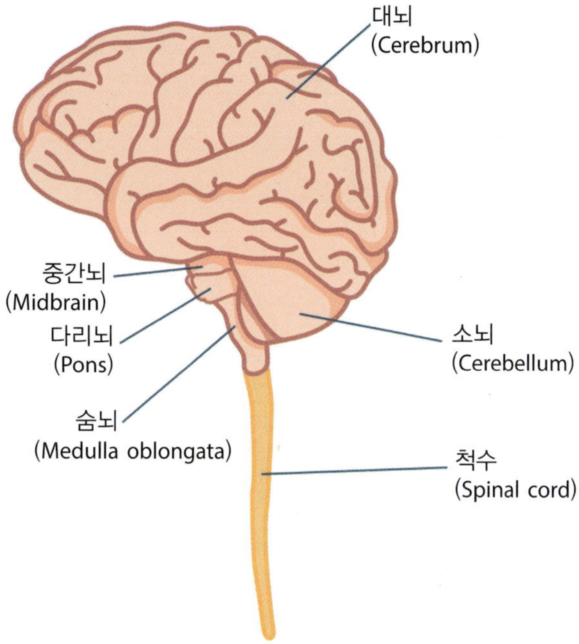

그림 35-1. 중추신경계의 구조.

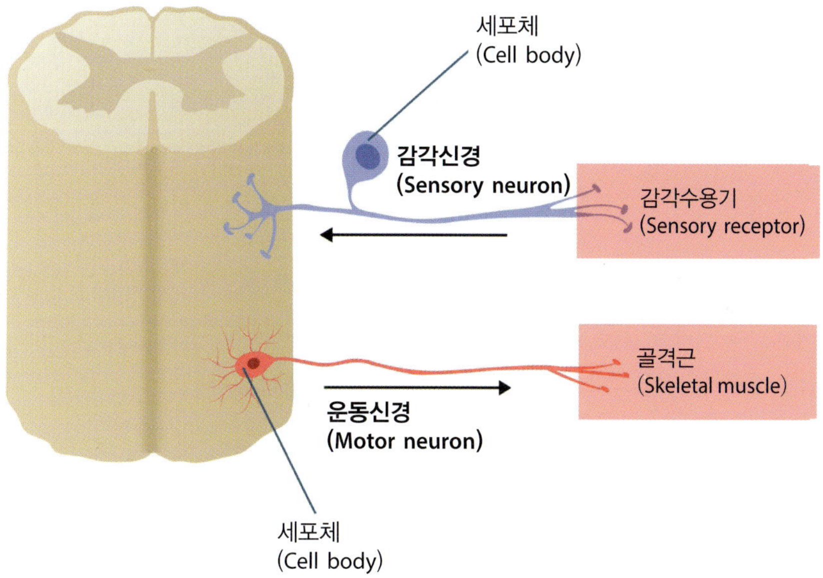

그림 35-2. 감각신경과 운동신경: 감각신경의 신경핵은 척수신경절에 있다. 반면, 운동신경의 신경절이후신경세포(post-synaptic motor neuron) 핵은 척수나 뇌줄기 안에 위치한다.

36 대뇌피질과 신경세포

중추신경계통(CNS)에서 신경세포체가 주로 모여 있고 **수초(말이집, myelin sheath)**가 없는 부위를 **회색질**(grey matter)이라 부르며 반대로 신경세포체가 드물며 수초에 둘러싸인 **축삭**(axon)이 주로 분포하는 곳을 **백색질**(white matter)이라 한다. 대뇌의 바깥쪽에 위치한 **피질(겉질, cortex)**은 신경세포가 주로 모여 이루어져 있는데 이는 기본적으로 수초가 별로 없는 회색질이다(그림 36-1).

대뇌피질(cerebral cortex)은 조직학적으로 총 6개의 층으로 구별할 수 있는데[1] 그 안에는 다양한 크기와 형태, 그리고 기능을 가진 신경세포가 존재한다. 대뇌에 분포한 신경세포는 피질의 영역에 따라 서로 다른 양상으로 분포하며 다양한 기능을 수행하고 있다(그림 36-2). 그 중에서도 피라미드세포층에 주로 분포한 **피라미드세포**(pyramidal cell)는 대뇌피질에서 척수 쪽으로 나가는 신경섬유다발[2]이 시작되는 신경세포이기 때문에 매우 중요하다(그림 36-3). 피라미드세포는 신경세포체가 삼각형 모양으로 보이는데 그 위쪽 꼭지점 부위는 대뇌피질 표면 쪽으로 **수상돌기**(dendrite)를 내고 있는 반면 축삭은 삼각형의 바닥 쪽에서 백색질 쪽으로 향하고 있다. 일반적 조직염색에서는 축삭까지 모두 면밀히 추적하기란 어렵고 피라미드세포의 신경세포체만 관찰할 수 있는 것이 보통이다.[3] 이 피라미드세포의 축삭이 모여 **추체로**[4]라는 **신경경로**(neural pathway)의 신경섬유다발이 된다(그림 36-3). 대뇌피질에는 피라미드세포 외에도 다양한 크기와 모양의 신경세포가 있지만 이를 모두 정확히 구분하기는 어렵다.

신경세포 외에도 대뇌에는 **신경아교세포**(neuroglia)가 존재하는데 그 크기는 신경세포보다 훨씬 작다. 신경아교세포 역시 다양한 종류가 있는데 각 신경아교세포의 구분은 특수염색을 시행하지 않으면 쉽지 않다. 이에 대해서는 이 책의 다른 부분에서 자세히 설명하겠다.

1) 대뇌피질의 6개 층은 바깥부터 **분자층**(molecular layer), **바깥과립층**(external granular layer), **바깥피라미드층**(external pyramidal layer), **속과립층**(internal granular layer), **속피라미드층**(internal pyramidal layer), **뭇모양층**(multiform layer)이 있다. 이 중 피라밋세포는 바깥피라미드층 및 속피라미드층에 모여있다.

2) **추체로**(pyramidal tract)라 하며 우리 몸을 움직이는 근육의 활동과 관련 있는 신경섬유다발이다.

3) 은염색 등 특수염색을 시행하면 가능한 경우도 있다.

4) 수의근을 움직이는데 관여한 신경로이다.

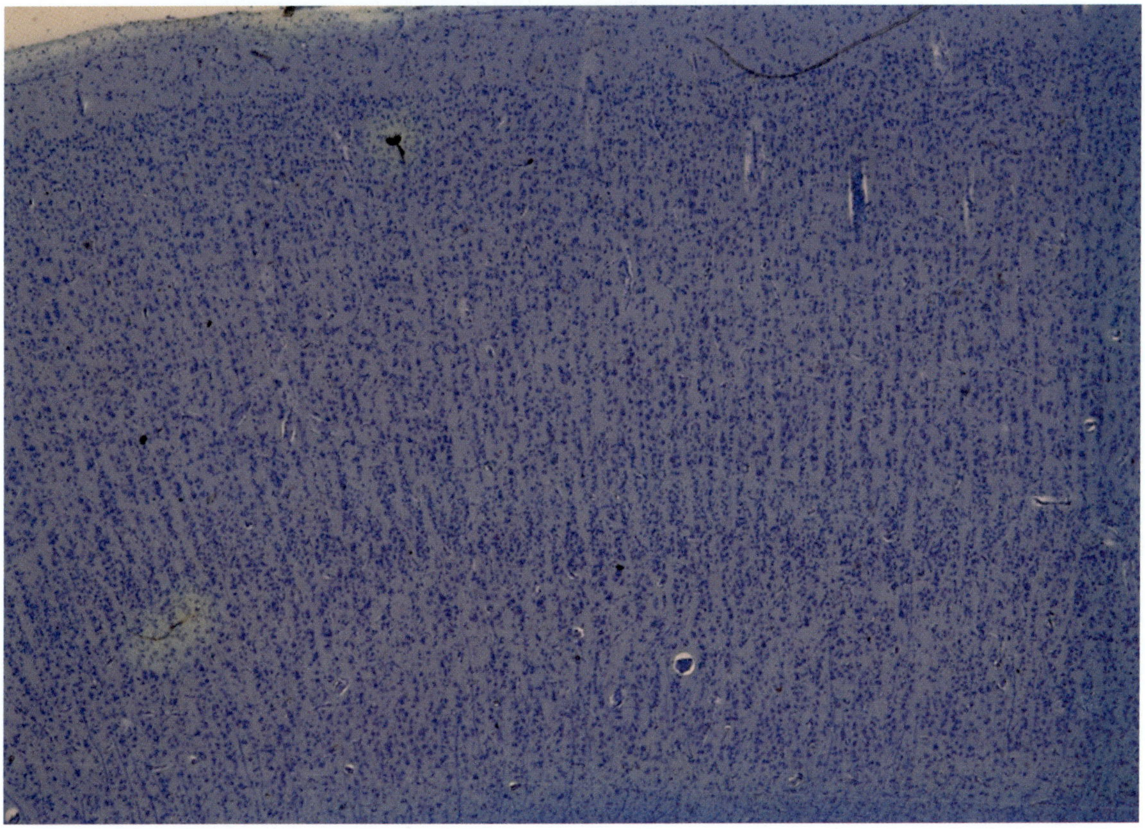

그림 36-1. 대뇌피질에는 신경세포의 세포체가 많이 보인다.

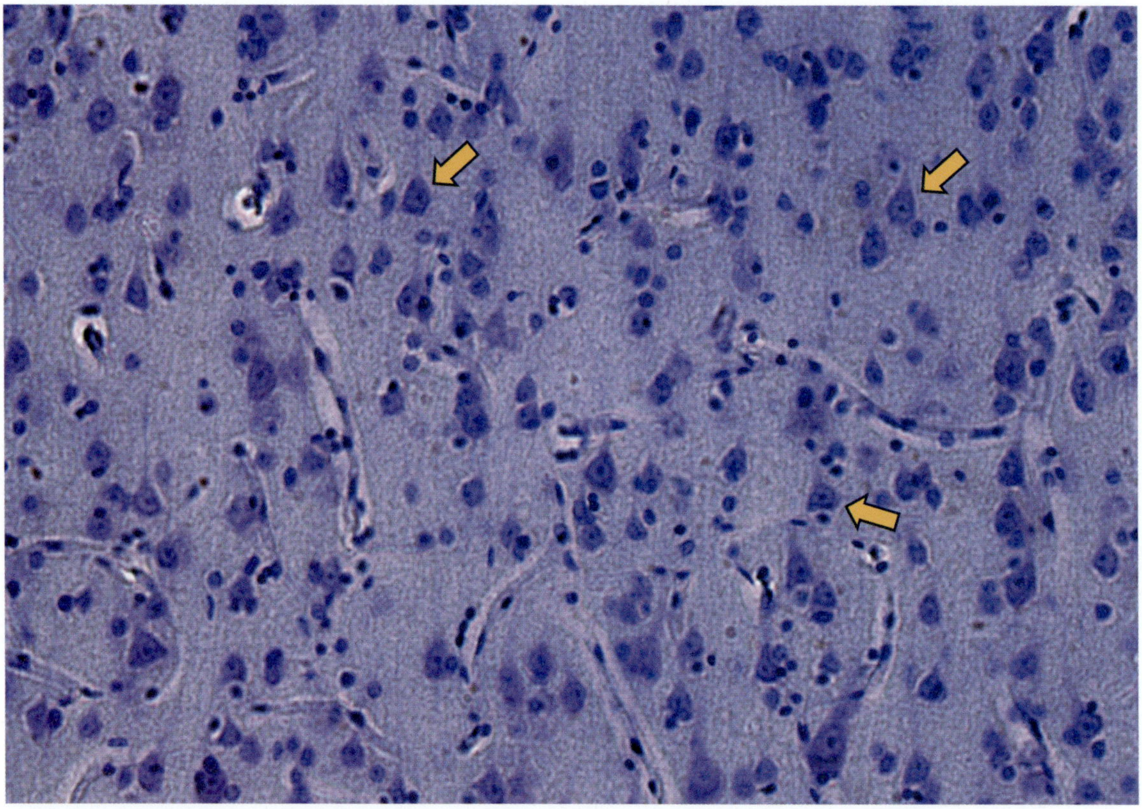

그림 36-2. 대뇌 회색질의 확대사진: 비교적 크게 보이는 세포들이 주로 신경세포(피라미드세포, 노란 화살표)이며 작고 진하게 염색된 것은 신경아교세포의 핵인 경우가 많다.

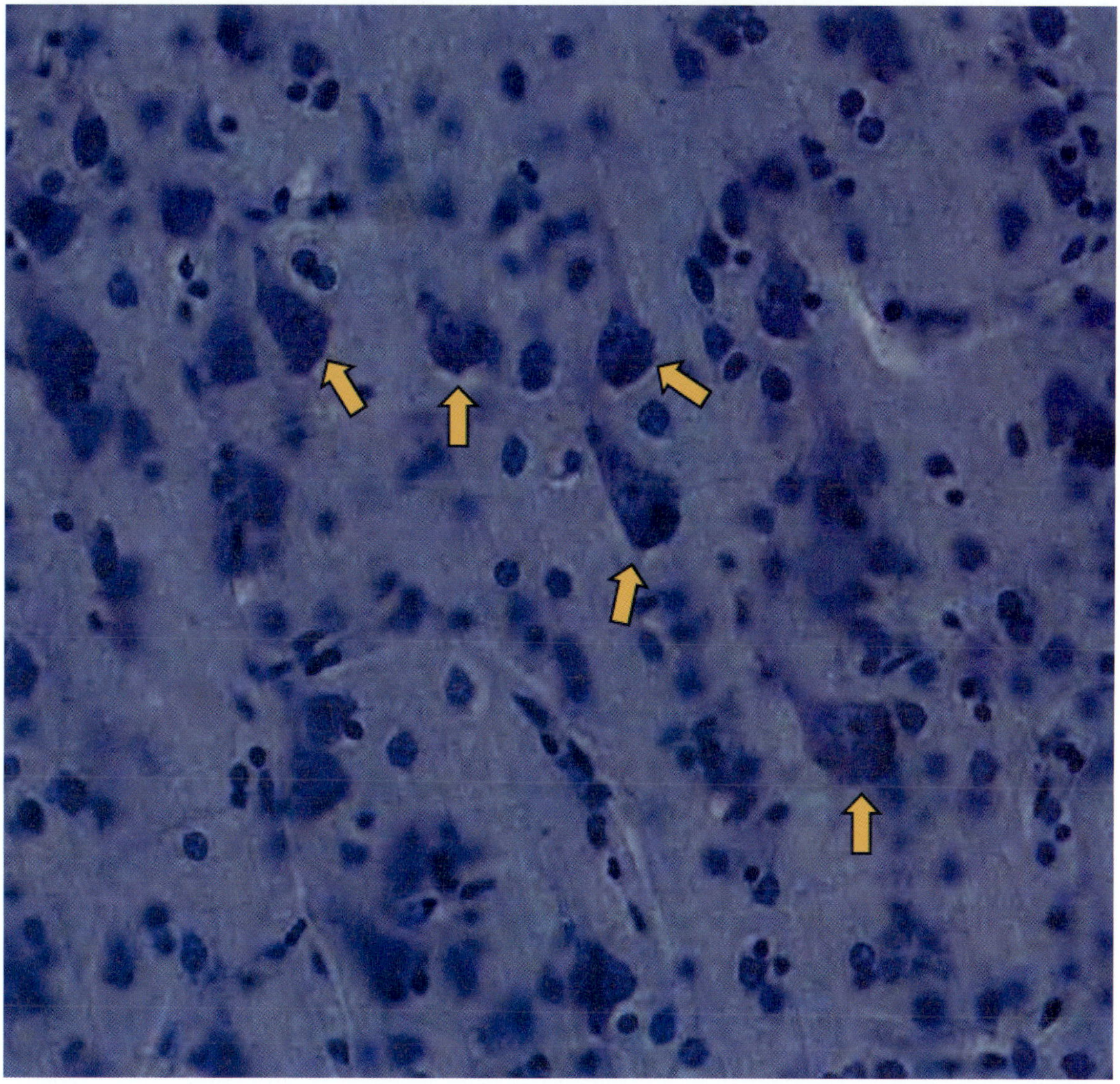

그림 36-3. 대뇌 신경세포: 삼각형으로 보이는 것이 피라미드세포의 세포체이다(노란 화살표). 삼각형의 위쪽 꼭지점 부분에서 수상돌기가 나와 대뇌 피질 쪽을 향하게 되지만 이 사진에서는 잘 드러나지 않는다.

37 백색질

중추신경계통을 이루는 뇌와 척수는 **회색질**과 **백색질**로 이루어져 있다. 회색질과 백색질은 맨눈으로 아무 염색 없이 보게 되면 각각 회색과 흰색으로 보이기 때문에 붙여진 이름이다.

회색질에는 신경세포의 핵이 위치한 신경세포체가 많이 모여 있으며 백색질에는 신경세포체에서 뻗어 나간 신경섬유의 **축삭**이 많이 존재하고 있다.[1] 백색질이 흰색으로 보이는 이유는 여기에 많이 존재하는 축삭 주변을 **수초**가 휘감고 있기 때문이다.[2] 수초는 **지질**(lipid)이 많이 포함되어 있어 흰색으로 보이게 되지만 회색질에는 수초가 존재하지 않아 회색으로 보이는 것이다.[3] 축삭을 둘러싸고 있는 수초를 현미경으로 관찰하기 위해서는 특수염색을 시행해야 하며 이렇게 하면 축삭 주변의 수초가 훨씬 잘 보이게 된다.

같은 중추신경계통에 속한 대뇌와 척수는 회색질과 백색질의 상호 위치가 다르다. 우선 대뇌의 회색질은 백색질보다 더 표면 쪽에 존재하지만 척수의 회색질은 백색질보다 더 안쪽 깊은 곳에 위치한다(**그림 37-1**). 척수의 경우 신경섬유의 축삭이 표면 쪽을 따라 내려가지만 대뇌의 경우에는 겉부분에는 수초가 없는 신경세포의 세포체가 있으며 여기서 나온 축삭이 백색질에 가까워져야 비로소 수초에 둘러싸여 달리기 시작하기 때문이다(**그림 37-2**).

1) 임상적으로 선천적 혹은 후천적 이유 때문에 백색질이 결핍하게 되는 경우가 있다. 이런 경우 신경계통에 장애가 초래되어 여러가지 비정상적 증상이 나타난다.

2) 신경세포는 핵이 있는 신경세포체와 수상돌기 및 축삭으로 구성된 신경섬유 부분으로 나눌 수 있는데 이 중 신경세포체 부위는 수초가 존재하지 않기 때문에 회색질로 보이는 것이다.

3) 백색질 부위에 많은 수초를 보다 잘 보이게 하기 위해 특수염색을 시행하는 경우가 있다.

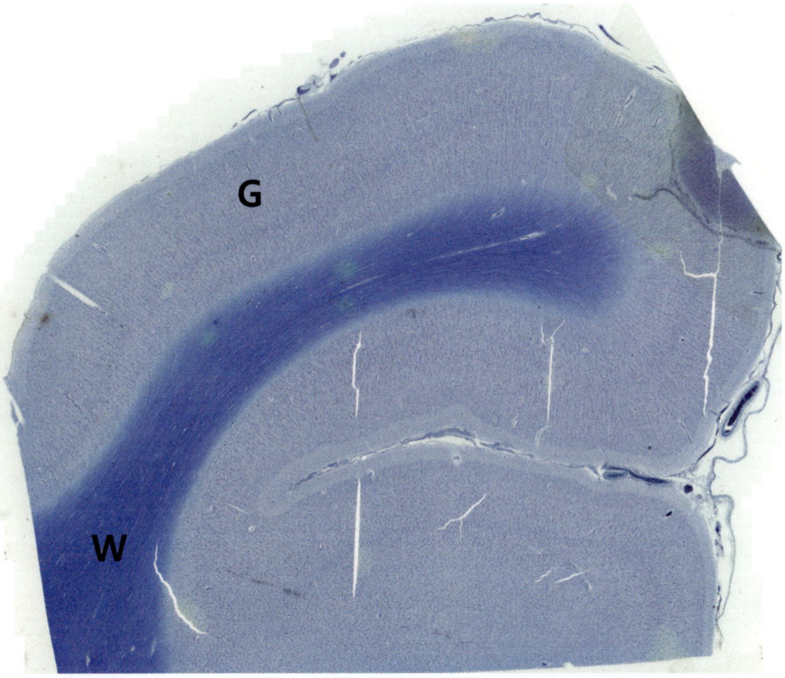

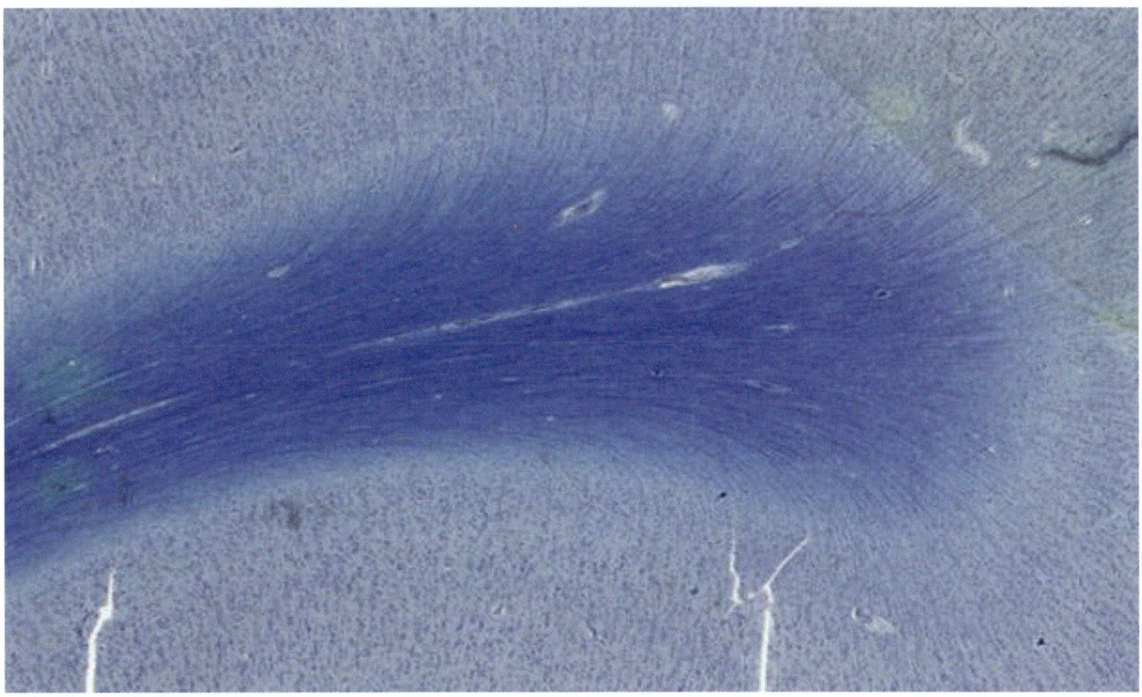

그림 37-1. **대뇌의 백색질(W)과 회색질(G):** Klüver-Barrera 염색법은 수초를 파랗게 염색한다. 그림에서 대뇌의 겉쪽은 회색질로서 푸른색으로 염색된 수초가 별로 보이지 않지만 깊은 곳으로 이를수록 수초로 둘러싸인 축삭이 많아져 보다 파란색으로 바뀐다. 아래는 위 사진의 확대사진으로 백색질의 수초가 확실히 관찰된다.

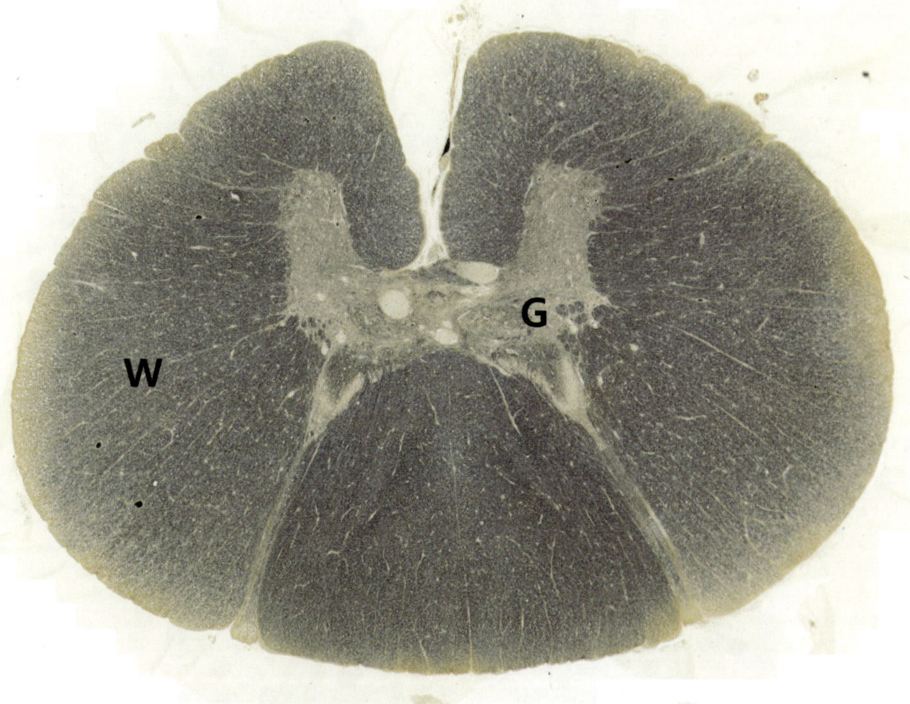

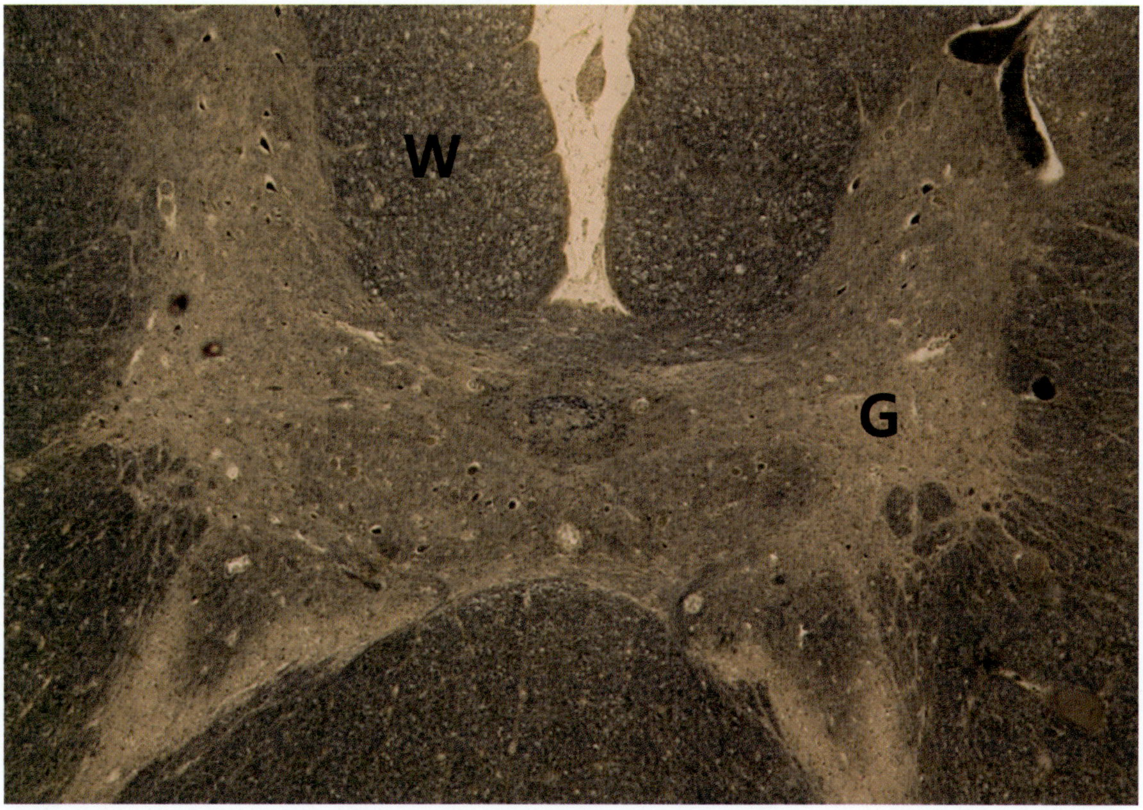

그림 37-2. 척수의 백색질(W)과 회색질(G): Pal–Weigert 염색법도 수초(말이집, myelin sheath)를 선택적으로 짙게 염색한다. 이 그림에서 수초가 척수의 바깥쪽인 백색질에 더 많이 분포하고 있기 때문에 짙게 염색되는 반면 안쪽의 회색질에는 그렇지 않다는 것을 알 수 있다. 아래 사진은 척수의 회색질과 백색질의 확대사진이다.

Memo

38 수초의 기원과 형성

수초는 **축삭**(axon) 주위를 감고 있기 때문에 수초에 대한 특수염색을 시행하면 축삭이 신경조직 내에서 지나가는 모습을 간접적으로 살펴볼 수 있다(**그림 38-1**). 중추신경계에 존재하는 수초는 **신경아교세포**(neuroglia)의 일종인 **희소돌기아교세포**(oligodendrocyte)에 의해 만들어 지며 말초신경계통에서는 **슈반세포**(Schwann cell)에 의해 생성된다는 것이 잘 알려져 있다. 이들 세포는 자신의 세포막으로 축삭을 휘감으며 수초를 만들기 때문에 그 세포체가 축삭의 바로 옆에 위치하고 있다(**그림 38-2**).

수초가 축삭 주변에 존재하는 모양을 정확히 이해하기 위해서는 신경계의 발생 중 축삭 주위를 수초가 어떤 방식으로 둘러싸게 되는지 그 과정을 정확히 이해하는 것이 중요하다. 희소돌기아교세포 혹은 슈반세포는 세포막으로 축삭 주변을 먼저 한번 둘러싼 후 여러 번 추가로 회전하며 이를 더욱 촘촘히 감게 된다. 이 과정에서 세포질은 수초 안에 거의 남아 있지 않게 된다. 따라서 수초는 그 유래를 따져보면 희소돌기아교세포나 슈반세포의 세포막에 해당하는 것임을 알 수 있으며 수초에 **지질**(lipid) 성분이 많이 포함되어 있는 이유도 이런 측면에서 이해할 수 있다. 세포막에 원래 지질이 많이 함유되어 있으므로 이로부터 파생한 수초 역시 지질 성분이 풍부한 것이다(**그림 38-3**).

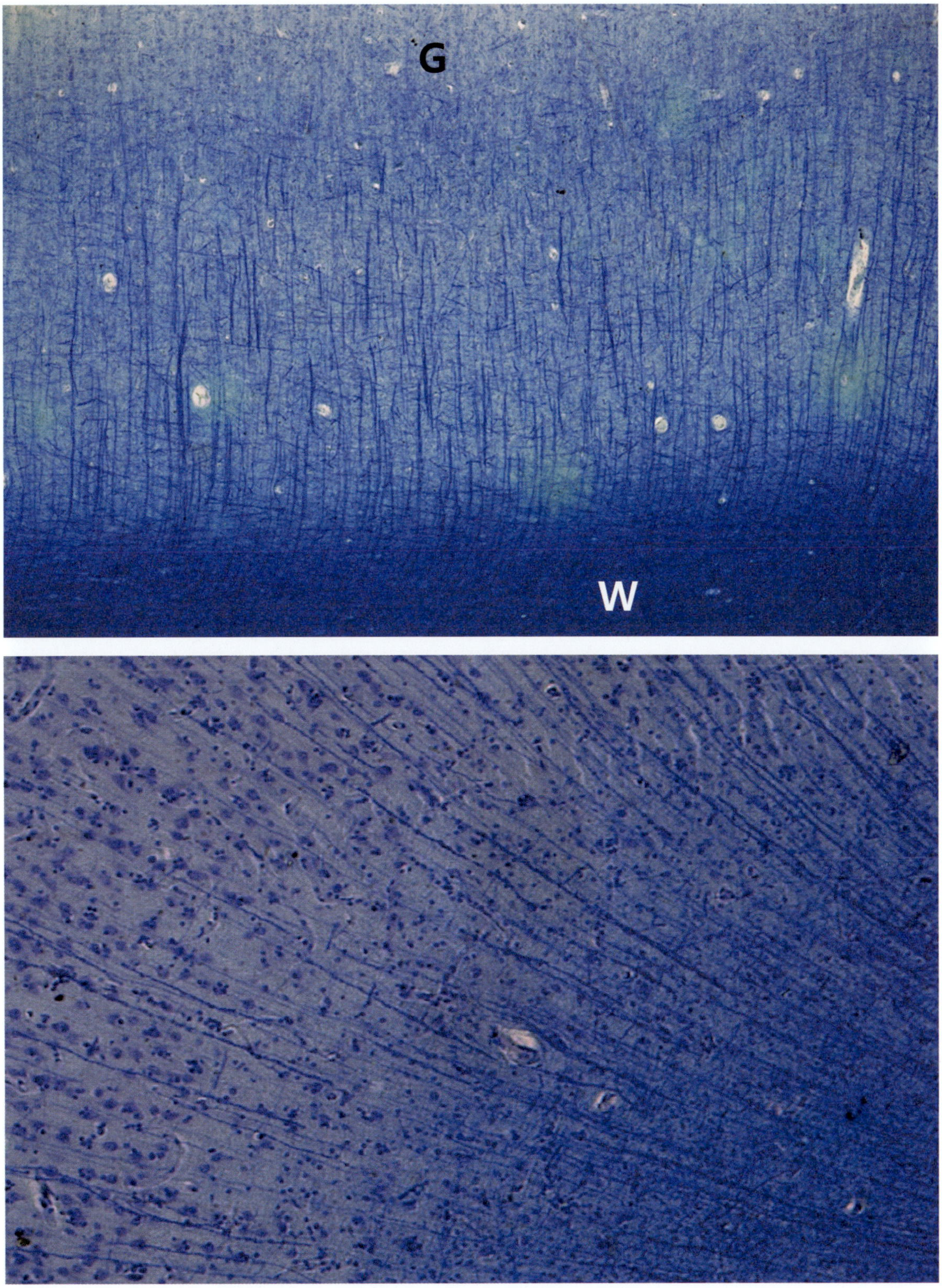

그림 38-1. 대뇌의 수초: 그림에서 대뇌의 바깥쪽은 회색질(G)로서 푸른색으로 염색된 수초가 거의 보이지 않지만 백색질(W)에 가까워질수록 수초로 둘러싸인 축삭이 점점 많이 확인된다.

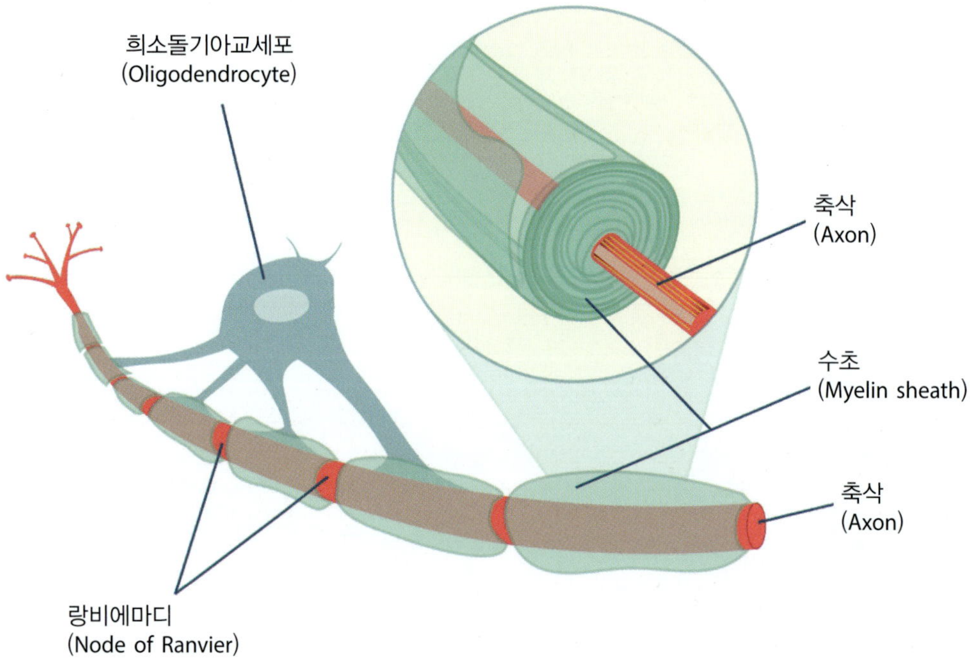

그림 38-2. 축삭을 둘러싸고 있는 수초: 중추신경계의 경우에는 희소돌기아교세포가 수초를 만든다.

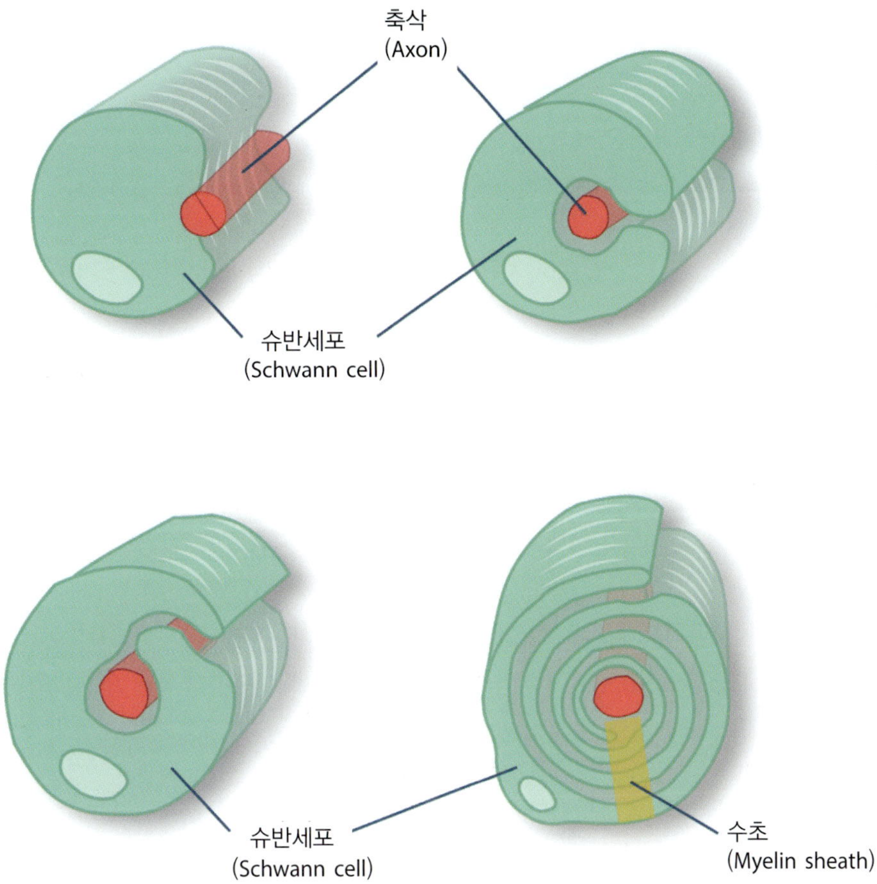

그림 38-3. 말초신경계의 축삭 주변에 수초가 만들어지는 과정: 축삭을 슈반세포가 세포막으로 둘러싼 다음 이를 촘촘하게 돌려 감아 수초를 완성한다. 따라서, 수초는 슈반세포의 세포막에 해당한다.

39 별아교세포

신경조직에서 **신경아교세포**(neuroglia)란 **신경세포**(neuron)를 제외한 나머지 대부분의 세포를 이르는 말이라 보아도 큰 차이가 없다. 과거에는 신경세포 사이에서 신경조직의 빈 공간을 채워 보강하는 정도의 단순한 역할만 있다고 여겼지만 최근에는 신경아교세포가 신경계의 기능을 원활히 유지하기 위해 매우 다양한 기능을 수행하고 있다는 것이 분명해졌다.

신경아교세포에는 **별아교세포**(astrocyte), **미세아교세포**(microglia), **뇌실막세포**(ependymal cell), **희소돌기아교세포**(oligodendrocyte), **슈반세포**(Schwann cell) 등이 알려져 있다. 이 중 말초신경계통에 존재하는 슈반세포를 제외하면 나머지 신경아교세포는 모두 중추신경계통에 존재한다.

먼저 **별아교세포**란 대뇌의 백색질이나 이에 인접한 부분에서 많이 관찰된다. 별아교세포라는 이름은 세포의 모양이 별처럼 생겼다고 해서 붙은 것이지만 한편으로 털이 많이 난 성게같은 모양으로 보이기도 한다(그림 39-1). 별아교세포는 중추신경계에서 다양한 역할을 수행하는 것으로 알려져 있는데 그 중 가장 유명한 것은 뇌혈관주위를 발돌기로 둘러싸서 **혈액뇌장벽**(blood-brain barrier)을 이루는데 참여하고 있다는 점이다(그림 39-2).

혈액뇌장벽이란 뇌혈관을 흐르는 혈액에서 뇌 실질 방향으로 물질 이동을 매우 선택적으로 유지하게 하는 장벽으로 일정 크기 이상의 물질이 뇌 안으로 이동하는 것을 막아 뇌를 보호하고자 하는 역할을 하고 있다. **혈액뇌장벽**은 실제로 혈관 주변을 어떠한 장벽이 둘러싸고 있는 것이 아니고, 혈관의 내피세포, **내피세포**(endothelial cell) 바깥의 **기저판(바닥판**, basal lamina), 그리고 그 주위를 둘러싼 **별아교세포의 발돌기**(foot process) 등 구조물로 구성된 복합체를 이르는 말이다.[1] (그림 39-3)

1) 이 때문에 별아교세포는 혈관주변에서 관찰되는 경우가 많다.

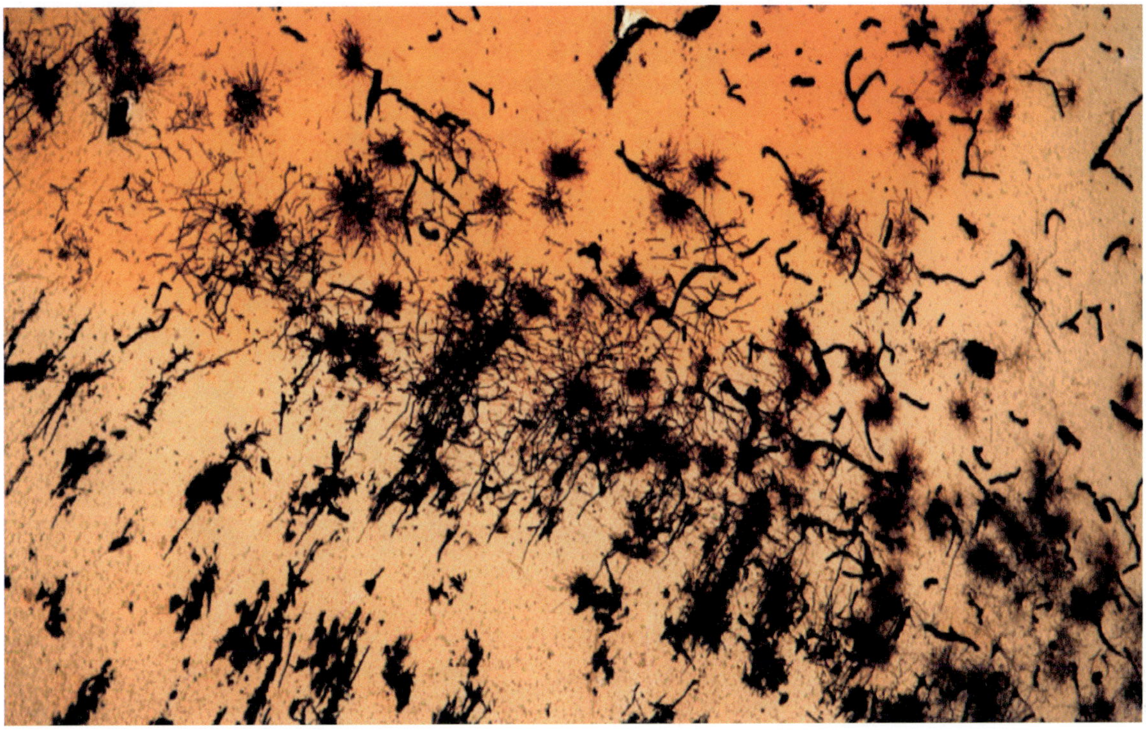

그림 39-1. **대뇌피질의 별아교세포(은염색[1])**: 화면 중앙에 보이는 돌기가 많이 난 세포가 별아교세포이다. ,

1) 은염색은 세포 전체의 모양이 잘 나타나도록 만드는 특수염색기법이다. 미세한 돌기까지 확인할 수 있는 장점이 있지만 혈관 등 세포와 무관한 구조물까지 함께 염색되는 단점이 있다.

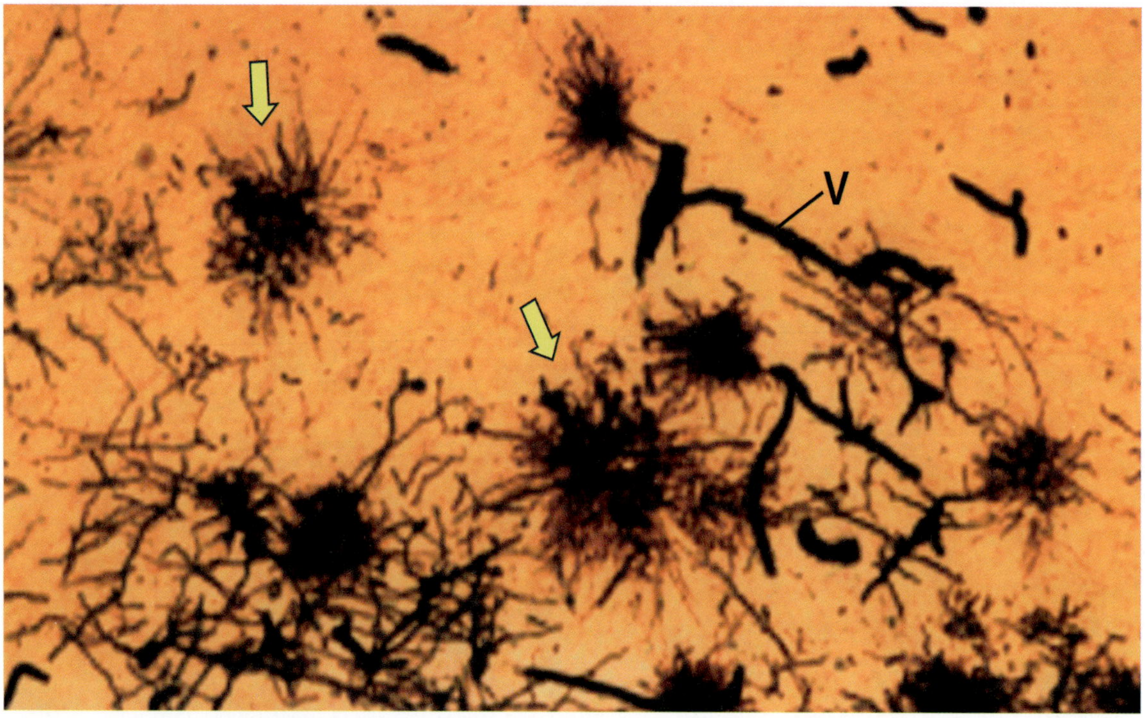

그림 39-2. **별아교세포(노란 화살표)를 확대한 모습:** 혈관주위(V)에 돌기가 뻗어 있는 것이 보인다.

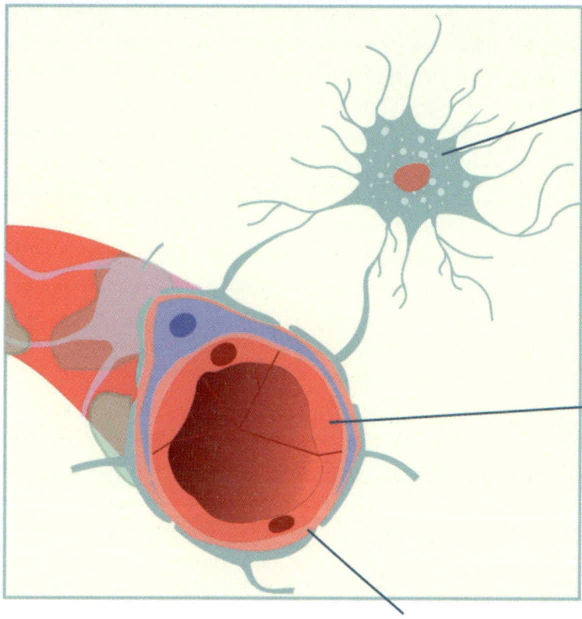

그림 39-3. 별아교세포가 혈관주위를 발돌기로 둘러싸서 혈액뇌장벽(blood–brain barrier)의 일부를 이루고 있는 모습

40 기타 신경아교세포

신경아교세포 중 **미세아교세포**(microcglia)는 별아교세포보다 크기가 훨씬 작고, 돌기(process)의 수도 많지 않으며 매우 가늘다. 미세아교세포는 신경계에 상주하면서 외부로부터의 침입을 방어하는 기능을 한다. 평상시에는 가느다란 돌기를 몇 개 내고 있는 모습으로 잠복해 있다가 외부로부터 자극이 있을 때는 그 모습을 바꾸어 주변을 탐식하는 세포로서 기능한다. 미세아교세포는 크기도 매우 작고 수시로 모양도 바꾸기 때문에 관찰하기가 쉽지 않다(**그림 40-1**).

뇌실막세포(ependymal cell)란 **뇌실**(ventricle)의 벽을 덮고 있는 신경아교세포이다. 뇌실이란 뇌 안에 존재하는 빈 공간으로 그 안에는 뇌척수액이 차 있다. 뇌실막세포는 뇌실 표면을 마치 집 벽에 붙이는 타일처럼 덮고 있다(**그림 40-2**).

신경아교세포 중 **희소돌기아교세포**(oligodendrocyte)는 중추신경계통에서 수초를 생성하는 세포이다. 신경조직의 발생과정 중 신경섬유의 축삭 옆에 자리한 희소돌기아교세포가 그 세포막으로 축삭을 휘감아 만든 구조물이 수초이다. 따라서 수초는 세포막이 보유한 일반적 특성을 많이 가지고 있다. **희소돌기아교세포**는 염색하여 그 세포의 전모를 모두 관찰하기가 쉽지 않고 세포핵 주변의 세포질만 특수염색 하여 볼 수 있는 경우가 많다. 희소돌기 아교세포는 축삭 옆에서 수초를 형성하고 있기 때문에 신경섬유를 따라 나란히 배열된 모습으로 보이게 된다(**그림 40-3**).

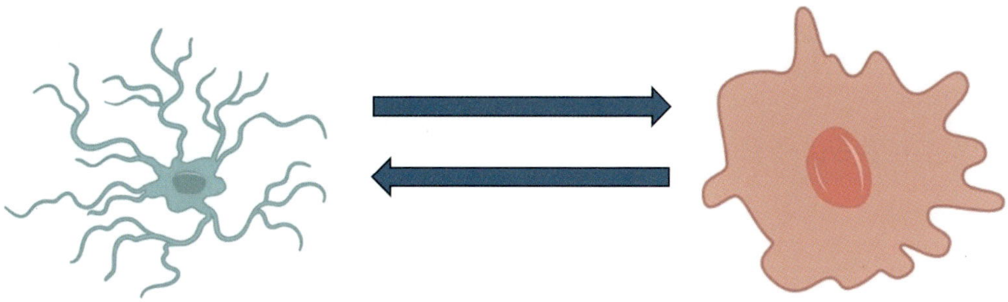

그림 40-1. **미세아교세포:** 평상시에는 왼쪽 모습이지만, 활성화되면 오른쪽 모습으로 변화한다.

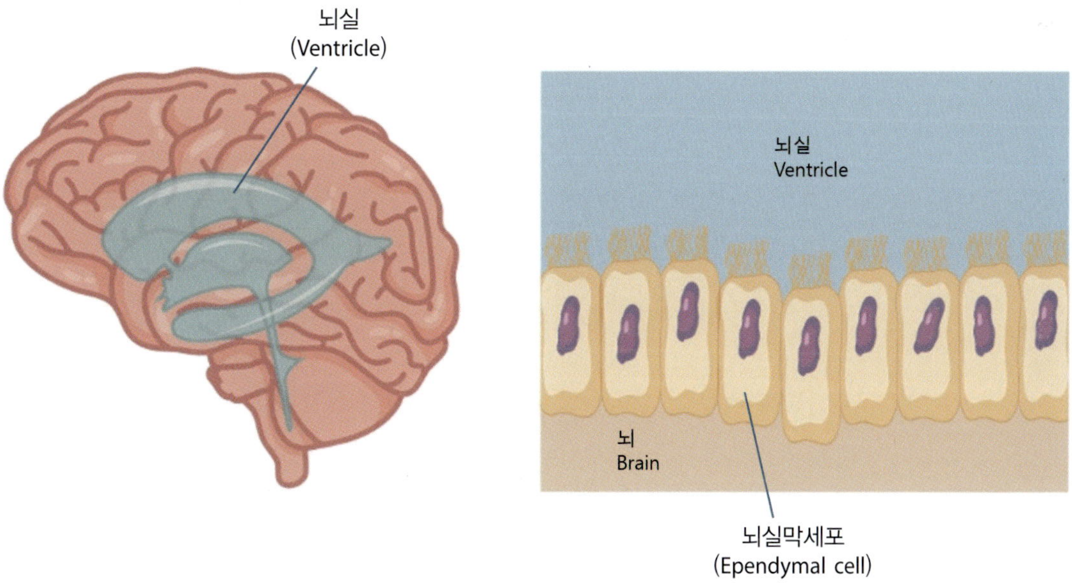

그림 40-2. **뇌실과 뇌실막세포**

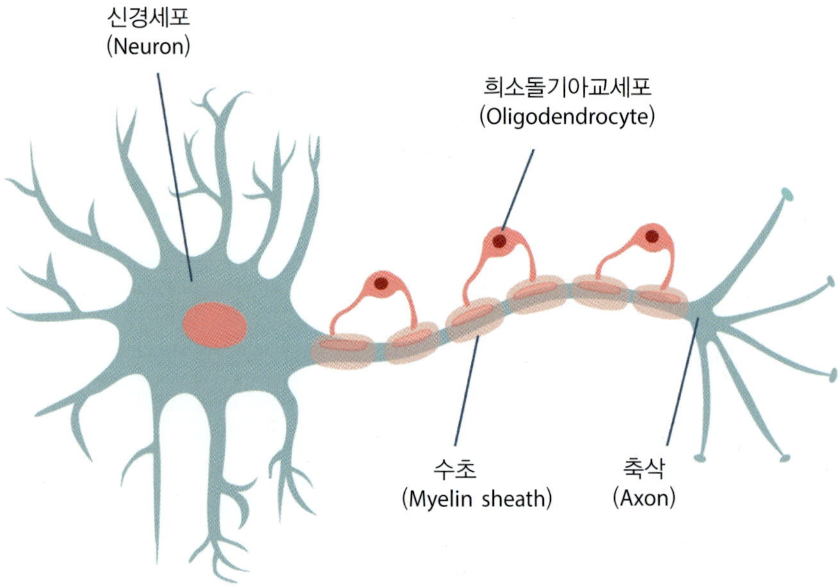

그림 40-3. **희소돌기아교세포가 수초를 만드는 모습:** 회소돌기아교세포는 축삭을 따라 나란히 배열된 모습으로 관찰된다.

Memo

41 소뇌

소뇌(cerebellum)는 대뇌와 척수, 뇌줄기의 신경세포들과 상호 연결되어 우리 몸의 행동을 조절하는 역할을 하고 있다. 소뇌도 대뇌처럼 회색질과 백색질로 구분되는데 바깥쪽에 회색질, 안쪽에 백색질이 분포하는 것도 대뇌와 동일하다. 하지만 그 구체적인 구조와 구성 성분에서는 차이가 있다.

먼저 소뇌 표면에 위치한 회색질에서는 **분자층**(molecular layer), **과립층**(granular layer), **푸르키니에 세포층**(Purkinje cell layer)의 세 층을 구별할 수 있다. 이 중 분자층이 회색질에서 가장 표면에 위치하는데 세포들이 성기게 배열되어 있다. 반면에 과립층에는 많은 세포들이 밀집되어 있기 때문에 멀리서 보면 핵이 많이 염색되어 푸른 색으로 보인다(그림 41-1). 분자층과 과립층의 사이에 푸르키니에 세포층이 있는데 다른 세포보다 훨씬 큰 **푸르키니에 세포**(Purkinje cell)가 일렬로 배열되어 위치하고 있다(그림 41-2; 그림 41-3).

백색질은 과립층보다 더 안쪽으로 존재하며 신경세포가 많지 않고 신경섬유의 축삭이 주로 존재하며 신경아교세포가 주로 분포하기 때문에 관찰되는 세포핵의 크기가 매우 작다(그림 41-4).

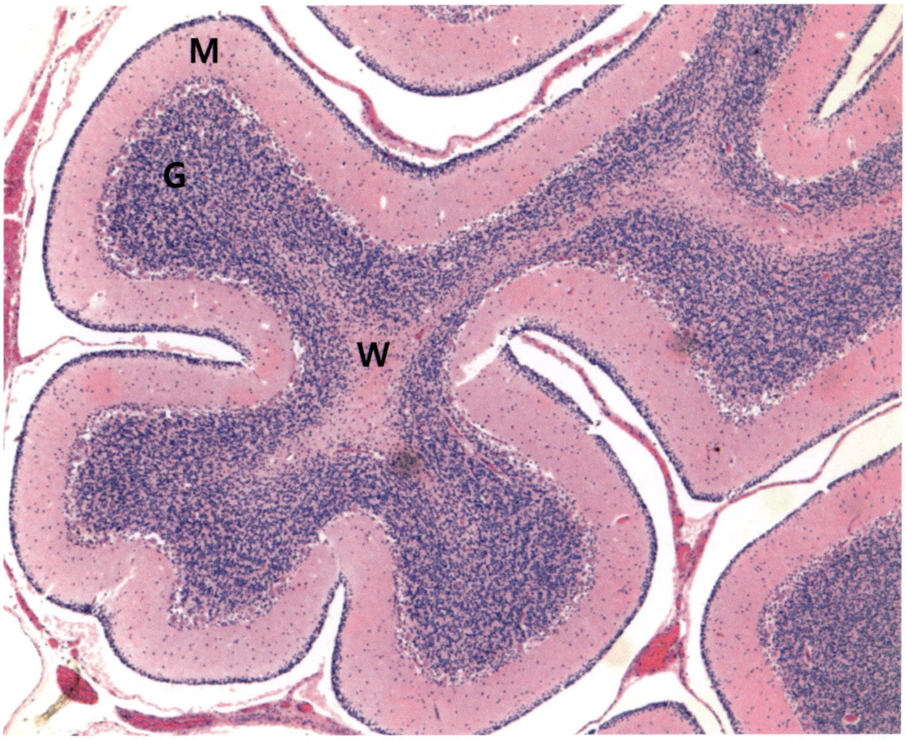

그림 41-1. 소뇌의 회색질을 확대한 모습: 파랗게 보이는 부분이 소뇌 회색질의 과립층(G)이며 그 바깥쪽에 세포가 드물게 보이는 분자층(M)이 있다. 과립층과 분자층의 사이에 푸르키니에 세포층이 존재하는데 그림 41-4에 자세하다. W: 백색질

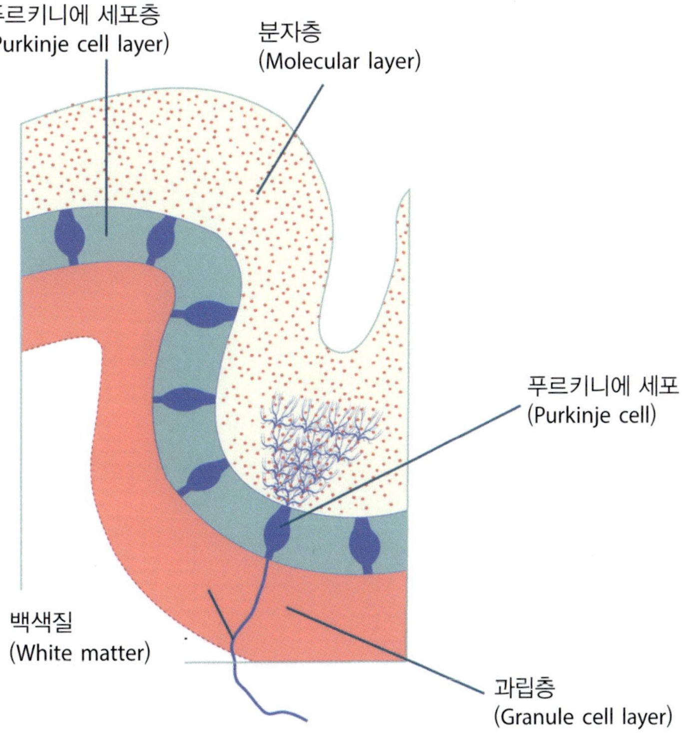

그림 41-2. 소뇌의 구조와 푸르키니에 세포: 푸르키니에 세포는 수상돌기를 분자층 쪽으로 내며, 축삭은 소뇌 깊은 곳에 있는 신경핵쪽으로 뻗어가 시냅스하게 된다.

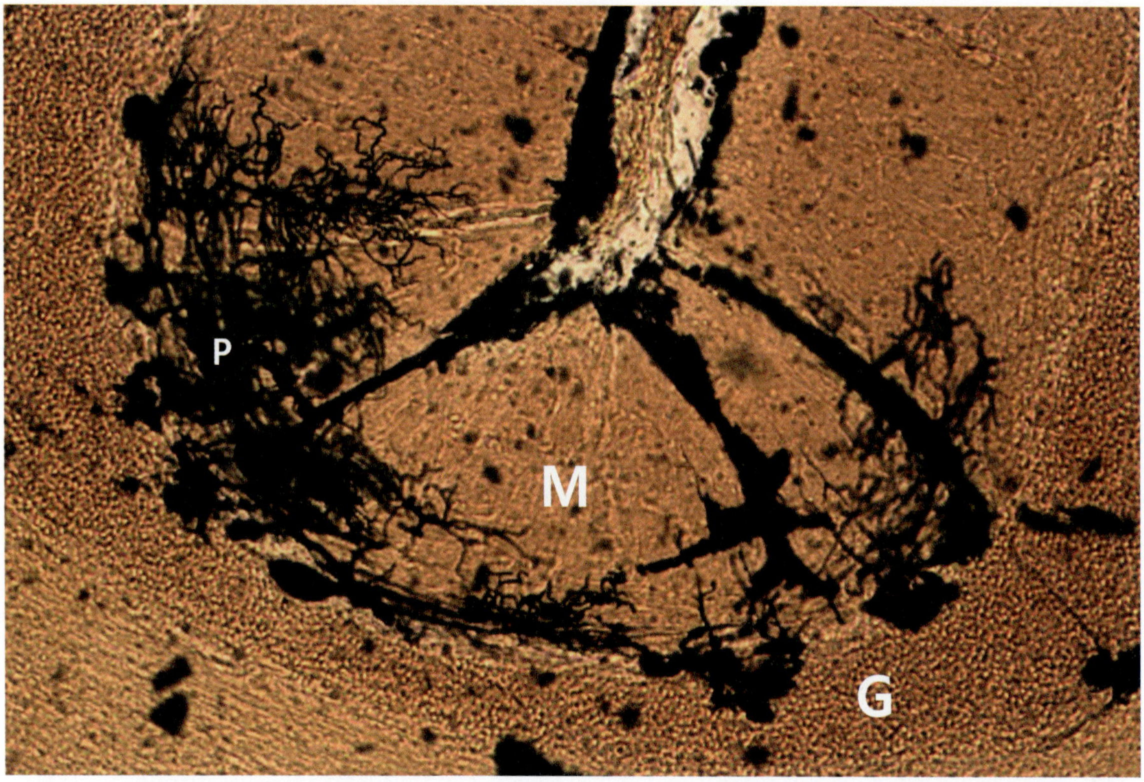

그림 41-3. 소뇌를 은염색하면 푸르키니에 세포(P)의 전체 형태가 훨씬 상세하게 보인다. M: 분자층, G: 과립층

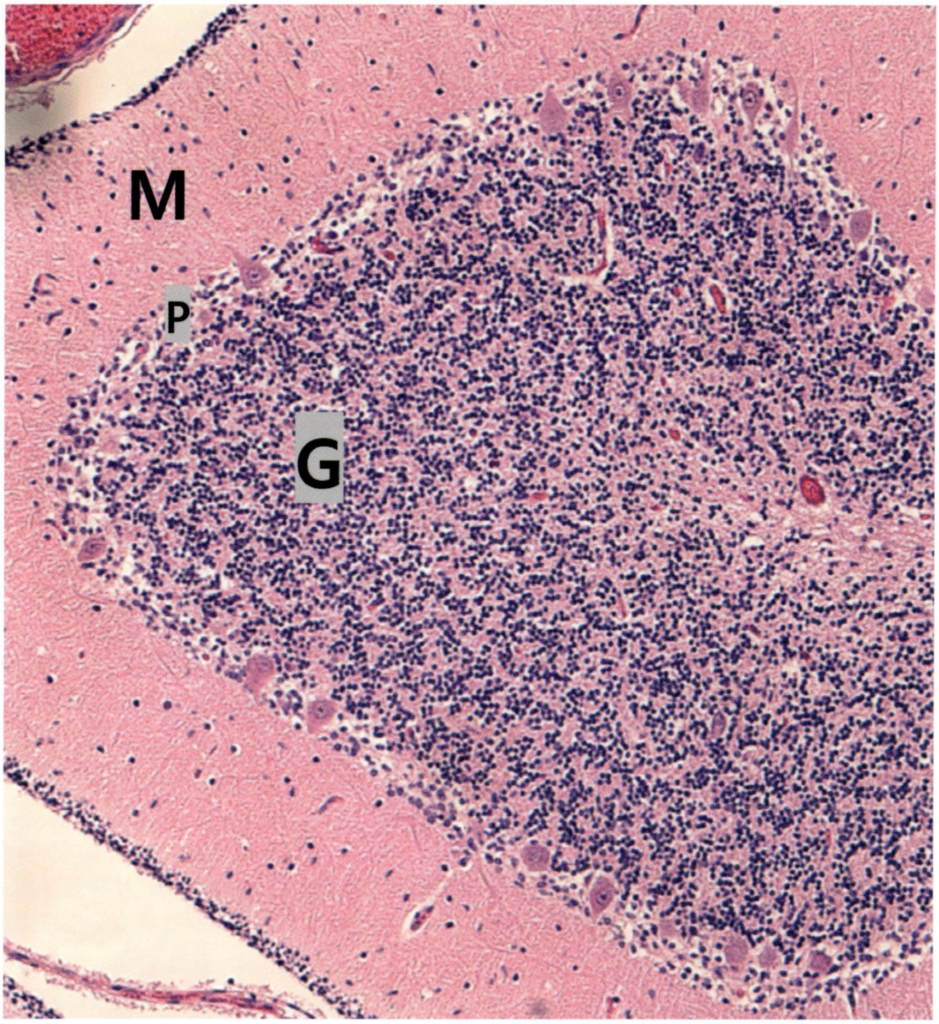

그림 41-4. **소뇌의 회색질을 확대한 모습:** 과립층을 이루고 있는 신경세포의 핵이 많이 보인다. 분자층(M)에는 세포핵이 드물게 보인다. 푸르키니에 세포층(P)은 분자층과 과립층(G) 경계 부위에 있으며 그 세포 크기가 주변 다른 세포들 보다 매우 큰 것을 알 수 있다.

42 숨뇌

중추신경계통을 이루는 구조물 중에 **중간뇌**(midbrain), **다리뇌**(pons), **숨뇌**(medulla oblongata)를 합쳐서 **뇌줄기**(brain stem)라 부른다. 뇌줄기의 깊은 곳에는 신경세포의 핵으로 구성된 회색질이 많이 포함되어 있다. 이 회색질은 **운동신경**(motor nerve)이나 **감각신경**(sensory nerve), **자율신경**(autonomic nerve)의 핵이 모여 만들어진 것이다.

따라서 뇌줄기를 이루는 중간뇌, 다리뇌, 숨뇌를 가로 절단하여 보면 신경세포가 많이 모여 존재하는 회색질 덩이가 내부에 많이 위치하고 있는 것을 볼 수 있다. 이를 **신경핵**(nucleus)이라고 부른다.[1] 이렇게 모여 있는 신경핵 사이에는 백색질에 해당하는 신경섬유의 축삭이 다양한 방향으로 달리고 있다.

사실 뇌줄기의 단면구조에 보이는 여러 구조물의 전모를 파악하는 것은 뇌줄기 외에도 척수, 소뇌, 대뇌 등 중추신경계통의 다른 부위에 대한 정확한 이해가 있어야 하기 때문에 초심자에게는 쉽지 않으므로 여기서는 간단히 기술한다(**그림 42-1**).

다음 페이지의 그림은 뇌줄기의 일부인 숨뇌를 특수염색한 것이다.[2] 이 염색 표본에서는 신경섬유가 있는 부분의 경우 이를 둘러싸고 있는 수초 때문에 청색으로 관찰된다. 이 부분이 숨뇌의 백색질이 된다. 백색질 사이 사이로 상대적으로 밝게 보이는 부분이 수초가 없는 부분으로 현미경으로 보면 이곳에 신경세포체의 핵이 많이 모여 존재하는 신경핵이 된다. 뇌줄기는 부위에 따라 차이가 있지만 숨뇌와 거의 비슷한 형태의 조직학적 구성으로 되어 있다(**그림 42-2**).

---

1) 이는 세포의 **핵(cell nucleus)**과는 다른 것이므로 혼동해서는 안 된다.
2) 수초를 파랗게 염색시키는 Klüver-Barrera 염색법을 시행하였다.

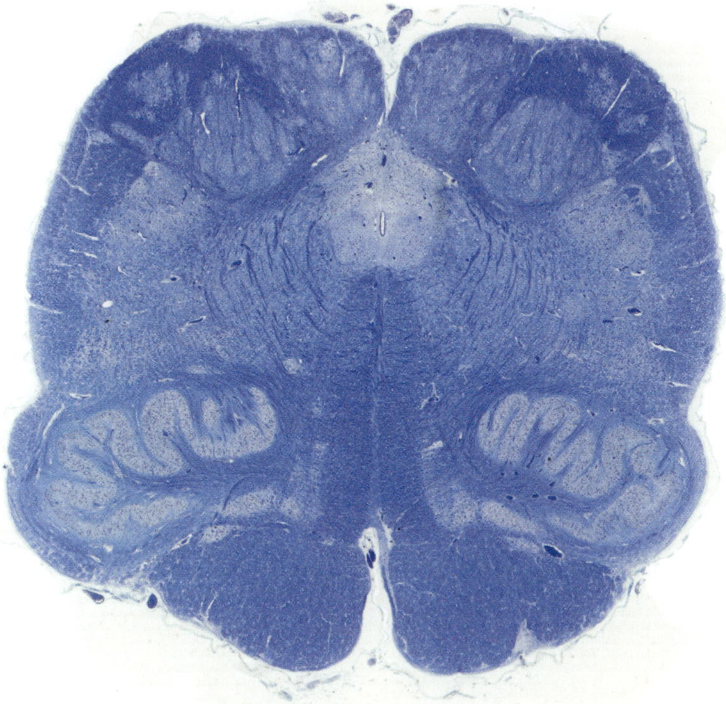

그림 42-1. **숨뇌의 단면:** 밝게 보이는 부분이 신경세포체가 모인 신경핵이며 파랗게 보이는 부분이 신경섬유가 많은 백색질 부분이다.

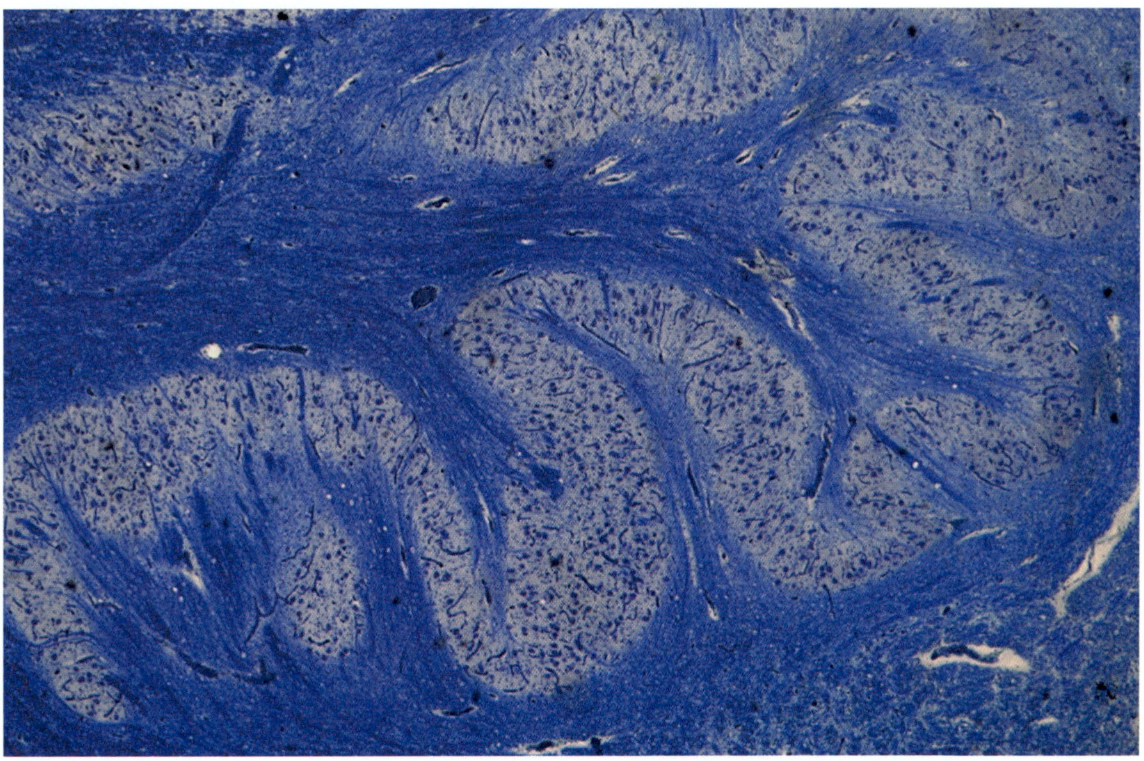

그림 42-2. 숨뇌에서 밝게 염색된 부분이 신경세포체가 많이 모인 신경핵 부위이다. 각각의 신경핵에는 모두 고유한 이름이 붙어 있지만 이 책에서는 생략한다. 화면에서 보다 파랗게 염색된 부분은 수초가 주로 모여 있는 곳으로 백색질에 해당한다.

43 척수

척수(spinal cord)는 뇌와 함께 중추신경계통을 구성하는 기관이며 말초신경인 **척수신경**(spinal nerve)이 여기에서 나간다. 같은 중추신경계통이지만 척수는 뇌와 비교하여 특이한 점이 있다. 뇌는 **회색질**(gray matter)이 겉면에 주로 있는데 반해 척수는 회색질이 깊은 곳에 위치하며 그 겉면에는 뇌와 교통하는 신경섬유가 모여 **백색질**(white matter)을 이루고 있다. 따라서 척수의 경우 백색질을 짙게 보이게 하는 염색법을 시행하면 바깥쪽이 안쪽보다 더 진하게 염색되는 것이다(**그림 43-1**).

조직학적 관찰에서는 척수 겉면의 백색질에서 수초가 많이 보인다. 축삭을 둘러싼 수초가 특수 염색에 의해 청색의 작은 고리처럼 보인다. 척수 깊은 곳에 있는 회색질에서는 신경세포체가 관찰되는데 뇌에서 내려온 신경이 여기서 새로운 신경세포를 만나 **신경연접**(synapse)을 이루는 것이다. 신경세포 외에 신경아교세포도 척수에서 함께 관찰되지만 구체적인 신경아교세포의 종류는 여기서 쉽게 분별하기 어렵다(**그림 43-2; 그림 43-3**).

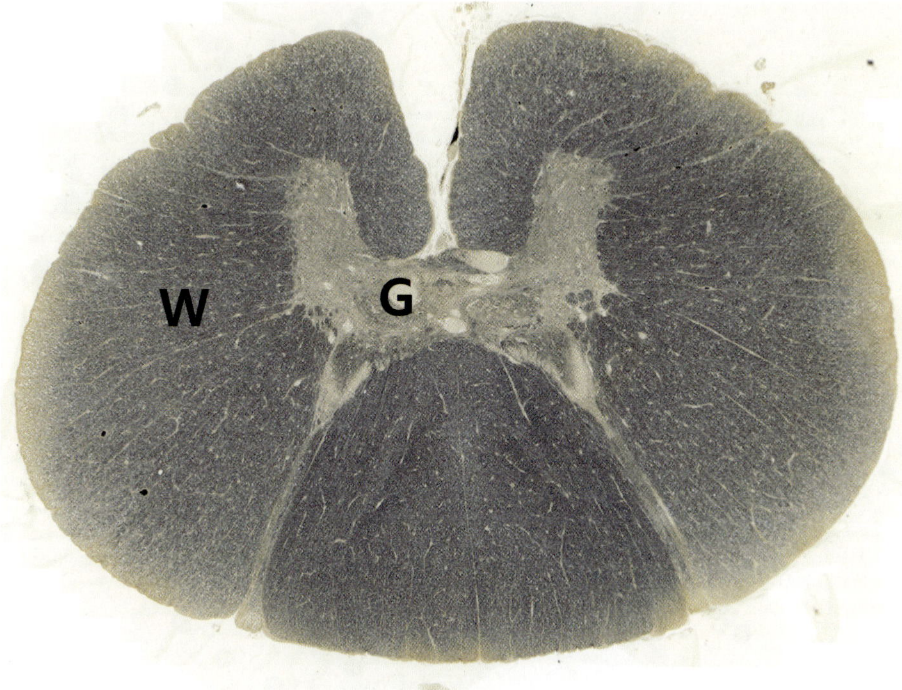

그림 43-1. **척수의 단면:** 백색질(W)이 더 진하게 염색되는 특수염색(Pal–Weigert)이다. 척수는 바깥쪽이 백색질이며 안쪽이 회색질(G)이므로 겉이 더 진하게 염색된다.

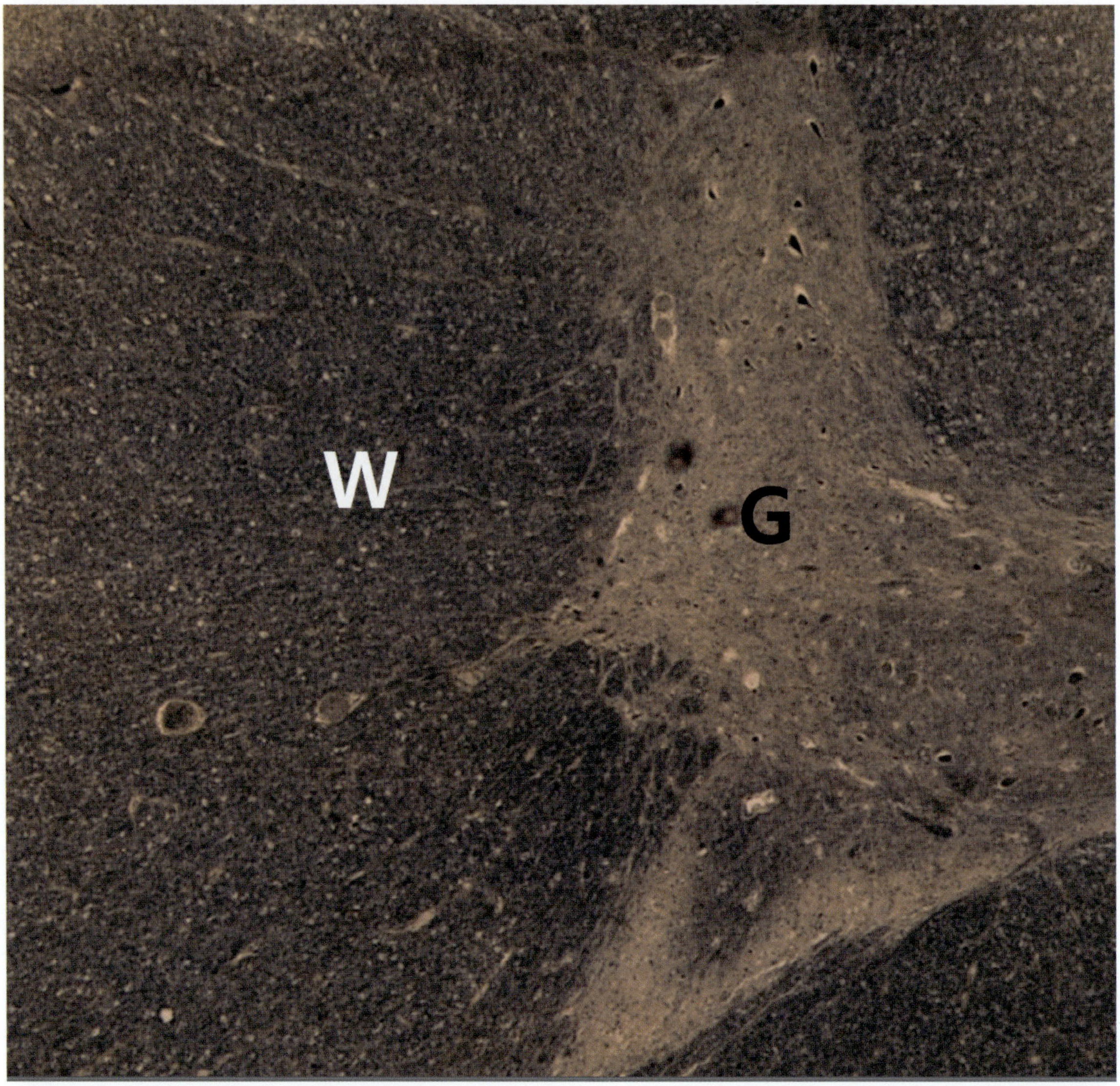

그림 43-2. **척수의 확대사진:** 밝게 보이는 부분이 수초가 별로 없는 회색질(G)이며 어두운 부분이 수초가 많은 백색질(W)이다.

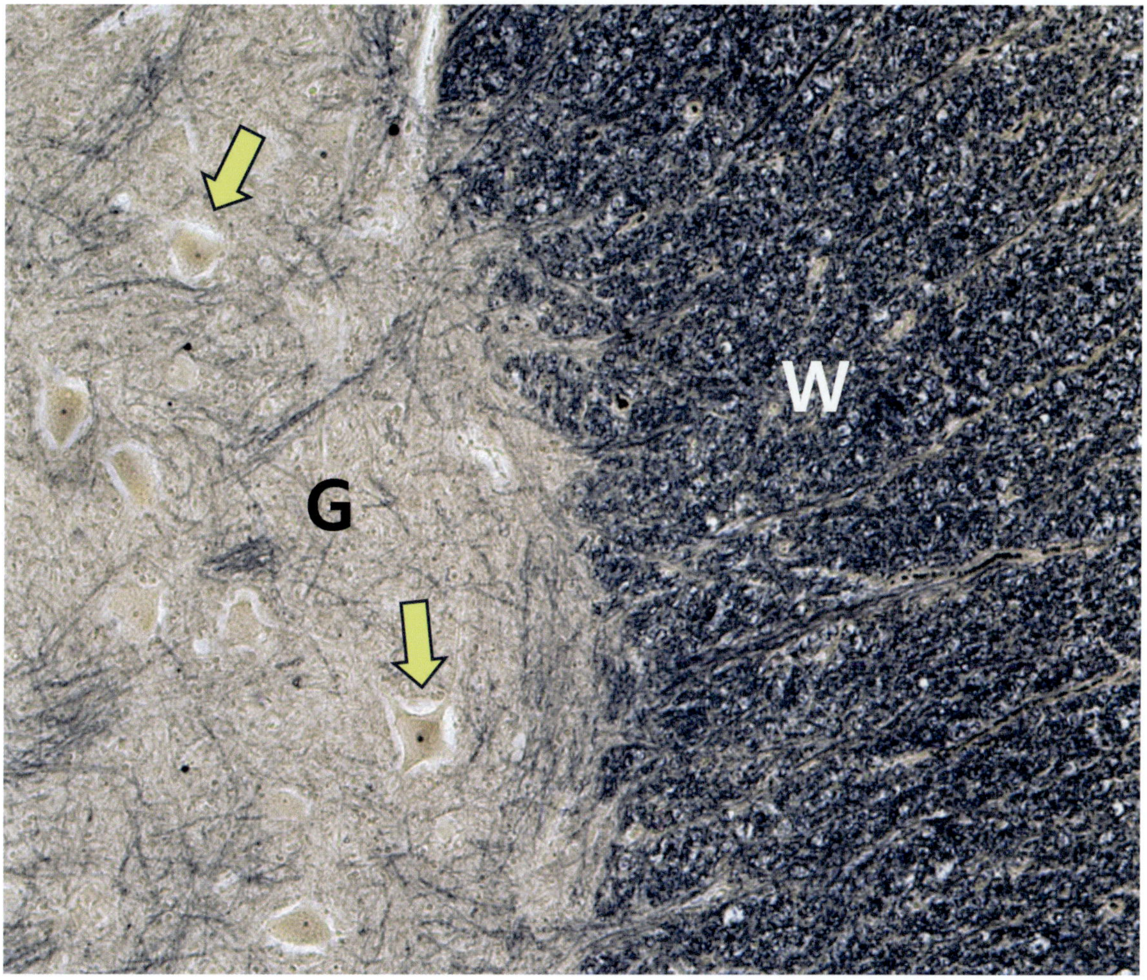

그림 43-3. **신경조직에 수초가 있는 경우:** 진하게 보이는 Pal-Weigert 염색법으로 척수를 염색하였다. 척수는 수초가 바깥쪽에 주로 모여 있어 이 부분이 더 진하게 염색되며(W: 백색질) 안쪽은 신경세포체(노란 화살표)가 주로 있어 밝게 보인다(G: 회색질).

44 말초신경

중추신경계인 뇌와 척수에서 뻗어 나간 신경이 **말초신경계**(peripheral nervous system, PNS)를 이룬다. 말초신경에는 뇌에서 출발하는 **뇌신경**(cranial nerves)과 척수에서 출발하는 **척수신경**(spinal nerves)이 있다. 우리가 인체의 팔다리, 머리와 목, 몸통 해부 때 접하는 대부분의 신경은 바로 뇌신경과 척수신경 등 말초신경에 해당한다. 말초신경에는 근육을 움직이는 운동신경, 몸에서 오는 감각을 척수로 보내는 감각신경, 그리고 혈관이나 장기의 움직임에 관여하는 자율신경이 모두 포함되어 있다.

말초신경을 광학현미경으로 관찰하면 **신경섬유**(nerve fiber)가 모여 **신경다발**(nerve fasciculus)을 이루고 있는 모양을 하고 있다. 신경다발의 주위는 다시 결합조직인 **신경다발막**(perineurium)이 싸고 있으며 그 바깥 쪽으로 여러 개의 신경다발 전체를 **신경외막**(epineurium)이 둘러싸고 있다(그림 44-1).

신경다발을 이루는 말초신경섬유에는 수초가 둘러싸고 있는데 말초신경의 수초는 슈반세포가 형성하고 있다. 말초신경 단면을 관찰할 때 신경다발 안에서 보이는 세포의 상당수는 슈반세포일 가능성이 높다(그림 44-2).

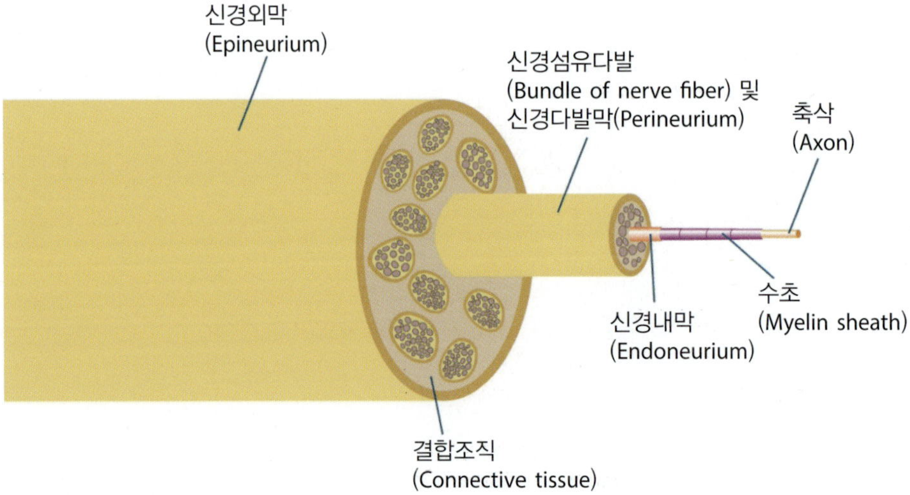

그림 44-1. 수초와 신경내막에 둘러싸인 여러 개의 축삭이 모여 신경섬유다발을 형성한다. 그 주위는 신경다발막이 둘러싸고 있으며 여러 신경다발이 모인 바깥을 신경외막이 마지막으로 둘러싼다.

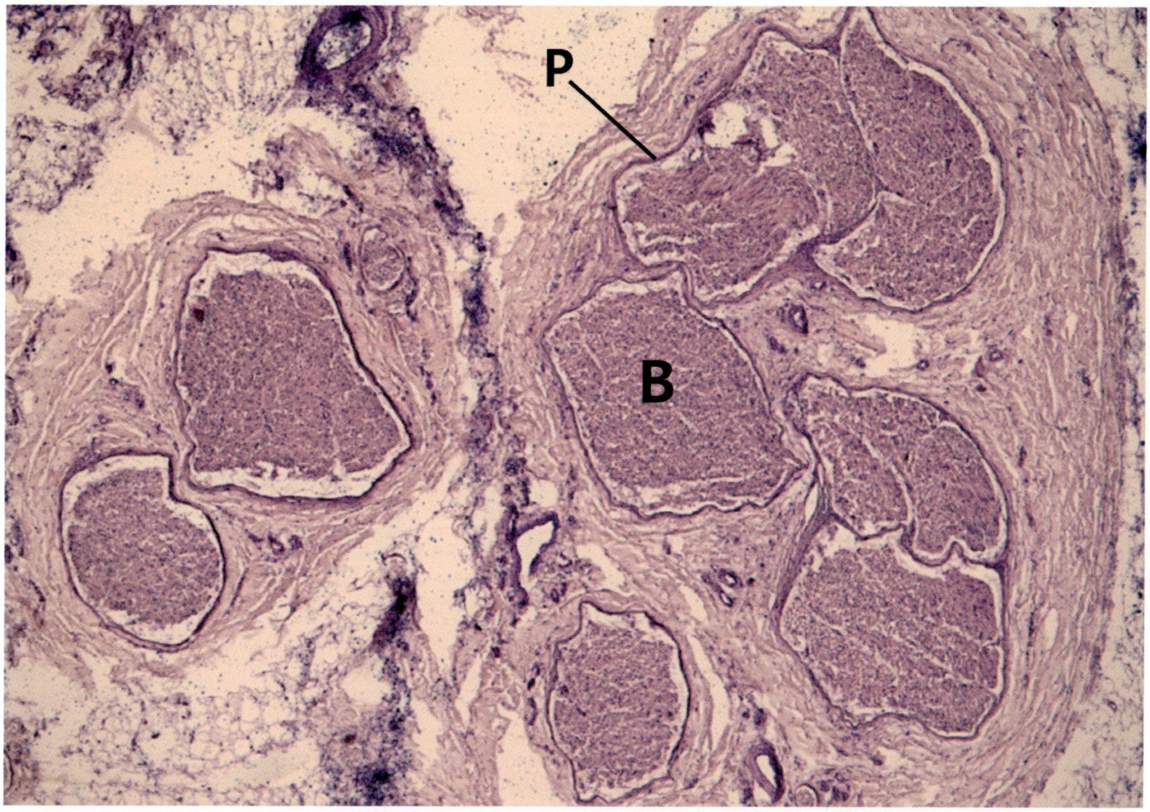

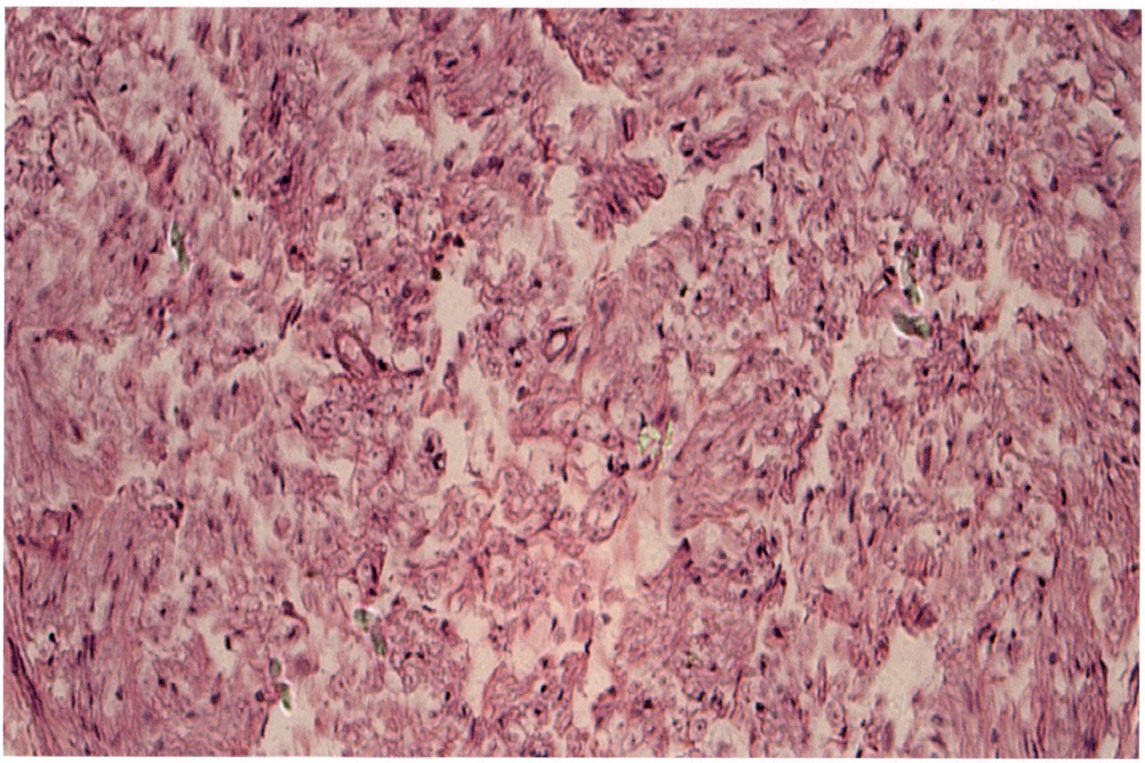

그림 44-1. 수초와 신경내막에 둘러싸인 여러 개의 축삭이 모여 신경섬유다발(B)을 형성한다. 그 주위는 신경다발막(P)이 둘러싸고 있으며 여러 신경다발이 모인 바깥을 신경외막이 마지막으로 둘러싼다.

45 신경절

신경절(ganglion)이란 말초신경계통에서 신경세포의 세포체가 모여 있는 곳이다. 우리 몸의 신경절에는 크게 두 종류가 있는데 **척수신경절**(spinal ganglion, dorsal root ganglion, DRG)과 **자율신경절**(autonomic ganglion)이다. 이 두 가지 신경절 모두 현미경으로 관찰하면 세포핵을 포함하고 있는 신경세포체가 많이 보인다는 점에서는 동일하다(**그림 45-1**).

하지만 그 내용을 좀 더 자세히 들여다보면 양자 간에는 차이가 있다. 우선 **척수신경절**은 감각신경의 세포체가 말단 기관의 감각수용체와 척수 양쪽을 모두 연결하고 있는 구조이다. 반면 **자율신경절**은 뇌에서 나온 **신경절이전신경섬유**(preganglionic nerve fiber)의 **축삭**(axon)이 **신경절이후신경섬유**(postganglionic nerve fiber)의 **수상돌기**(dendrite)를 만나 신경 임펄스를 넘겨주는 곳이다. 따라서 자율신경절은 두 세포의 시냅스가 이루어지는 곳이지만 척수신경절은 시냅스 없이 감각신경의 세포체만 존재할 뿐인 것이다. 자율신경절에서 보이는 세포체는 신경절이후신경섬유의 세포체이며 척수신경절의 세포체는 감각신경세포의 세포체라는 차이점을 분명히 기억해 두어야 한다(**그림 45-2**).

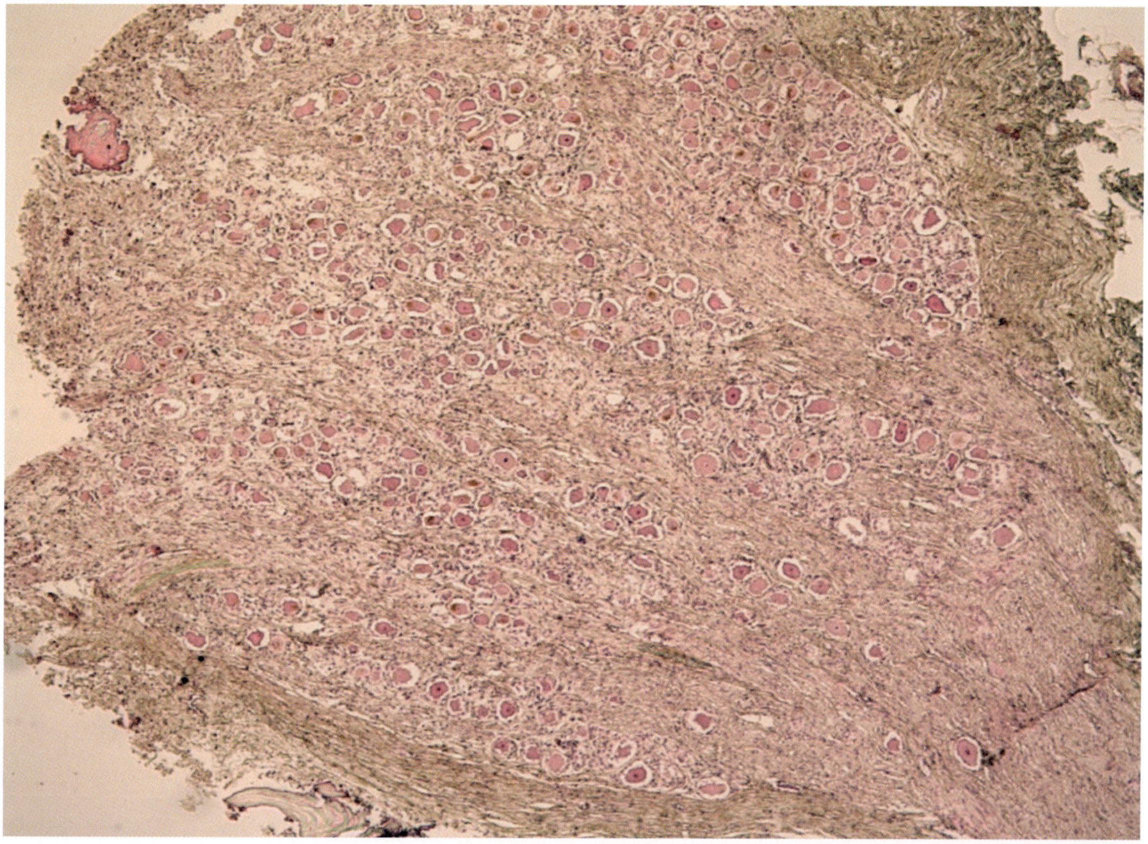

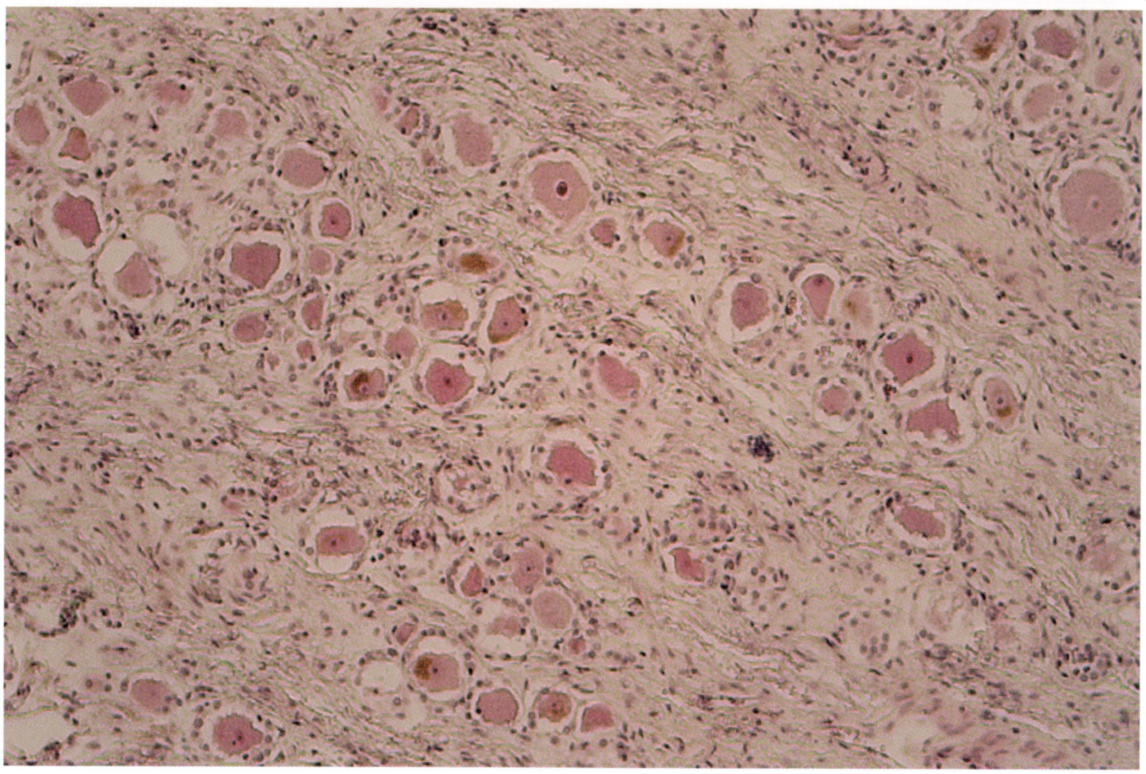

그림 45-1. 척수신경절에 보이는 신경세포체는 모두 감각신경의 신경세포체이다. 척수신경절에는 신경세포 간 시냅스가 존재하지 않는다.

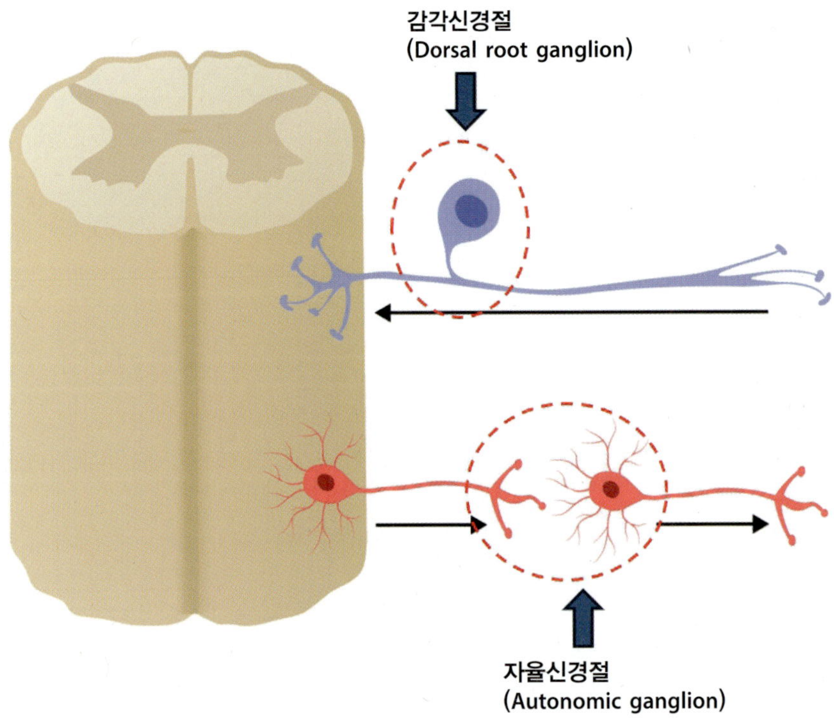

그림 45-2. **척수신경절과 자율신경절의 차이:** 척수신경절에 있는 감각신경이 말단 기관의 감각수용체와 척수 양쪽을 연결하고 있다. 자율신경절은 중추신경계통에서 나온 신경절이전신경섬유가 신경절이후신경섬유를 만나는 곳이다.

Memo

46 운동종말판

우리 몸에서 뜻대로 움직일 수 있는 근육이 골격근인데 여기에는 운동신경의 끝 부분이 가 닿아 **운동종말판**(motor end plate)을 형성한다(**그림 46-1**). 중추신경계통에서 출발한 운동신경의 신호는 운동종말판을 거쳐 골격근에 전달되어 근육을 수축시키게 되는 것이다.

운동종말판의 부위를 현미경으로 관찰하면 신경의 말단이 구불구불 이어져 근섬유에 닿아 있는데 이때 운동종말판과 근육세포가 만나는 부분을 **신경근접합부**(neuromuscular junction)라 부른다(**그림 46-2**).

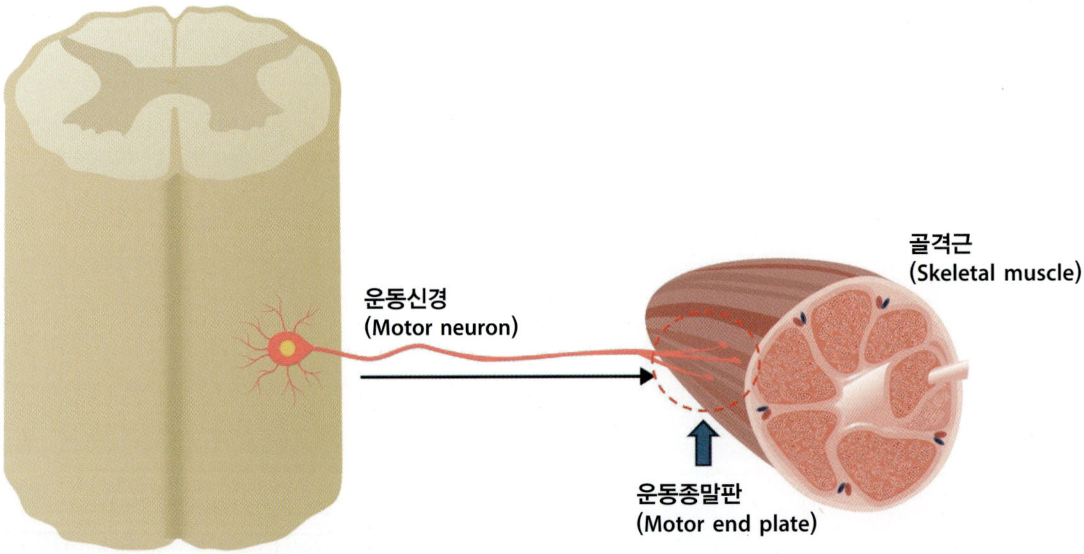

그림 46-1. 운동신경은 골격근에 닿아 운동종말판을 형성한다.

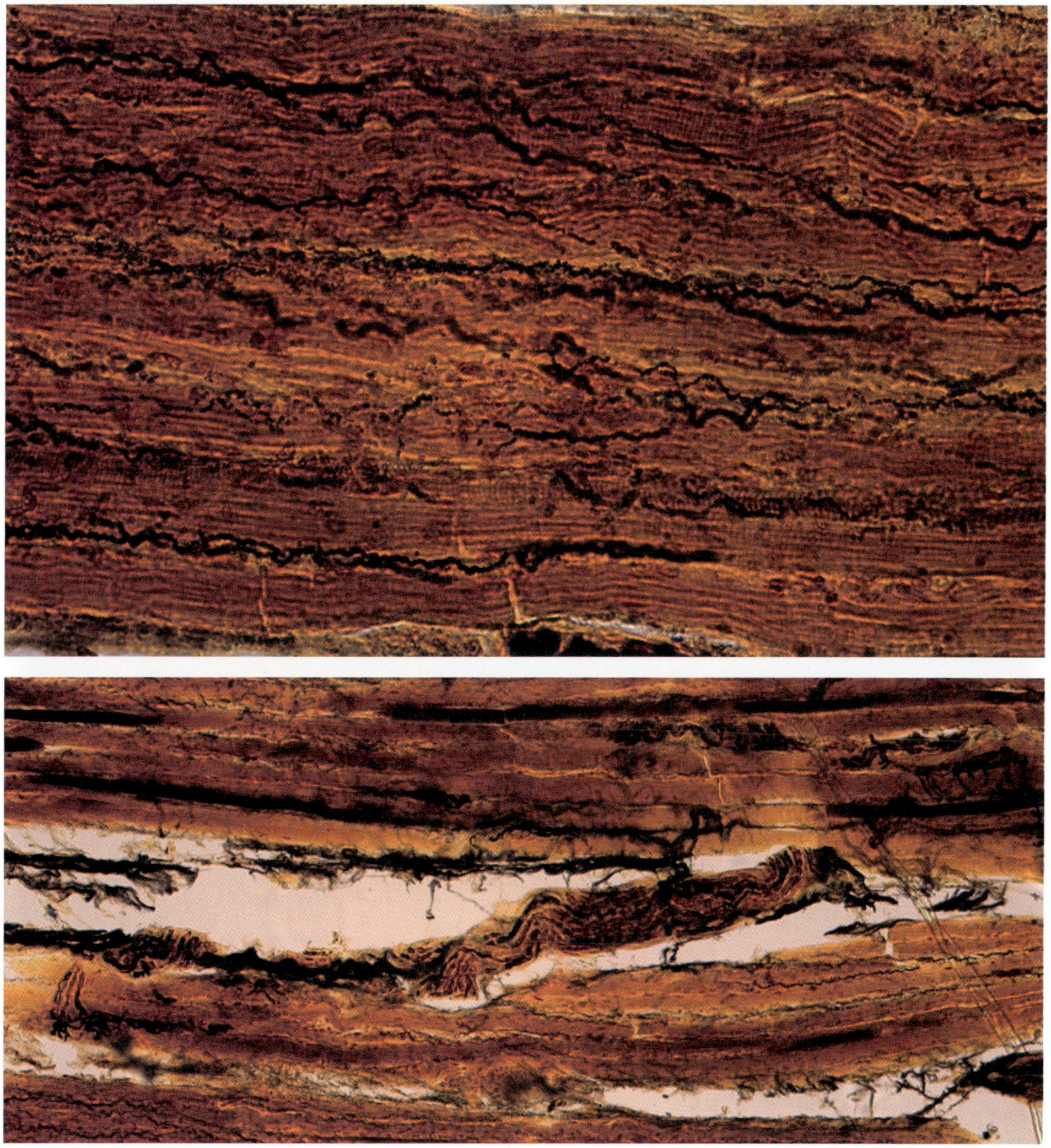

그림 46-2. **운동종말판(은염색):** 사진에서 붉게 보이는 근섬유에 구불구불한 운동신경의 끝부분이 운동종말판이다.

47 순환계통

우리 몸의 **순환계통**(cardiovascular system)은 혈액을 신체의 각 부위로 운반하며 가스와 물질 교환이 일어난 후 이를 다시 심장으로 받아들여 운반하는 기능을 수행한다. 순환계통에는 심장, 혈관, 모세혈관 등이 포함되는데 이 중 심장은 근육계통을 공부할 때 따로 자세하게 배우게 된다.

혈관은 크기에 따라 **대형혈관(대동맥과 대정맥)**, **중형 및 소형혈관**(medium and small arteries), 모세혈관, 동굴모세혈관 등으로 나눌 수 있다. 혈관은 내피세포와 근육층, 바깥층으로 이루어지지만 모든 혈관이 전부 그런 모양은 아니다. 예를 들어 모세혈관은 근육층이 거의 없으며 내피세포와 **기저판(바닥판, basal lamina)**만으로 벽을 이루고 있다. 대동맥과 중형동맥도 구체적인 형태는 서로 간에 차이가 있는데 이 책의 각 항목에서 배우게 될 것이다.

모세혈관은 우리 몸의 **내분비샘**(endocrine gland)이나 호흡기계의 **폐포**(alveolus) 등 기관에 특히 잘 발달해 있다. 혈관 벽이 매우 얇고 내부에는 적혈구 한 두개가 간신히 지나갈 정도의 공간이라 이를 통해 물질 및 가스 교환이 일어나기 쉽다.

Memo

48 대동맥

혈관은 크기에 따라 **대형혈관(대동맥과 대정맥 등), 중형 및 소형혈관**, **세동맥**(arteriole)과 **세정맥**(venule), **모세혈관**(capillary), **동굴모세혈관**(sinusoid) 등으로 구분한다. 일반적으로 혈관의 벽은 혈액에 닿는 쪽부터 바깥쪽으로 **내막(속막, tunica intima)**, **중간막**(tunica media), **외막(바깥막, tunica adventitia)** 등의 순서로 이루어져 있는데 각 부위의 구성은 혈관의 종류와 크기에 따라 서로 차이가 있다.

조직학적으로 **동맥**(artery)과 **정맥**(vein)은 서로 다른데 동맥은 중간막 부위가 두껍지만 정맥은 바깥막 부위가 동맥보다 상대적으로 잘 발달해 있다. 중간막 부위에는 탄력섬유가 풍부하게 포함되어 있다. 따라서 동맥이 정맥보다 중간막 부위가 발달해 있다는 것은 전자가 후자보다 탄력성이 더 좋은 것을 의미한다(**그림 48-1**).

예를 들어 **대동맥**(aorta)을 보자. 대동맥은 혈관 안쪽에 많은 양의 혈액이 흐르기 때문에 내부로부터 높은 압력을 받아도 혈관벽이 이를 이겨내야 한다. 따라서 혈관벽에 존재하는 여러 층 중에 탄력섬유와 평활근섬유가 많이 포함된 중간막이 매우 잘 발달해 있다(**그림 48-2**).

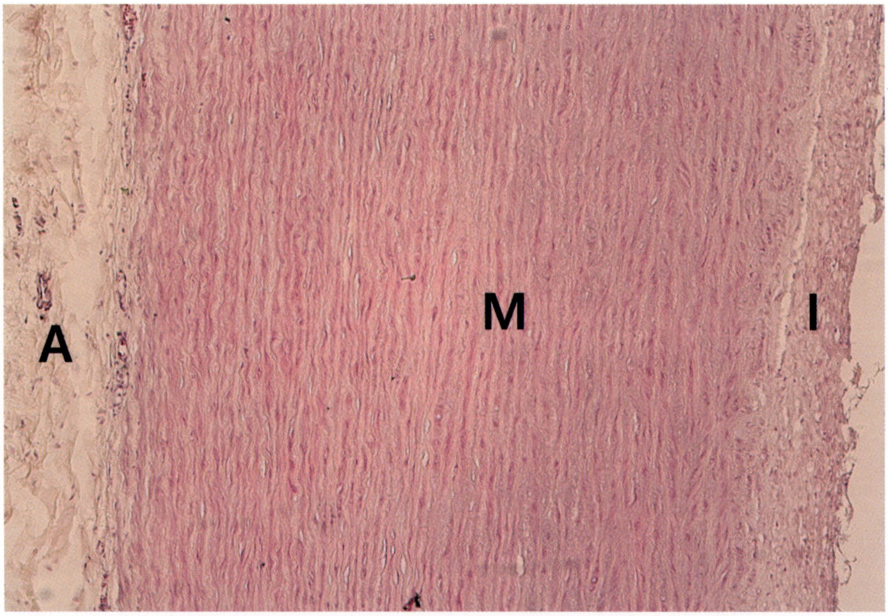

그림 48-1. 대동맥벽의 3층 구조: 대동맥은 속막(I), 중간막(M), 바깥막(A)이 가장 확실히 구분되는 혈관이다.

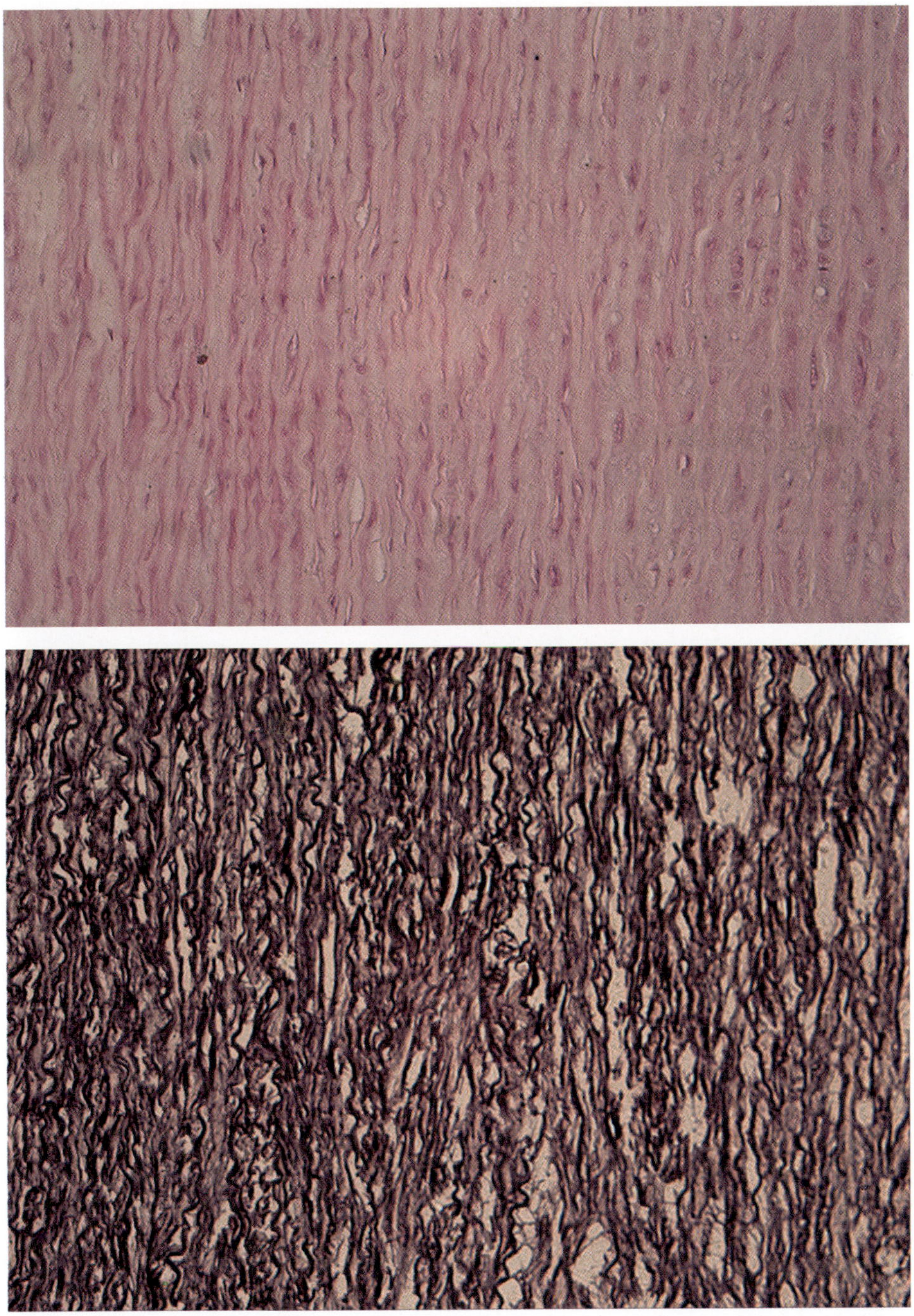

그림 48-2. **대동맥 벽의 중간막 부위는 평활근과 탄력섬유가 풍부하다**: (위) 대동맥 중간막을 H&E 염색하면 평활근섬유가 보인다. (아래) 같은 중간막을 Orcein 염색하면 결합조직 섬유의 일종인 탄력섬유를 검붉은 색으로 염색할 수 있다. 이처럼 중간막에 탄력섬유가 풍부히 포함되어 있는 것은 작은 크기의 혈관에서는 찾아보기 힘든 대동맥만의 특징이라 할 수 있다.

49 중간크기 동맥과 세동맥

혈관을 크기에 따라 나눌 때 **대형혈관(대동맥과 대정맥)**보다 작은 크기의 혈관을 **중형동맥**(medium artery)과 **중형정맥**(medium vein)이라 부른다. 그 중 **중형동맥**은 대동맥에 비해서는 크기가 작지만 **내막(속막, tunica intima)**과 **중간막**(tunica media), **외막(바깥막, tunica adventitia)**의 구분이 더 작은 혈관들과 비교하여 잘 되는 편이다(**그림 49-1**).

중형동맥의 벽에는 **내탄력막**(internal elastic membrane)이라는 구조물이 있는데 그 구조물의 안쪽이 속막에 해당하며 그 바깥으로 중간막과 바깥막이 위치한다. 동맥의 벽 세 층 중에 중간막이 매우 두터워져 있는데 이러한 특징은 중형동맥과 소형동맥에서 모두 확인할 수 있다(**그림 49-2**).

소형동맥보다 더 작은 크기의 **세동맥**(arteriole)이 되면 동맥의 벽이 아주 얇아진다. 세동맥은 가장 안쪽의 내피세포와 몇 개 층의 평활근세포로만 벽을 이루고 있을 정도가 된다. 이처럼 동맥벽이 얇은데도 내부의 혈압을 버틸 수 있는 이유는 혈관 속을 흐르는 혈액의 양이 세동맥의 단계에서는 아주 적어지기 때문이다. 반면에 세동맥보다 크기가 더 커지게 되면 내부 압력도 동맥벽에서 중간막 부분이 두터워지며 그 안에 탄력섬유도 많이 포함되는 등 차이가 생겨나게 되는 것이다(**그림 49-3**).

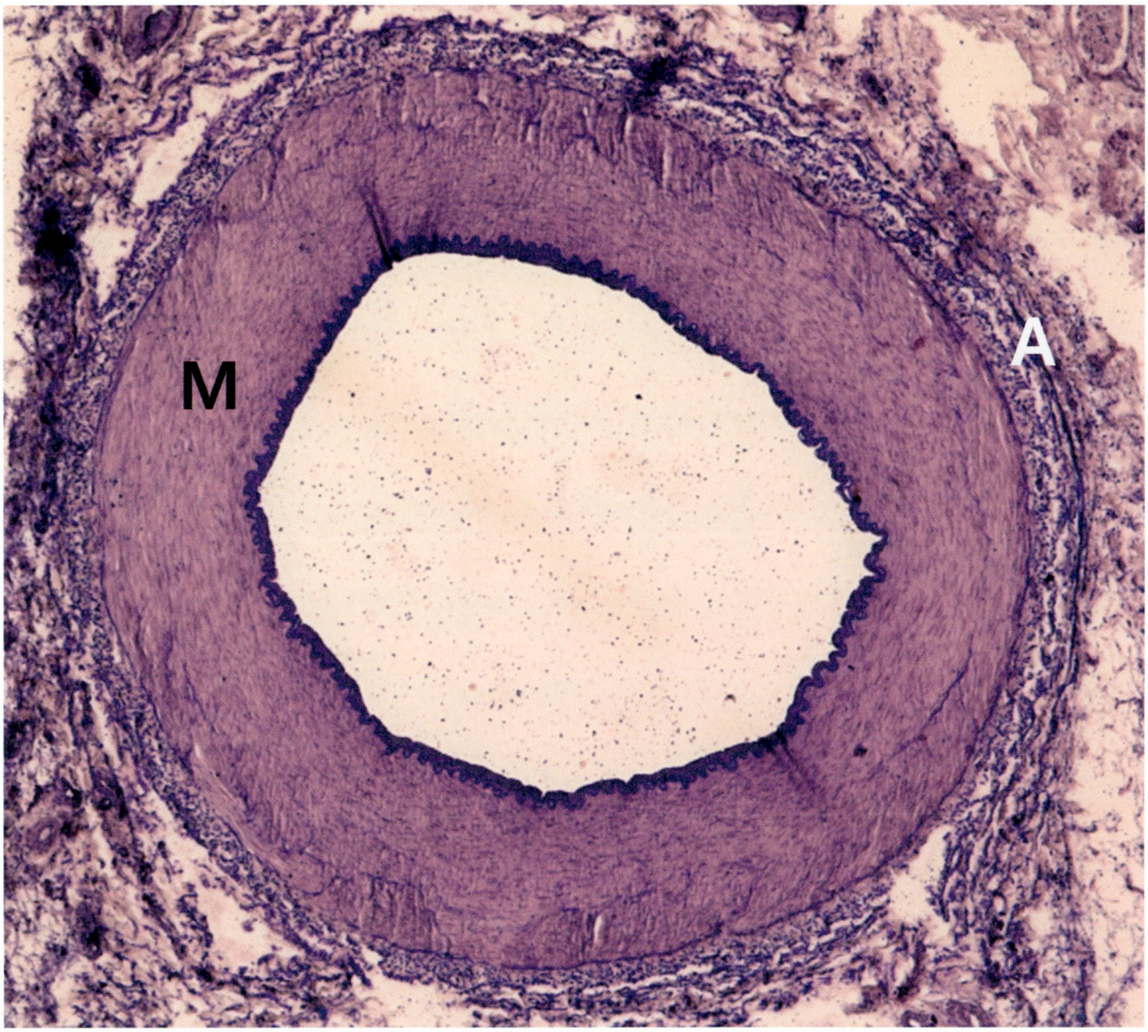

그림 49-1. 중형동맥(medium artery)은 내막과 중간막(M), 외막(A)의 구분이 작은 혈관들과 비교하면 보다 뚜렷한 편이다. 속막과 중간막의 구별은 그림 49-2에 더 자세하다.

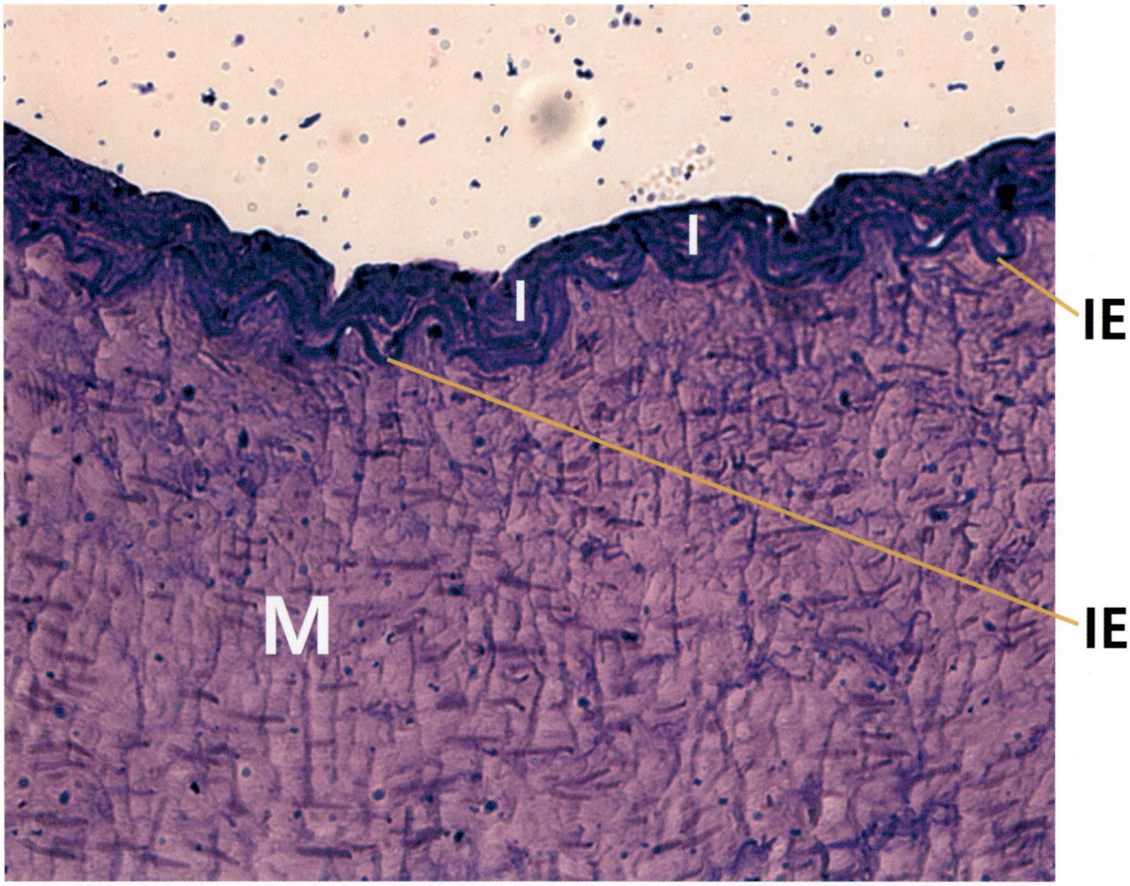

그림 49-2. **중형동맥**: 동맥벽에서 속탄력막(IE)을 확인할 수 있으며 이를 경계로 내막(I)과 중간막(M)을 구분할 수 있다. 두터운 중간막의 바깥이 외막이지만 이 사진에서는 보이지 않는다.

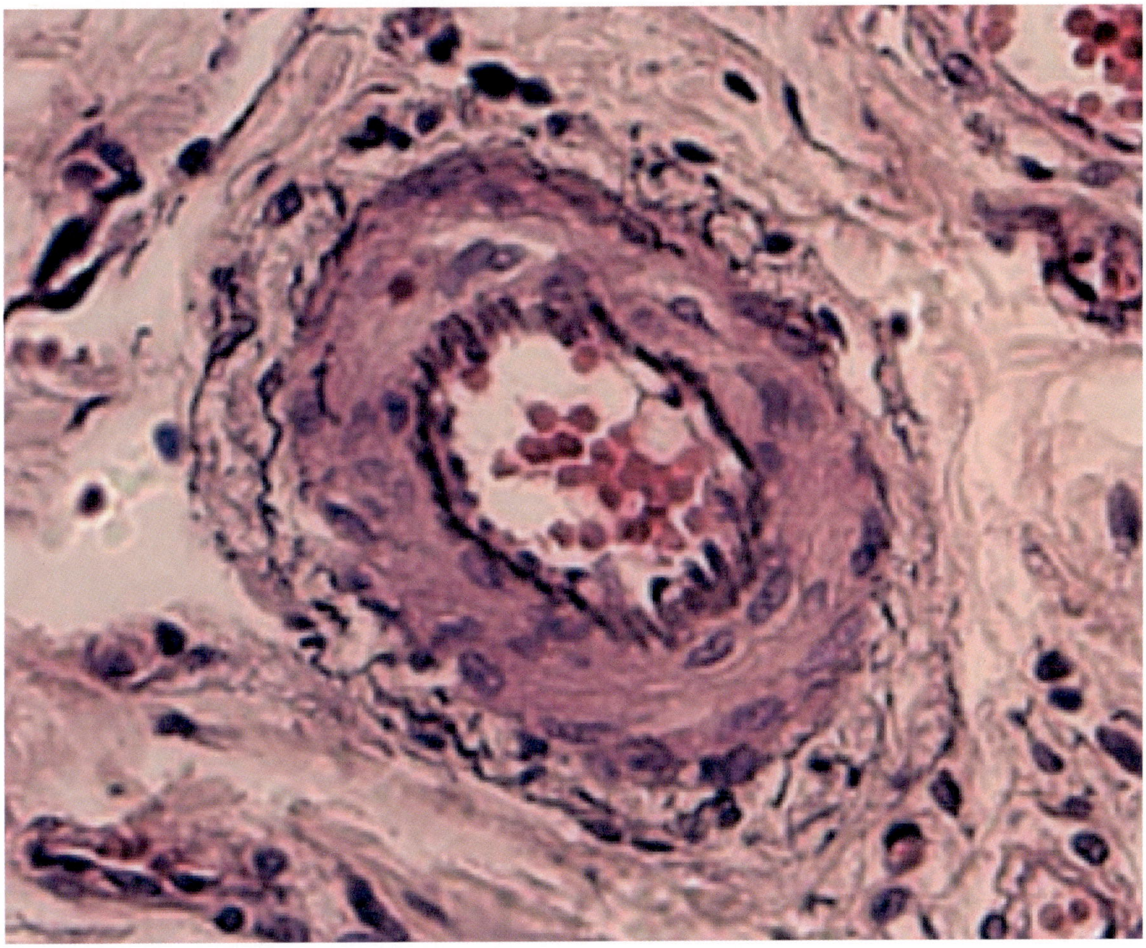

그림 49-3. 세동맥의 벽은 매우 얇아서 몇 개 층의 평활근섬유가 중간벽을 형성하고 있다.

50 모세혈관과 동굴모세혈관

세동맥보다 더 작은 크기의 혈관이 **모세혈관**(capillary)이다. 모세혈관은 적혈구 1~2개 정도만 간신히 통과시킬 정도로 직경이 작고 혈관 안측 면도 단 한 층의 **내피세포**(endothelial cell)로만 되어 있다. 내피세포의 바깥쪽에는 **기저막**(**바닥막**, basal lamina)이 둘러싸고 있다(그림 50-1).

모세혈관은 혈관 벽이 얇기 때문에 외부와 물질교환이 용이한 장점이 있다. 우리 몸 안 어떤 조직에서도 모세혈관이 없는 곳이 없다. 하지만 모세혈관의 분포는 기관에 따라 약간씩 달라 다른 조직보다 모세혈관이 더 많이 관찰되는 조직이 존재한다. 예를 들어 호흡기계에 속하는 폐 말단에 있는 폐포에는 모세혈관이 많이 존재하는데 폐순환의 혈액과 외부 공기 사이에 가스 교환이 이곳을 통해 이루어진다(그림 50-2).

내분비샘도 모세혈관이 많이 분포한 기관이다. 내분비 호르몬은 혈액을 통해 멀리 떨어진 표적기관에 전달되는데 분비샘에서 생산한 호르몬이 혈액으로 전달되는 지점이 바로 얇은 혈관벽으로 된 모세혈관이다.[1] 모세혈관은 적혈구가 간신히 통과할 정도의 아주 작은 혈관이지만 뇌하수체나 간 등에 존재하는 모세혈관은 한쪽으로 길게 확장된 모양을 하고 있으며 이를 따로 **동굴모세혈관**(sinusoid)이라 부른다(그림 50-3).

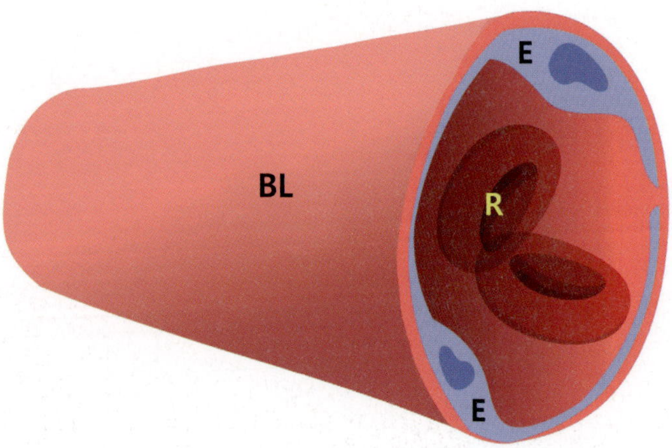

그림 50-1. 모세혈관의 직경은 적혈구(R) 1~2개만 간신히 통과할 정도로 작다. 혈관벽은 한 층의 내피세포(E)로만 이루어져 있으며 그 바깥에 기저막(BL)이 둘러싸고 있다.

1) 폐포나 내분비샘의 가장 중요한 조직학적 특징 중 하나가 바로 모세혈관이 많이 존재한다는 것이다.

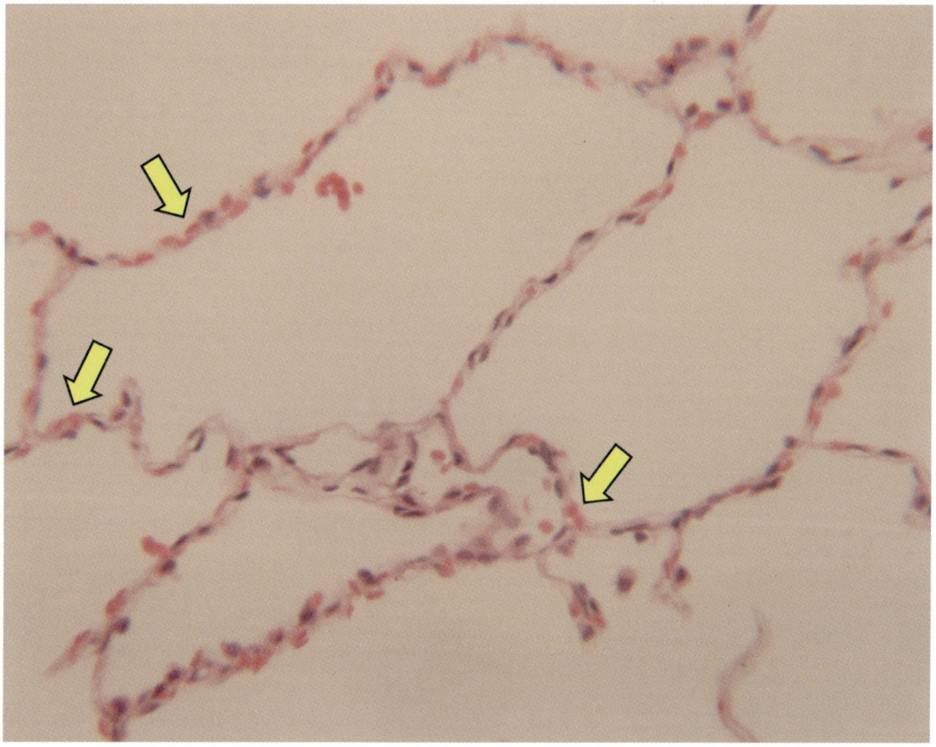

그림 50-2. 폐포의 모세혈관 내부에 붉은 빛을 띠는 **적혈구(노란 화살표)**가 보인다. 모세혈관은 적혈구가 1~2개 정도 간신히 통과하며 단한층의 내피세포로만 벽이 이루어져 있다.

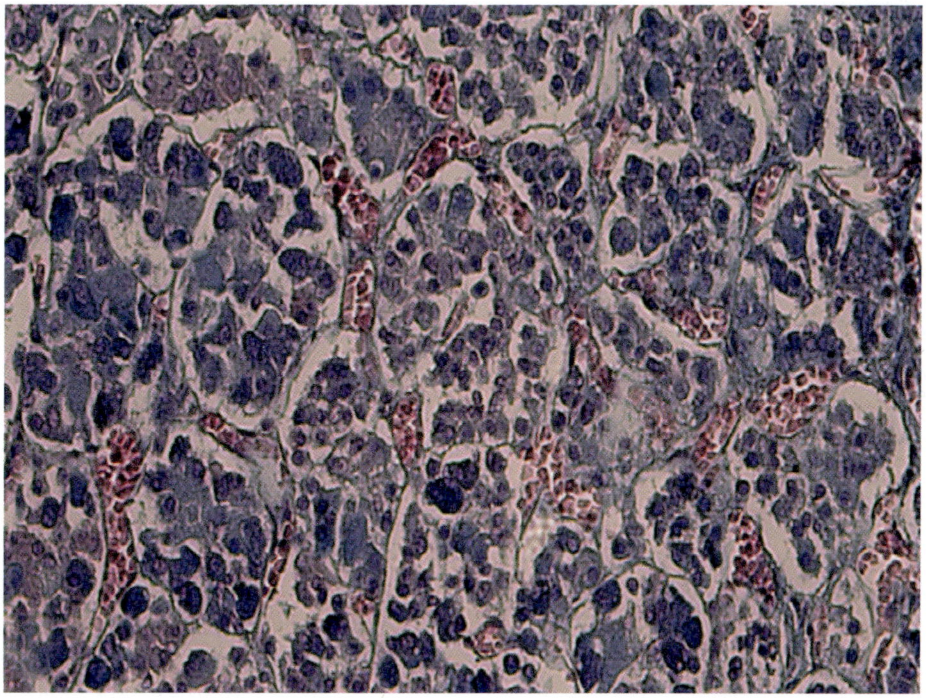

그림 50-3. 뇌하수체의 동굴모세혈관은 모세혈관이 옆으로 길게 확장되어 있다.

51 소화계통

사람 소화관은 구강에서 항문까지 계속 이어진다. 구강에는 **구강점막**(oral mucosa)이 있으며 여기서 치아의 구조도 함께 공부하게 된다. **식도**(esophagus)는 섭취한 음식물이 통과하는 통로이며 점막상피로 구성된 소화관의 전형적인 구조를 보여준다. 식도에서 **위**(stomach)로 이행하는 부위는 특별한 주의가 필요한데 두 부위의 경계에서 조직학적 구조가 급격히 변화하기 때문이다. 이 부위의 조직학적 구조는 병적상태에서는 비정상적인 모습으로 변화할 수 있기 때문에 어떤 모습이 정상적인지 그 형태를 정확히 이해하는 것이 매우 중요하다.

우리가 섭취한 음식물이 위, 소장, 대장을 거치면서 소화효소에 의해 분해, 소화되며 이로부터 만들어진 영양분이 소화관의 상피세포를 통해 흡수된다. 소화관 벽은 바깥부터 안쪽으로 **점막상피**(mucosal epithelium), **점막고유판**(lamina propria), **점막근육판**(muscularis mucosa), **점막하층(점막밑층,** submucosa), **근육층**(muscularis externa), **장막**(serosa) 등으로 구분할 수 있다. 소화관의 위치와 종류에 따라 구체적인 조직학적 구조는 서로 차이가 있으므로 이를 잘 구별하여 볼 필요가 있다.

이 외에 **간**(liver)도 소화계통에서 매우 자세하게 공부해야 하는 기관이다. 생리적으로나 병리적으로 우리 몸안에서 매우 중요한 역할을 수행하고 있기 때문에 현미경적 구조와 기능을 잘 알고 있어야 한다.

Memo

52 치아

치아(teeth)는 맨 눈으로 볼 때 **치아머리**(crown)와 **치아뿌리**(root)를 구분할 수 있다. 치아의 절단 단면에서는 **에나멜(사기질,** enamel), **상아질**(dentin), **시멘트질**(cementum), **치수**(dental pulp) 등이 확인된다. 이 중 가장 바깥에 있는 **에나멜**은 치아머리 쪽에서 가장 단단하며 치아를 가장 바깥쪽에서 싸고 있는 부분이다(**그림 52-1**).

에나멜의 아래 있는 상아질은 치아의 대부분을 이루는 구조물이다. 상아질에서 이보다 안쪽에 있는 치수에 접한 쪽 면에는 **상아질모세포**(odontoblast)가 모여 있다. **시멘트질**은 치아뿌리 쪽에서 상아질을 둘러싸고 있는데 **치조골(이틀뼈**, alveolar bone)에 치아뿌리를 부착시키는 역할을 한다. 치수의 안에는 혈관과 신경이 있다(**그림 52-2; 그림 52-3**).

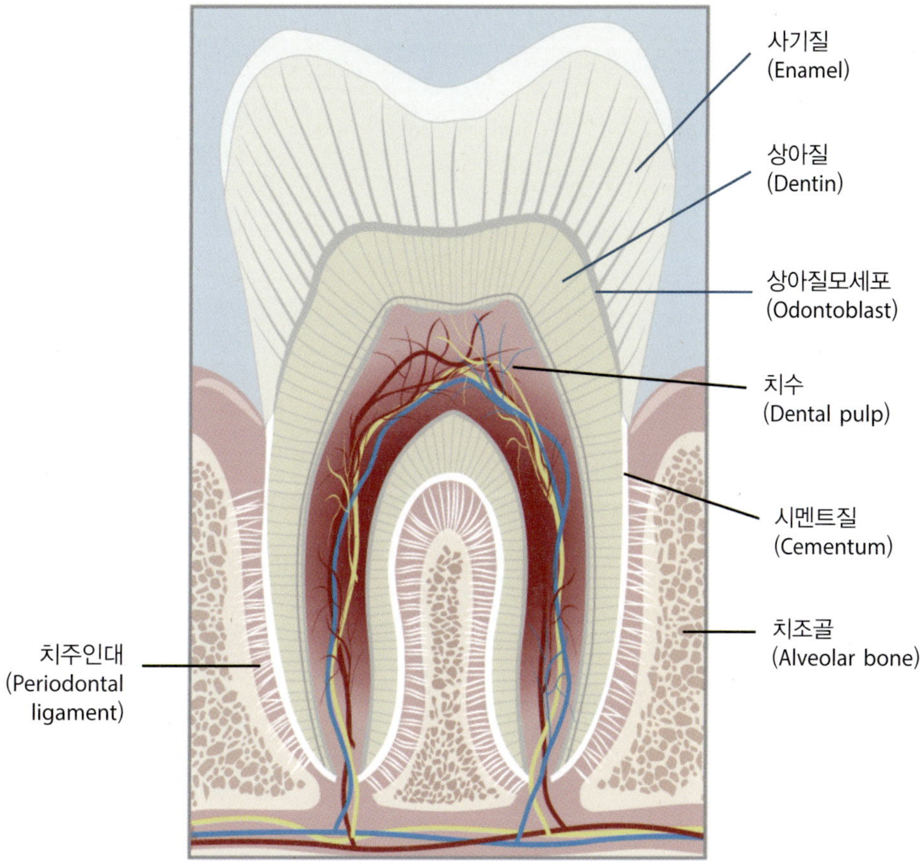
사기질
(Enamel)
상아질
(Dentin)
상아질모세포
(Odontoblast)
치수
(Dental pulp)
시멘트질
(Cementum)
치조골
(Alveolar bone)
치주인대
(Periodontal
ligament)

그림 52-1. 치아의 구조

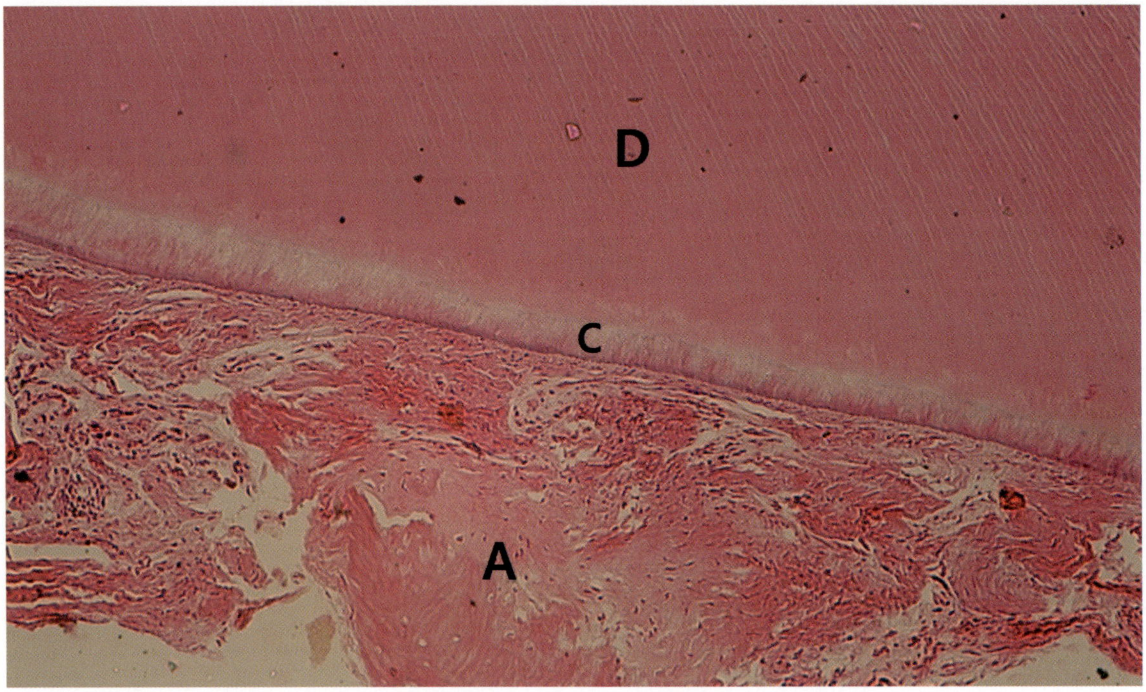

그림 52-2. 상아질(D), 시멘트질(C)과 치조골(A).

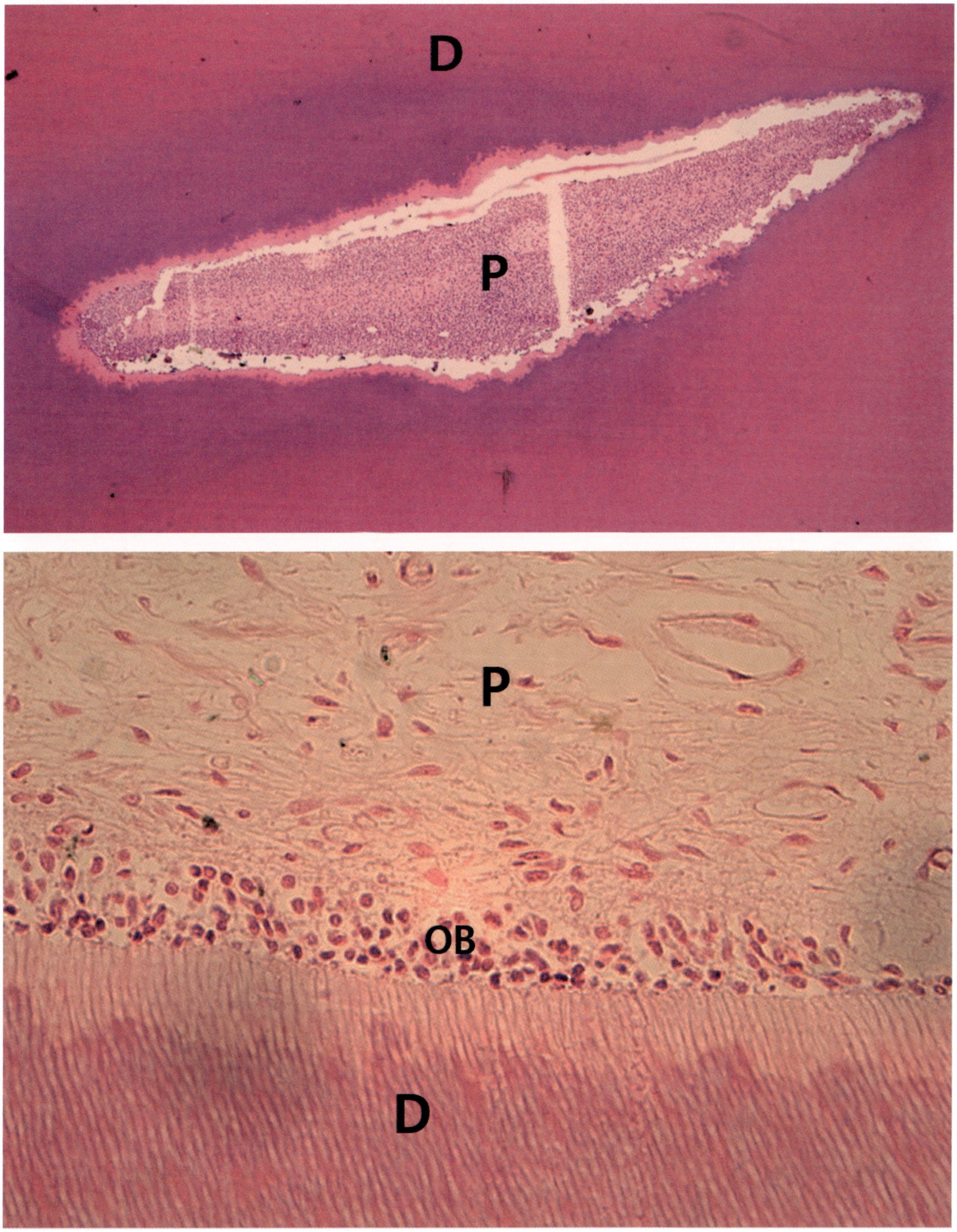

그림 52-3. 상아질(D)과 치수(P). OB: 상아질모세포(odontoblast)

53 구강점막

구강(oral cavity)의 **점막상피**(mucosal epithelium)는 두껍고 **각질층**(stratum corneum)이 거의 없으며 여러 층의 상피세포로 되어 있다. 점막상피에서 가장 겉 층은 납작한 편평세포로 되어 있지만 깊이 들어갈수록 세포는 더욱 통통한 모습으로 바뀌게 된다. 점막상피의 아래에는 결합조직이 많이 분포한 **고유판**(lamina propria)이 있다. 그 아래 **점막하층(점막밑층**, submucosa)에는 **점액**(mucus)을 분비하는 샘이 관찰되며 지방세포도 많다. 점막조직의 바깥에는 **구강점막**(oral mucosa)의 위치에 따라 근육층이 존재하는 경우도 있고 그렇지 않은 경우도 있다(그림 53-1).

점막은 우리 몸을 가장 바깥에서 보호하는 장벽의 역할을 한다는 점에서 피부와 매우 유사한 성격을 가지고 있으며 조직학적 구조도 서로 비슷하다. 피부의 표피와 점막상피는 둘다 여러 층의 상피세포로 되어 있으며 아래쪽에서 위쪽으로 갈수록 납작한 세포로 모양이 바뀌는 점, **바닥층(기저층**, stratum basale)에서 표층으로 세포가 자라 올라가다가 결국 몸에서 떨어져 나가는 점 등은 서로 유사한 점이다. 하지만 표피와 점막상피는 조직학적으로 차이도 있는데 피부색을 만드는 **멜라닌과립**(melanin granule)이 점막상피에는 없는 점, 피부표피의 가장 겉에는 각질층이 있지만 점막상피에는 없는 점 등이 서로 다르다(그림 53-2).

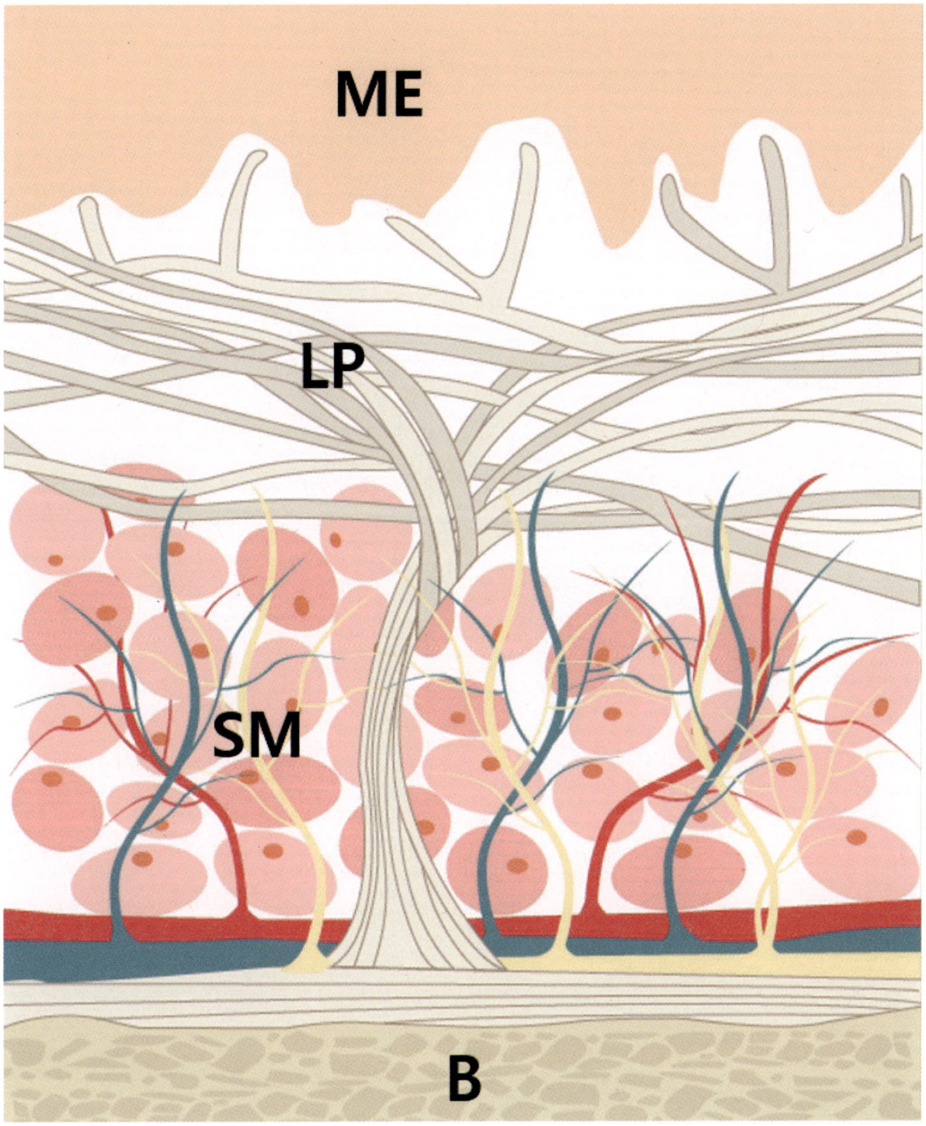

그림 53-1. 구강점막의 구조: 가장 겉에 점막상피(ME)가 있으며 그 아래로 고유판(LP)이 있다. 점막하층(SM)에는 지방세포가 많다. 구강 내의 볼 쪽 점막의 경우 점막하층의 아래쪽에 근육이 보이지만 여기서는 입천장 부위가 선택되어 뼈(B)로 이어진다.

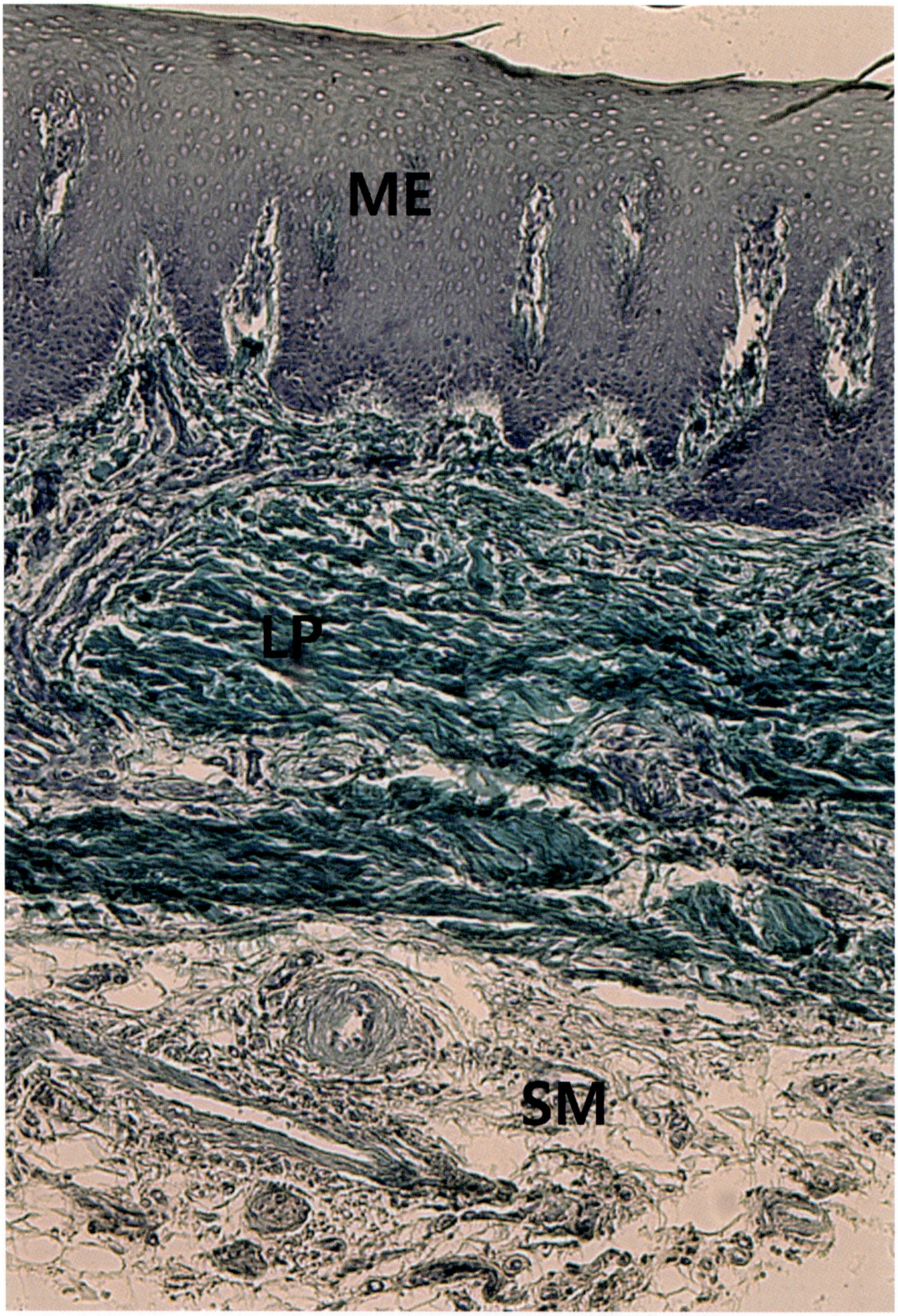

그림 53-2. 입천장의 구강점막: 가장 위의 점막상피(ME)와 그 아래 고유판(LP)이 보이며 다시 그 밑에 점막하층(SM)이 있다. 고유판에는 결합조직이 많아 초록색으로 염색된다.[1)]

1) Masson's trichrome 염색

Memo

54 침샘

우리 **입안**(oral cavity)에 침을 분비하는 **침샘**(salivary gland)은 세 종류가 있다. 침샘이 존재하는 위치에 따라 **귀밑샘**(**이하선**, parotid gland), **턱밑샘**(**하악선**, submandibular gland), **혀밑샘**(**설하선**, sublingual gland)이라 부른다. 침샘은 결합조직에 의하여 작은 소엽(lobule)으로 나뉘어져 있는데 모두 **샘꽈리**(acinus)라는 구조물로 구성되어 있다는 점은 동일하다. 샘꽈리에는 **장액샘꽈리**(serous acinus)와 **점액샘꽈리**(mucous acinus)가 있는데, 그 중 장액샘꽈리는 현미경으로 볼 때 염색이 더 진하며 묽은 침을 분비한다.

해부학적 위치에 따른 세 종류의 침샘은 조직학적 구성도 서로 다르다. 먼저 **귀밑샘**은 샘꽈리 사이에 지방세포가 많고 진하게 염색되는 **장액세포**(serous cell)로 대부분 이루어져 있다. **턱밑샘**은 진한 염색성의 **장액세포**(serous cell)와 옅은 염색성의 **점액세포**(mucous cell)가 서로 비슷하게 섞여 있다. 마지막으로 **혀밑샘**은 분비세포가 주로 점액성이기 때문에 매우 밝게 염색된다.

침샘에는 샘꽈리에서 생성된 침을 배출하는 **사이관**(intercalated duct),[1] **줄무늬관**(striated duct),[2] **배출관**(excretory ducts)[3] 등이 함께 관찰된다. 장액성 및 점액성 샘꽈리가 공존하는 침샘에서는 점액성 샘꽈리 주변에 장액성 세포가 반달 모양으로 감싸고 있는 구조물을 볼 수 있는데 이를 **장액반달**(serous demilune)이라 한다(**그림 54-1**).

---

1) 샘꽈리 사이에 존재하는 단층편평 또는 단층입방상피로 되어있는 작은 관
2) 단층원주상피이며 내강이 사이관보다 크며 바닥 쪽에는 줄무늬가 있다.
3) 거짓중층상피나 중층상피로 되어 있다.

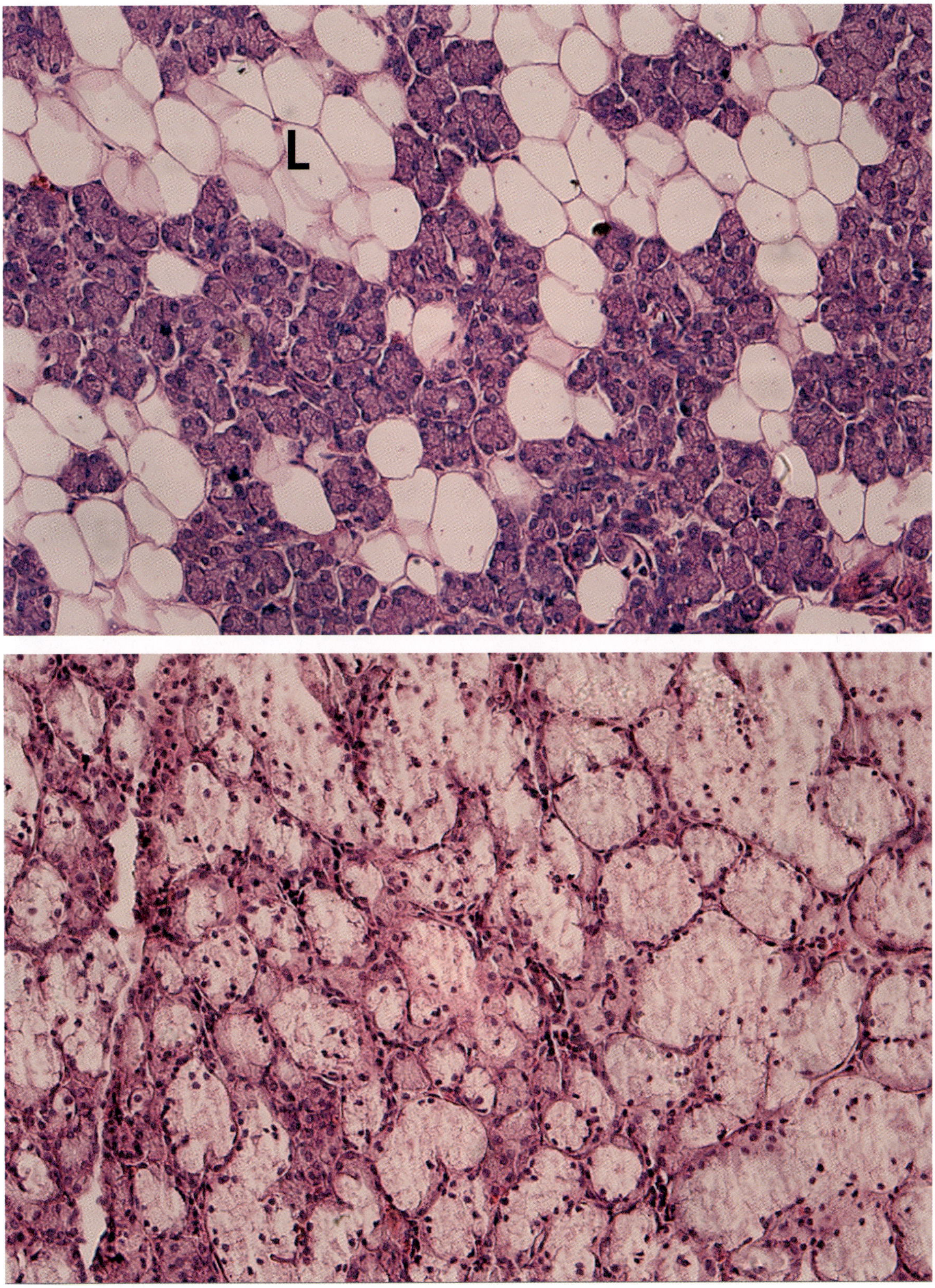

그림 54-1. 귀밑샘(위)과 혀밑샘(아래): 혀밑샘이 귀밑샘보다 훨씬 밝게 염색된다. 점액성 분비세포로 이루어진 샘포가 이 침샘에 많기 때문이다. 귀밑샘에서 밝게 보이는 세포는 지방세포(L)이며 샘포가 아니다.

55 식도

식도(esophagus)는 소화관 벽의 일반적 구조를 가장 잘 들여다볼 수 있는 기관 중 하나이며 식도암 등 우리 생명을 위협할 수 있는 중한 병이 발생하기 때문에 그 조직학적 구조의 이해는 매우 중요하다.

식도의 내강쪽은 다른 소화기관과 마찬가지로 **점막상피**(mucosal epithelium)로 구성되어 있다. 그 아래로 **점막고유판**(lamina propria), **점막근육판**(muscularis mucosa)이 있고 다시 **점막하층**(**점막밑층**, submucosa)이 이어진다. 점막하층의 더 바깥에는 **바깥근육층**(muscularis externa)이 존재하는데 방향이 서로 다른 여러 개의 근육층을 볼 수 있다.[1] 식도벽에는 이렇게 엇갈린 방향으로 존재하는 근육이 다양한 모양으로 수축하기 때문에 우리가 삼킨 음식물을 아래쪽으로 잘 내려 보낼 수 있는 것이다. 식도의 가장 바깥쪽은 **성긴결합조직**(loose connective tissue)으로 이루어진 **외막**(**바깥막**, adventitia)으로 되어 있다.

여러 층의 세포로 이루어진 식도 점막상피의 가장 중요한 특징은 피부와 달리 소화기관의 점막에는 **각질층**(stratum corneum)이 거의 없다는 점이다.[2] 따라서 내강쪽으로 갈수록 세포가 납작해진다는 점에 있어서는 동일하지만 각질층이 가장 바깥에서 내부를 보호할 수 있는 피부와 달리 점막은 각질층이 없어 외부자극에 상대적으로 취약하다(**그림 55-1**).

1) 근육층의 안쪽은 **내돌림층**(inner circular layer)이며 그 바깥쪽은 **외세로층**(outer longitudinal layer)이다.
2) **비각질화 중층편평상피**(non-keratonized stratified squamous epithelium)라 한다.

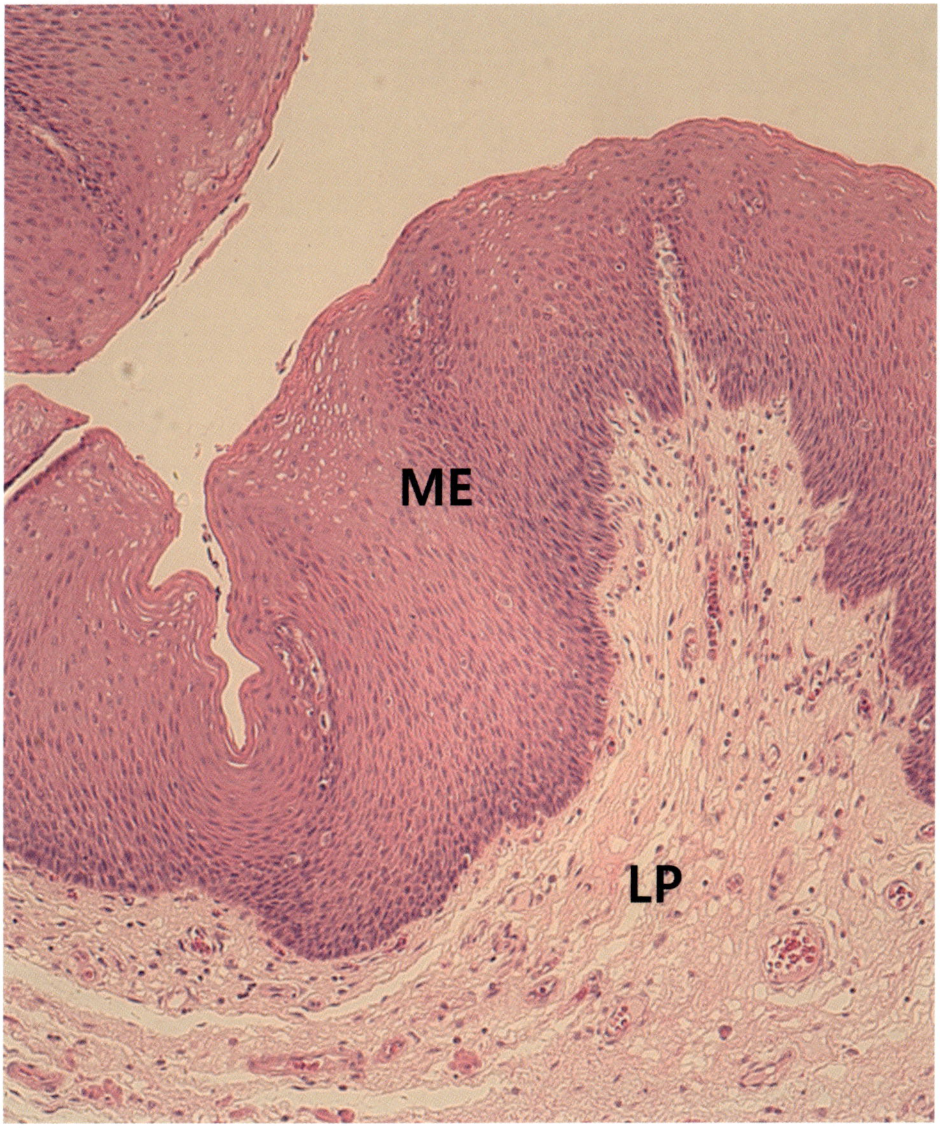

그림 55-1. **식도의 구조:** 가장 위쪽에 점막상피(ME)가 존재하며 그 아래에 점막고유판(LP)이 있다. 점막상피는 내강쪽으로 갈수록 납작해지는 중층편평상피이다. 점막상피에는 각질층이 없다. 고유판에는 혈액세포, 면역세포 등 다양한 세포가 존재한다.

56 식도와 위의 경계

식도(esophagus)와 **위**(stomach)는 소화기관의 연속된 부분이기 때문에 구조에 있어서도 많은 부분을 서로 공유하고 있을 것이라 생각하기 쉽다. 하지만 두 기관 사이에는 조직학적으로 상당한 차이가 존재한다. 위는 소화액을 분비하여 섭취한 음식물을 소화시키는 역할을 하지만 식도는 근육의 원활한 수축을 통해 섭취한 음식물을 위로 내려 보내는 역할을 주로 하기 때문에 기능상 차이가 크며 이러한 점은 **식도위이음부**(esophagogastric junction)에서 조직학적 차이로도 반영된다.

조직학 소견에서 **식도위이음부**의 식도 쪽에는 **중층편평상피**가 있지만 위의 **들문부분**(cardia)에는 이와 달리 **단층원주상피**가 존재하여 양자간 차이가 확실하다. 특히 위에는 위샘이 존재하여 소화효소를 분비하기 때문에 단순히 음식물이 지나는 통로인 식도와 비교하면 그 차이가 클 수밖에 없고 이 때문에 **식도위이음부**를 전후하여 조직학적 구조가 급변하게 된다.

위 안에 존재해야 할 소화액이 여러가지 이유로 식도 쪽으로 로 역류하게 되면 식도의 점막층에 반복적으로 염증이 생기게 되는데 이 때 우리는 '신물이 올라온다'거나 '가슴이 타는 듯한 느낌'을 받게 된다. 이를 **역류성식도염**(reflux esophagitis)이라 부른다. 이 상태에서 오래 방치하면 **식도암**을 유발할 수도 있다는 점은 잘 알려져 있어 발병 초기부터 잘 관리되어야 할 소화기관의 질병 중 하나이다.

장기간 방치된 역류성식도염이 암으로 변해가는 과정에서 **식도위이음부**의 조직학적 변화의 이해는 매우 중요하다. 역류한 위의 소화액 등에 의해 식도점막이 반복적으로 자극을 받게 되면 식도점막상피가 위점막상피와 유사한 모양으로 점차 바뀌게 되는데 이러한 현상은 암으로 발전할 수 있는 전구 증상으로 매우 조심해야 하는 소견이다. 식도상피가 존재해야 할 식도의 한 부분에 역류성식도염 때문에 위점막상피가 발견되는 현상을 의학적으로는 **화생**(metaplasia)이라 부르며 식도에 위조직이 나타나는 질병을 **바레트식도**(Barrett's esophagus)라 한다(**그림 56-1; 그림 56-2**).

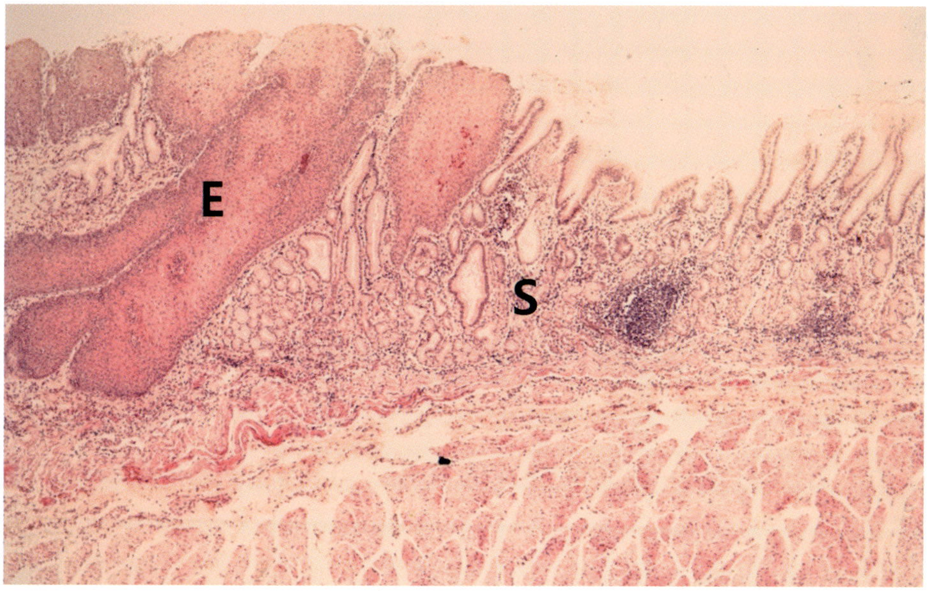

그림 56-1. 식도위이음부: 식도(E)에서 위(S)로 이행하면 조직학적 구조가 확연히 달라지게 된다.

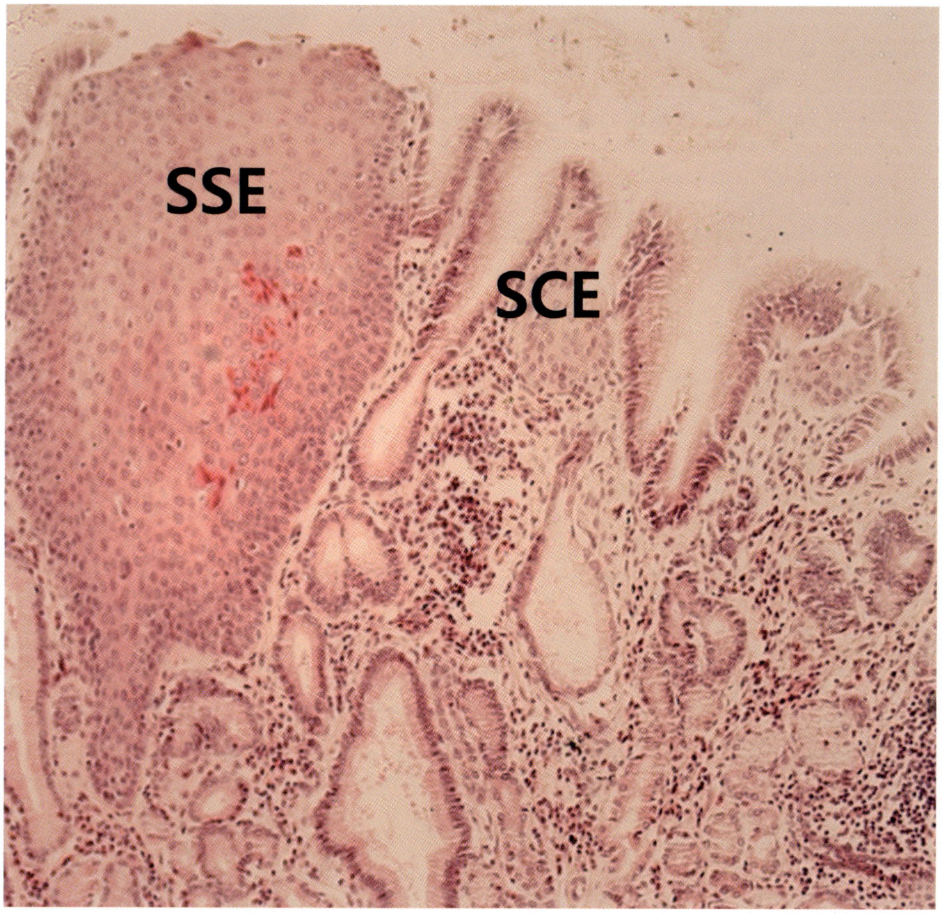

그림 56-2. 식도위이음부: 점막상피의 종류가 식도부위의 중층편평상피(SSE)에서 위로 넘어가면 단층원주상피(SCE)로 바뀌게 된다.

57 위벽의 구조

위는 소화기관 중 가장 중요한 장기의 하나로 의학적으로 심각한 질병도 많이 발생하기 때문에 소홀히 할 수 없는 기관이다. 위는 **들문부분**(**분무부**, cardia), **바닥부분**(**기저부**, fundus), **위몸통**(**체부**, body), **날문**(**유문**, pylorus) 등으로 나누는데, 각 부위에 따라 조직학적 소견이 차이가 있으므로 그 현미경적 특징을 구별하여 이해하는 것이 중요하다(**그림 57-1**).

위도 다른 소화관처럼 내강 쪽에서부터 **점막상피**, **고유판 점막근육판**, **점막하층**, **근육층**, **장막**의 순으로 되어 있다. 위벽은 점막과 점막밑조직이 솟아올라 **주름**(rugae)을 형성하고 있는데 위 벽 점막상피의 종류는 식도와 달리 기둥모양의 세포가 한층으로 배열되어 있다[1].

위에는 점막상피 표면이 움푹 들어간 **위오목**(gastric pit)이 있고 이는 아래쪽으로 **관상샘**(tubular gland)의 일종인 **위샘**(gastric gland)으로 연결된다. 위샘에서는 각종 효소와 물질이 분비되어 음식물의 소화를 돕는다(**그림 57-2**). 위오목과 위샘 길이는 위의 각 부위에 따라 그 상호간 비율이 다른데 들문부분에서 날문쪽으로 갈수록 위오목이 점점 길어진다(**그림 57-3**).

---

1) **단순원주상피**(simple columnar epithelium)이다.

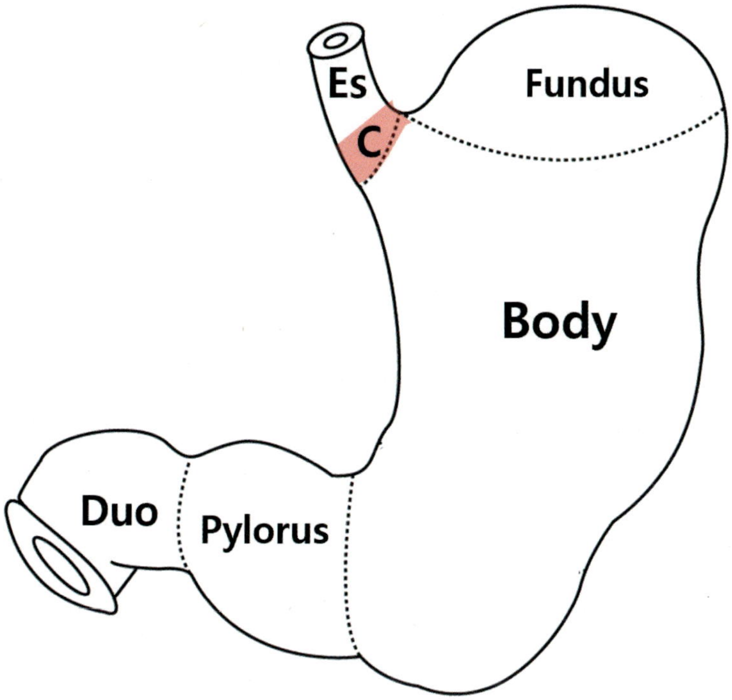

그림 57-1. **위의 구조:** 식도(Es)에서 이어지는 부위가 들문부분(C)이며, 십이지장(샘창자, Duo: duodenum)으로 이어지는 쪽에는 날문부분(pylorus)이 있다. 그 사이에 바닥부분(fundus)와 몸통(body) 등이 있다.

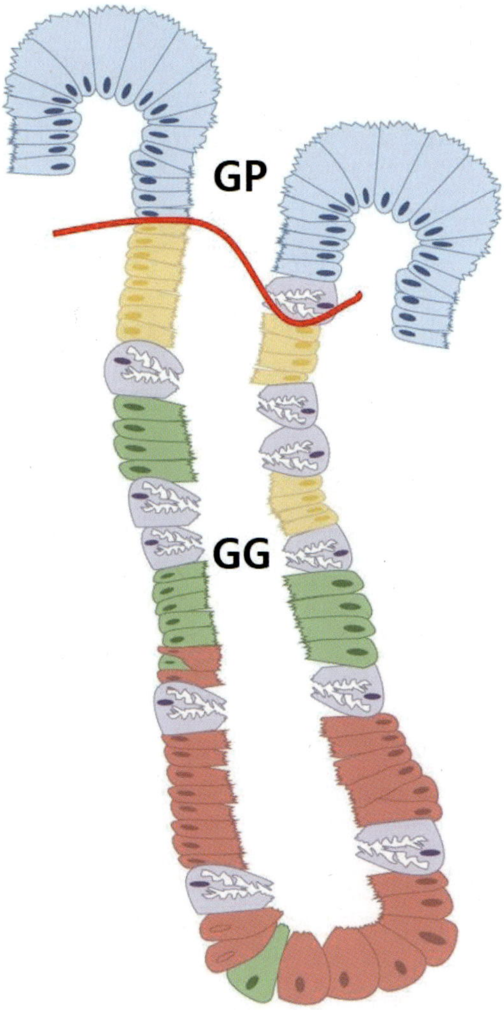

그림 57-2. **위벽의 조직학적 구조:** 위벽에는 위오목(GP)과 위샘(GG)이 있다.

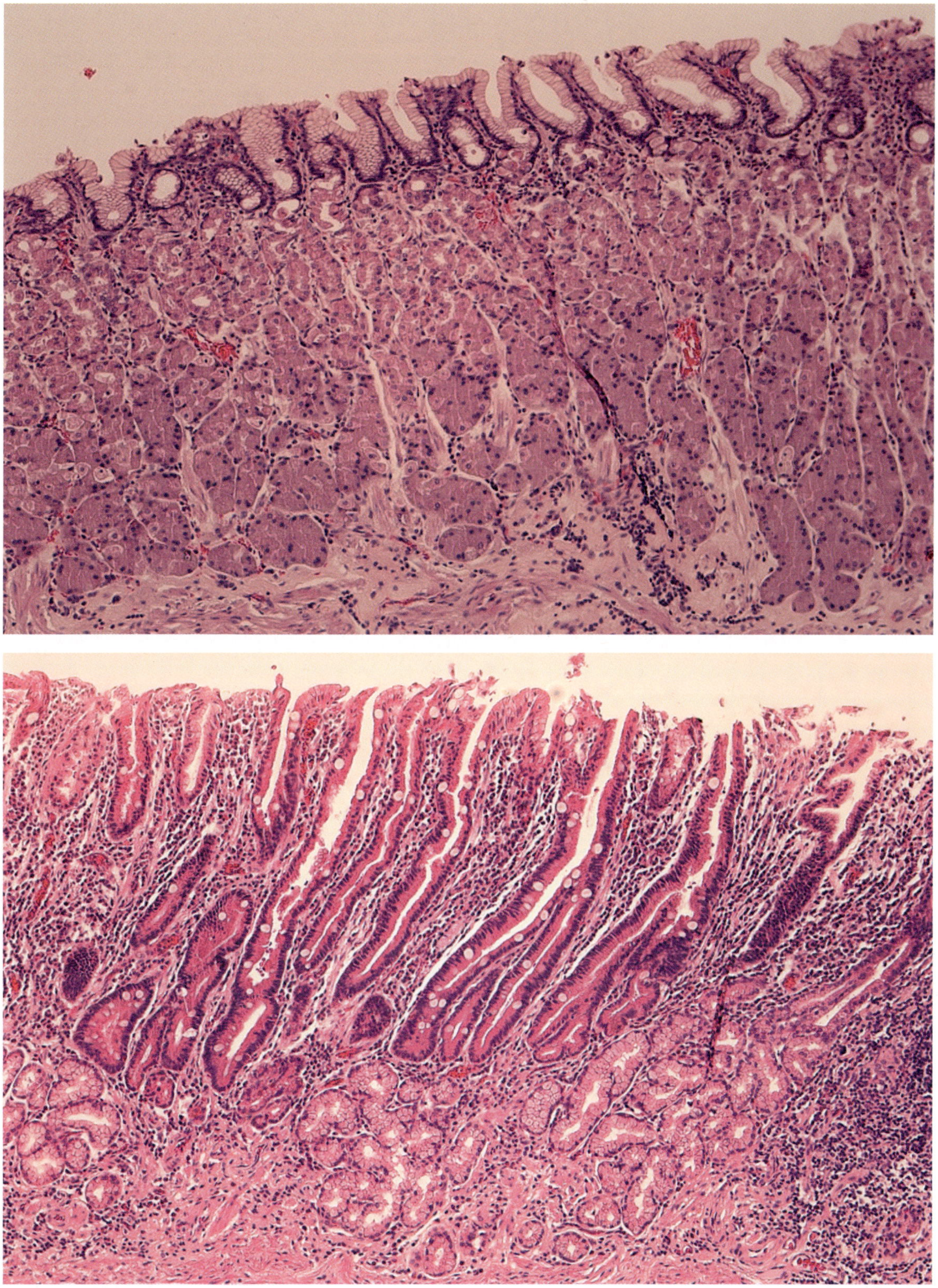

그림 57-3. (위) 위바닥 및 (아래) 날문부분: 위바닥부위는 위샘이 위오목보다 매우 길지만 위날문부위는 위오목의 길이가 위샘보다 훨씬 길어진다.

58 위샘의 세포

위샘(gastric gland)의 벽에는 여러가지 역할을 수행하는 다양한 세포들이 존재하는데 여기서 각종 물질을 분비하여 섭취한 음식물의 소화를 돕는다. 먼저 **벽세포**(parietal cell)는 위샘의 전역에 분포하는 세포로서 위산분비를 주로 담당한다. **목점액세포**(mucous neck cell)는 위샘의 목(neck) 부분에 많이 있는데 점액을 소화관 내로 분비한다. **으뜸세포(주세포**, chief cell)는 위샘의 아래쪽에 주로 존재하며 음식물을 소화시키는데 필요한 소화효소를 분비한다(**그림 58-1**). 위샘에는 이처럼 다양한 세포가 공존하고 있다는 것은 잘 알려져 있지만 H&E 염색에서 세포의 종류를 정확히 구분하는 것이 쉽지는 않다(**그림 58-2**).

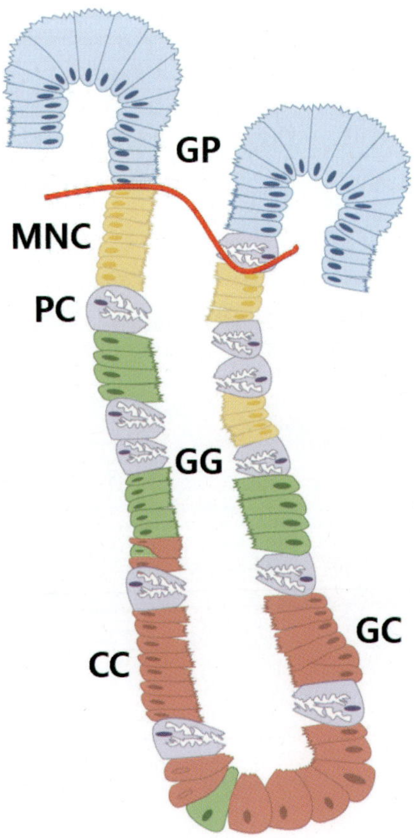

그림 58-1. 위샘(GG)의 벽에는 목점액세포(MNC), 벽세포(PC), 주세포(CC), 술잔세포(GC) 등이 있다. GP: 위오목

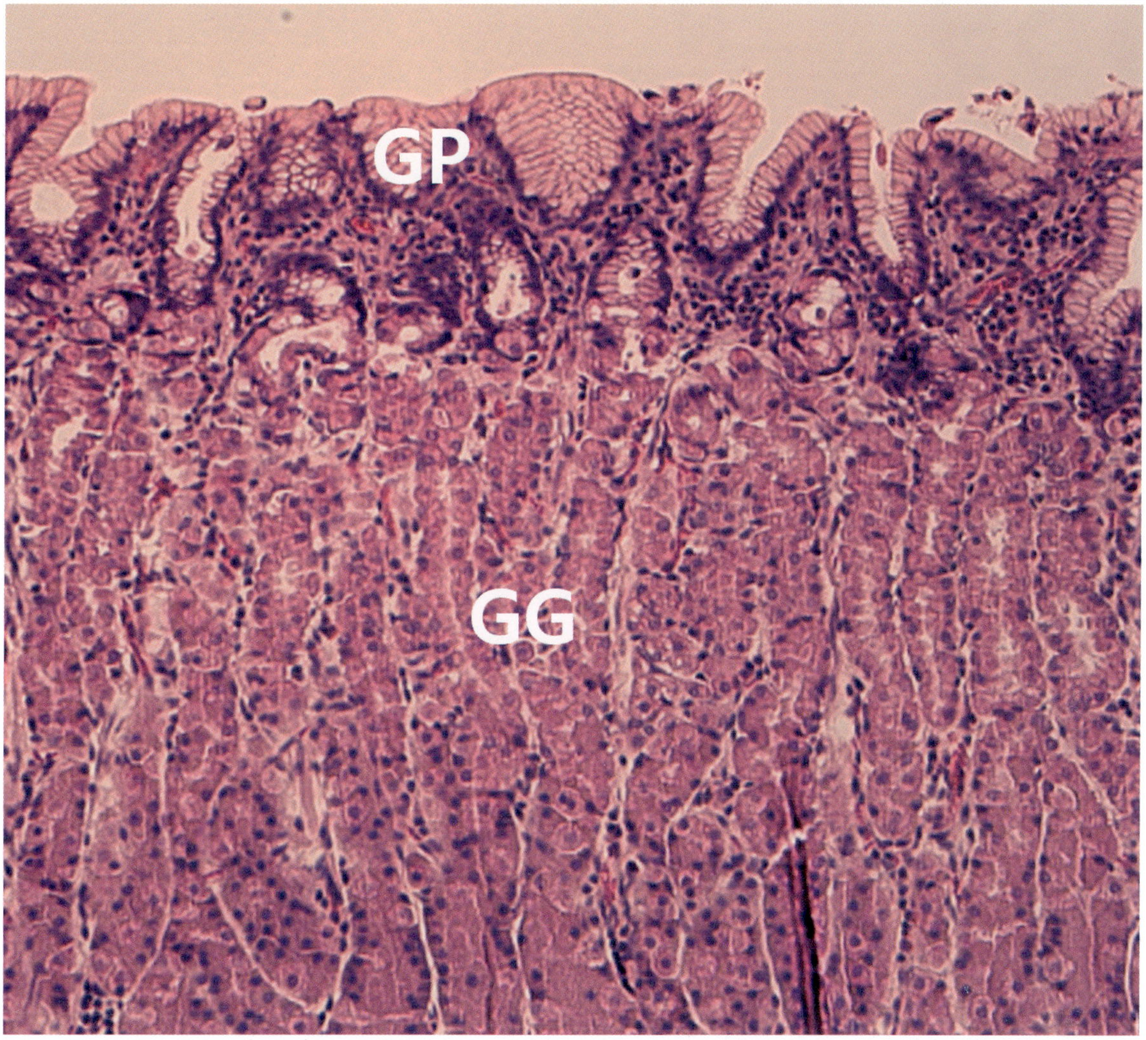

그림 58-2. **위바닥 부위:** 위샘(GG)에서 주로 발견되는 세포는 으뜸세포(주세포, chief cell)이다. GP: 위오목.

59 소장

소장(**작은창자**, small intestine)은 **십이지장**(**샘창자**, duodenum), **공장**(**빈창자**, jejunum), **회장**(**돌창자**, ileum)을 합쳐 말한다. 소장의 위쪽으로는 **위**(stomach)와 연결되며 아래로는 **대장**(**큰창자**, large intestine)과 이어진다. 소장도 다른 소화관처럼 **점막상피**(mucosal epithelium), **점막고유판**(lamina propria), **점막근육판**(muscularis mucosae), **점막하층**(**점막밑층**, submucosa), **근육층**(muscularis externa), **장막**(adventitia) 등으로 이루어져 있다(**그림 59-1**).

소장의 점막상피가 한 층의 기둥모양 상피세포로 이루어진 것도[1] 다른 소화관 부위와 유사하다. 상피세포의 사이사이에는 점액을 분비하는 **술잔세포**(goblet cell)가 존재한다. 점막과 점막하층에는 림프구가 많이 무리 지어 **림프소절**(lymphatic nodule)을 형성한 부분도 있다.[2] 위에는 **위샘**(gastric gland)이 있지만 소장에는 비슷한 역할을 수행하는 **장샘**(**창자샘**, intestinal gland)이라는 것이 있다. 십이지장에 있는 장샘을 특히 **십이지장샘**(**샘창자샘**, Brunner's gland)이라 따로 부르기도 한다(**그림 59-2**).

위에는 **주름**(rugae)이라 부르는 융기구조물이 있지만 소장에는 점막과 점막하층이 **돌림주름**(plica circularis)이란 주름을 형성하고 있는 것도 특징이다. 소장에는 돌림주름 외에 점막상피와 고유층이 솟아올라 형성된 **융모**(villi)도 있다. 융모와 돌림주름이 존재하는 것은 소화한 음식물의 영양성분을 흡수하는 표면적을 보다 넓게 만드는 역할을 한다.

1) 단층원주상피
2) 회장에서 자주 관찰되는 림프소절을 **파이어반**(Peyer's patch)이라 한다.

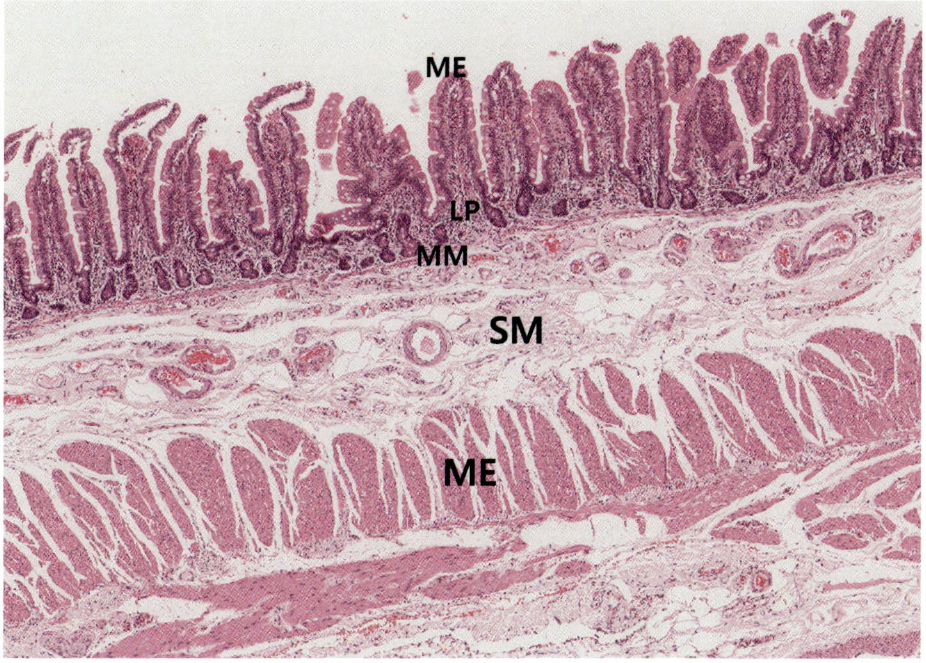

그림 59-1. 소장 중 공장(빈창자) 부분: 공장의 벽은 점막상피(ME), 점막고유판(LP), 점막근육판(MM), 점막하층(SM), 근육층(ME) 등으로 이루어져 있다. 점막상피, 점막고유판, 점막근육판은 그림 59-2에 더 자세하다.

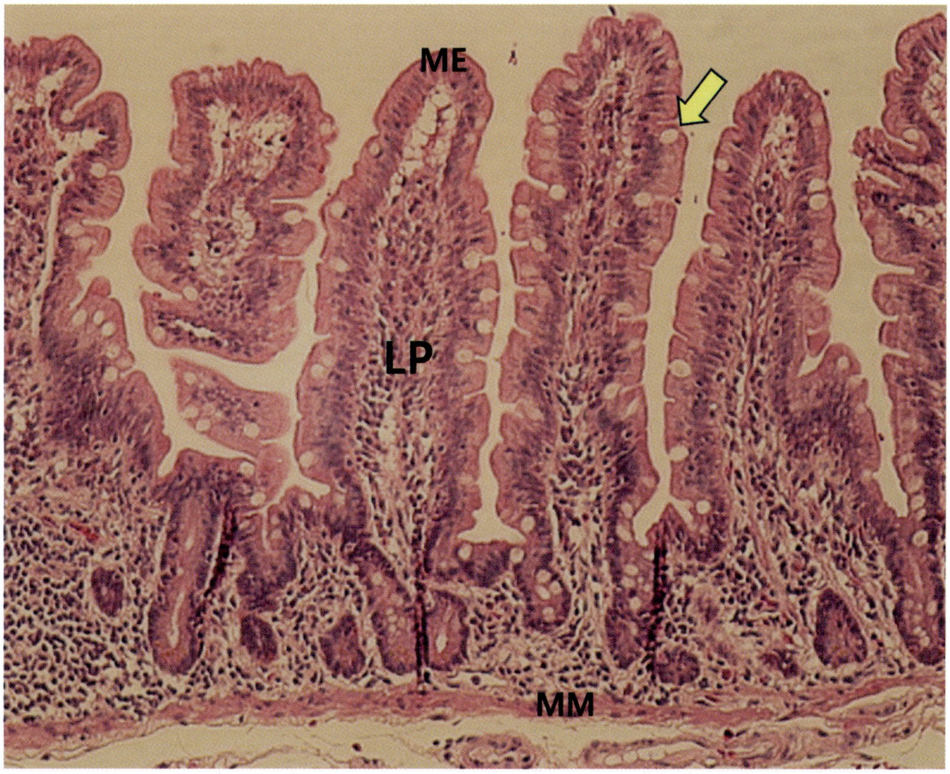

그림 59-2. 소장 중 공장 부분: 공장의 점막상피(ME)와 고유판(LP)을 확대한 그림. 점막상피는 한 층의 원주상피로 구성되며 상피세포의 사이에 술잔세포(노란 화살표)가 듬성듬성 끼어 있다. 화면의 가운데에 융모가 보이며 아래쪽으로는 장샘(intestinal gland)이 있다. 융모의 중심부에는 점막고유판이 밀려 올라가 있다. MM: 점막근육판

60 결장

결장(colon)은 소장에서 아래로 이어지는 부분으로 해부학적 위치에 따라 **상행결장(오름잘록창자**, ascending colon), **횡행결장(가로잘록창자**, transverse colon), **하행결장(내림잘록창자**, descending colon), **S상결장(구불잘록창자**, sigmoid colon) 등으로 나뉜다. 소장과 비교할 때 결장은 조직학적으로 몇 가지 차이를 보인다(**그림 60-1**). 먼저 결장에는 소장에서 보이는 융모(villi)와 돌림주름(plicae circularis) 등의 구조물이 없다. 따라서 소화관 쪽으로 솟은 부분은 안보이는 대신 아래쪽의 **장샘(창자샘**, intestinal gland)은 소장과 마찬가지로 계속 점막에서 관찰된다. 이 때문에 결장은 편평한 소화관 벽 아래쪽으로 장샘이 무수히 존재하는 모양으로 되어 있다(**그림 60-2**).

결장의 표면상피는 소화된 음식물을 흡수하는 **흡수세포**(absorptive cell)로 대부분 구성되어 있는데 여기에 점액을 분비하는 **술잔세포**(goblet cell)가 더러 섞여 있는 모양이다[1] (**그림 60-3**). 일종의 근육띠인 **결장끈**(taenia coli)이 관찰된다는 것도 소장과 결장을 구별하는 특징 중 하나이다.

1) 술잔세포는 소장보다 대장에서 상대적으로 그 숫자가 많다.

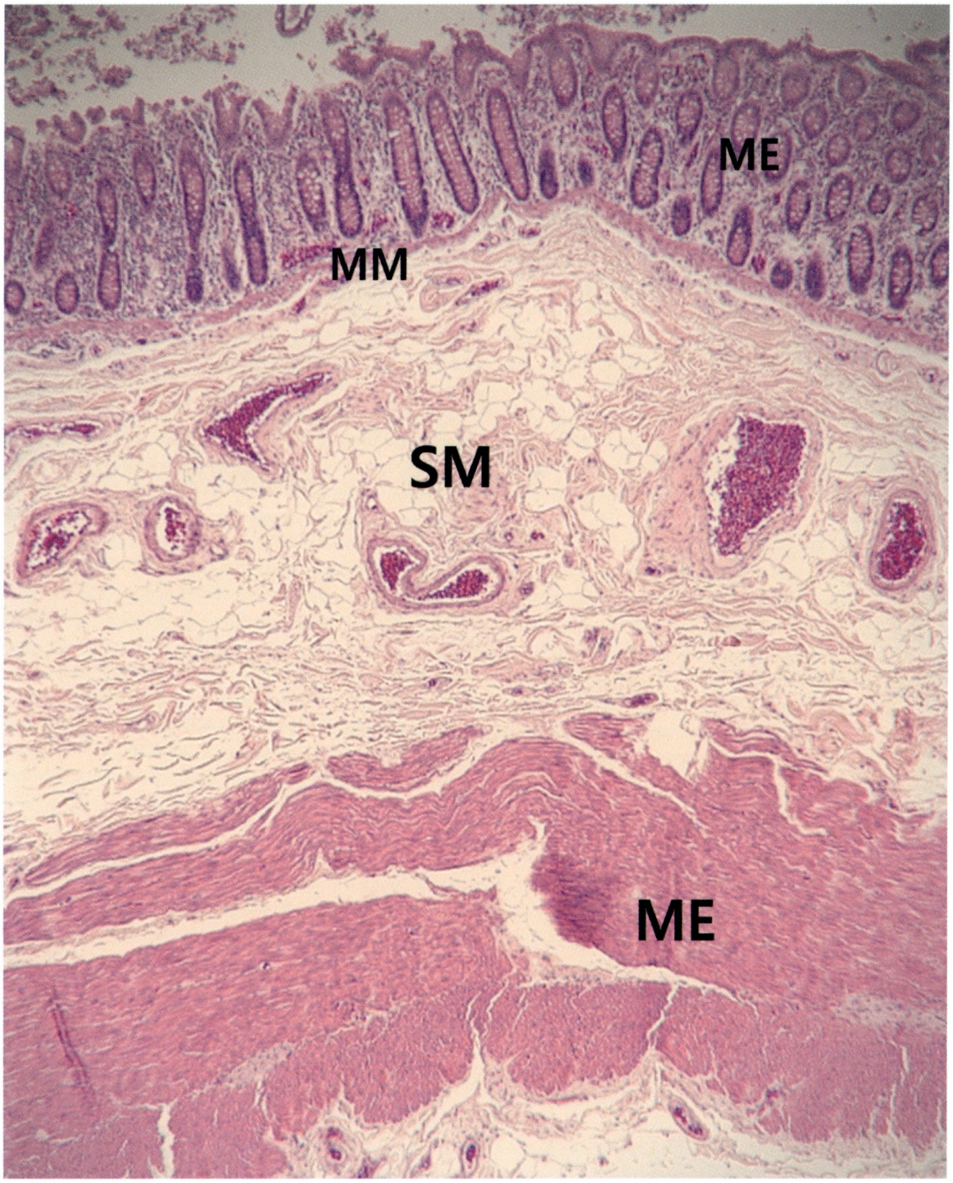

그림 60-1. 결장의 조직학적 구조: 결장 벽은 점막상피(ME), 점막고유판, 점막근육판(MM), 점막하층(SM), 근육층(ME) 등으로 이루어져 있다.

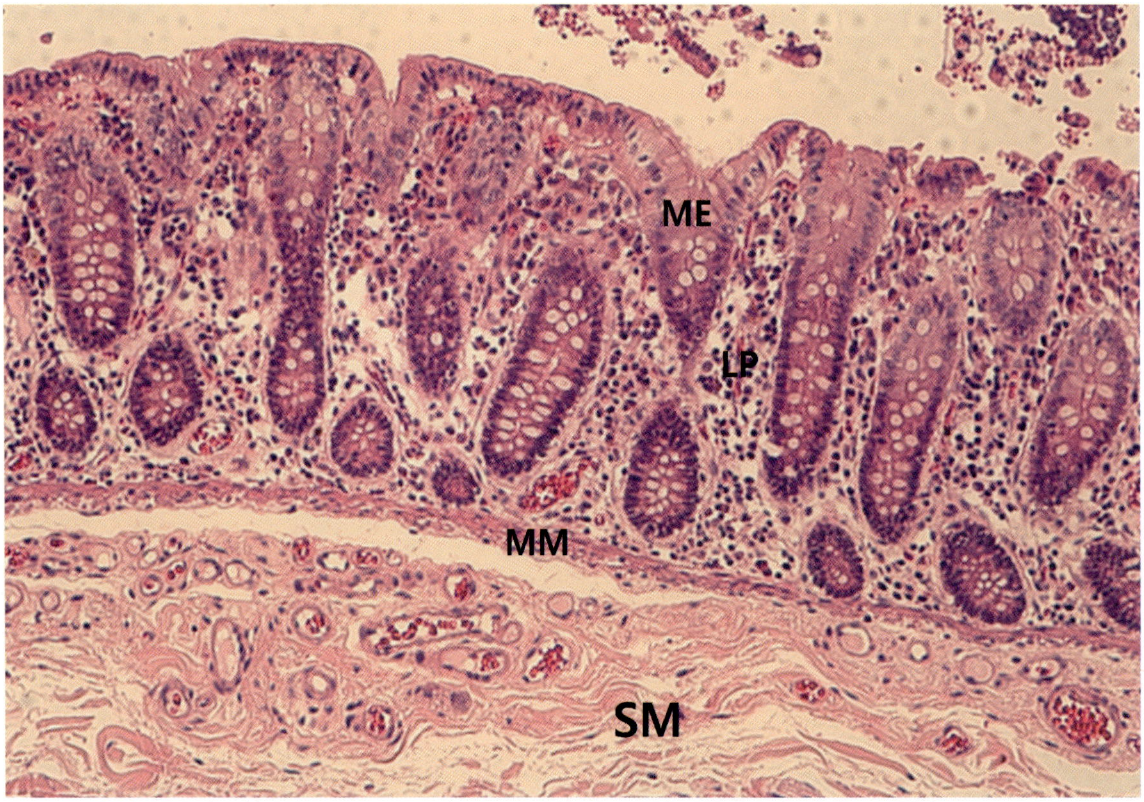

그림 60-2. 결장 벽의 점막상피(ME)와 점막고유판(LP), 점막근육판(MM), 점막하층(SM) 부위의 확대사진

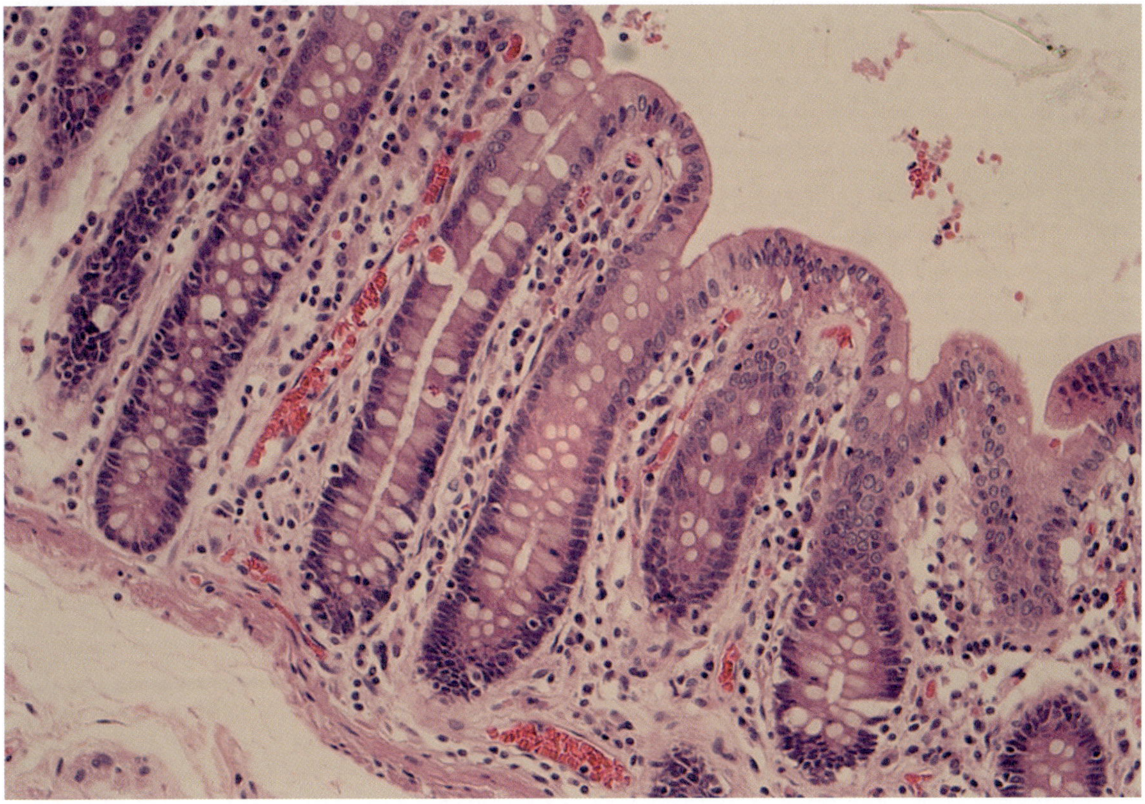

그림 60-3. 결장은 소장과 달리 융모가 없지만 장샘(intestinal gland)은 여전히 존재한다. 시험관 모양의 관상샘인 장샘은 대부분 단층원주상피인 흡수세포이지만 그 사이 사이에 술잔세포(goblet cell)가 보인다.

61 간

간(liver)은 임상적으로 큰 의미가 있는 장기이므로 그 구조를 정확히 이해하는 것은 아무리 강조해도 지나치지 않다. 간에는 많은 수의 **간세포**(hepatocyte)가 모여 있다(**그림 61-1**). 간세포는 나란히 길게 늘어선 모양으로 배열되어 있기 때문에 이를 **간세포판**(hepatic cord, hepatic plate)이라 부른다. 간세포판의 사이에는 **동굴모세혈관**(sinusoid, sinusoidal capillary)이 있는데 이 사이로 혈액이 흘러 지나가게 된다. 간세포판을 이루는 간세포가 동굴모세혈관 안을 지나는 혈액 안에 존재하는 여러가지 노폐물과 독성 성분을 제거하게 된다(**그림 61-2**).

간 조직은 육각형으로 보이는 **고전적 간소엽**(classical hepatic lobule)을 이루고 있는데 각 소엽의 가운데에는 **중심정맥**(central vein)이 있으며 소엽 주변 귀퉁이에 **문맥구역**(portal area)이 있다. 혈액은 문맥구역에서 간세포판 사이의 동굴모세혈관을 따라 중심정맥 쪽으로 흐른다(**그림 61-3**).

문맥구역에는 **간문맥**(portal vein), **간동맥**(hepatic artery), **담관**(bile duct) 등이 소량의 결합조직에 둘러싸여 있다. 동맥혈관인 간동맥은 벽이 두껍지만 정맥혈관인 간문맥은 그보다 벽이 얇고 내강이 크다. 담관은 한 층의 입방상피가 벽을 이룬 관모양의 구조물로서 간동맥, 간문맥과 구별이 가능하다. 간문맥, 간동맥, 담관의 세가지 구조물을 합쳐서 **간세동이**(portal triad)라 부른다(**그림 61-4**).

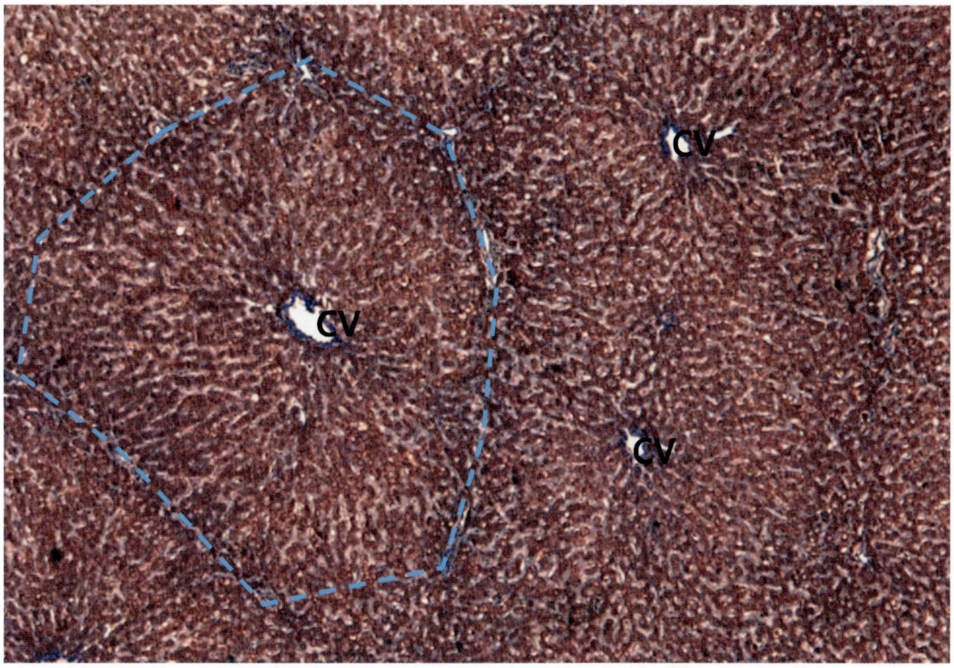

그림 61-1. 간의 조직학적 구조: 중심정맥(CV)을 중심으로 한 다각형 모양의 고전적 간소엽이 보인다(푸른색 점선 내부). 간소엽의 가쪽 꼭지점 부위에 문맥구역(portal area)이 있는데 이곳에 간세동이(portal triad)를 이루는 간문맥, 간동맥, 담관이 모여 있다.

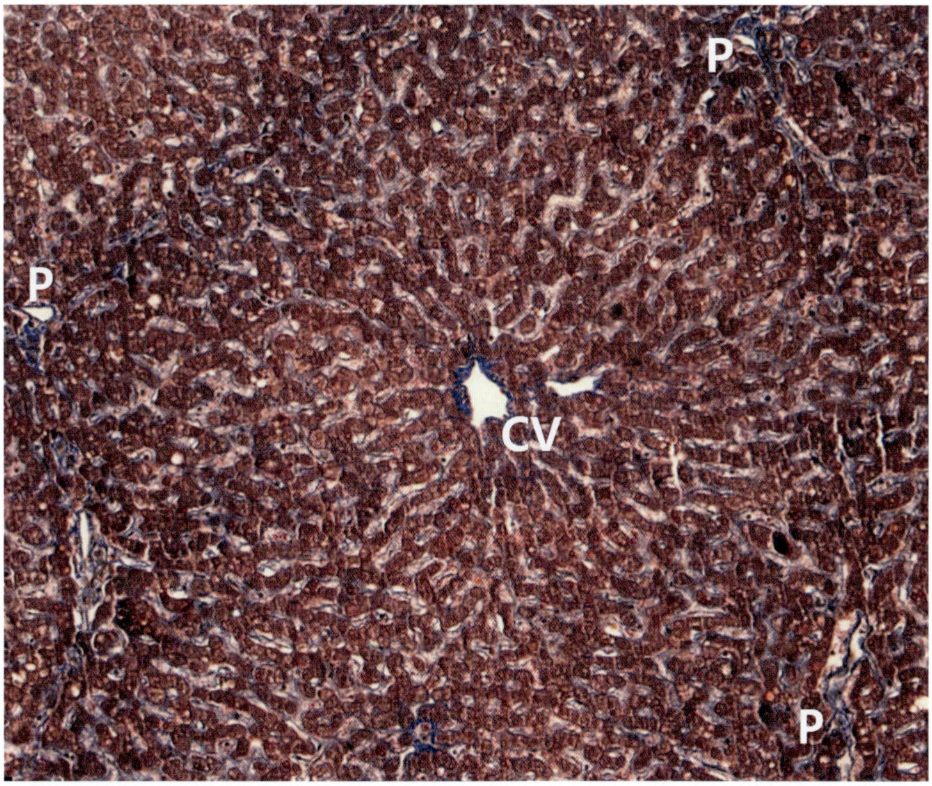

그림 61-2. 간세포판(hepatocyte plate)이 문맥구역(P)에서 중심정맥(CV) 쪽으로 달리며 그 사이를 지나는 동굴모세혈관이 혈액을 간조직에 공급하고 있다.

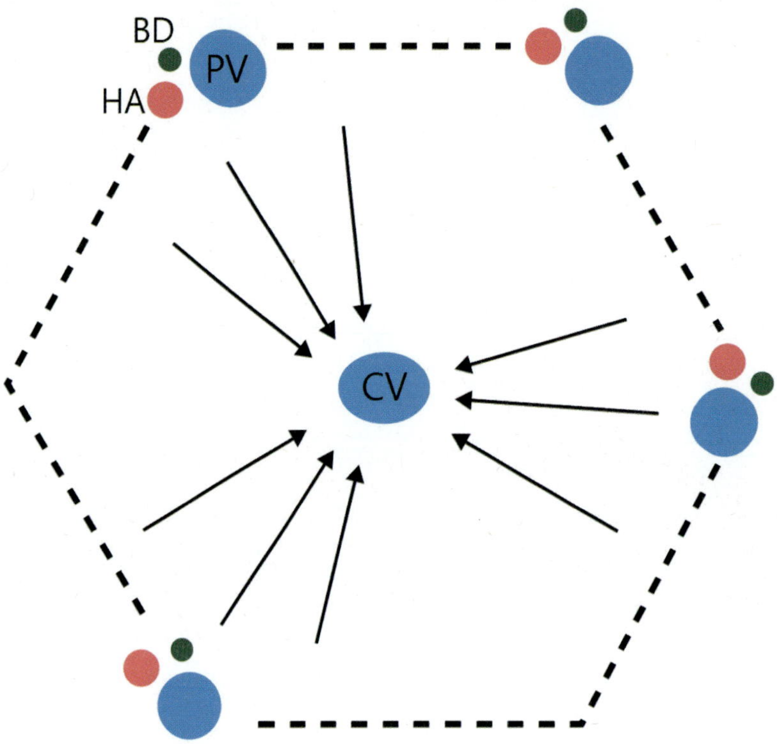

그림 61-3. 간조직의 고전적 간소엽과 혈액의 흐름(화살표방향). CV: 중심정맥, PV: 간문맥, HA: 간동맥, BD: 담관(bile duct)

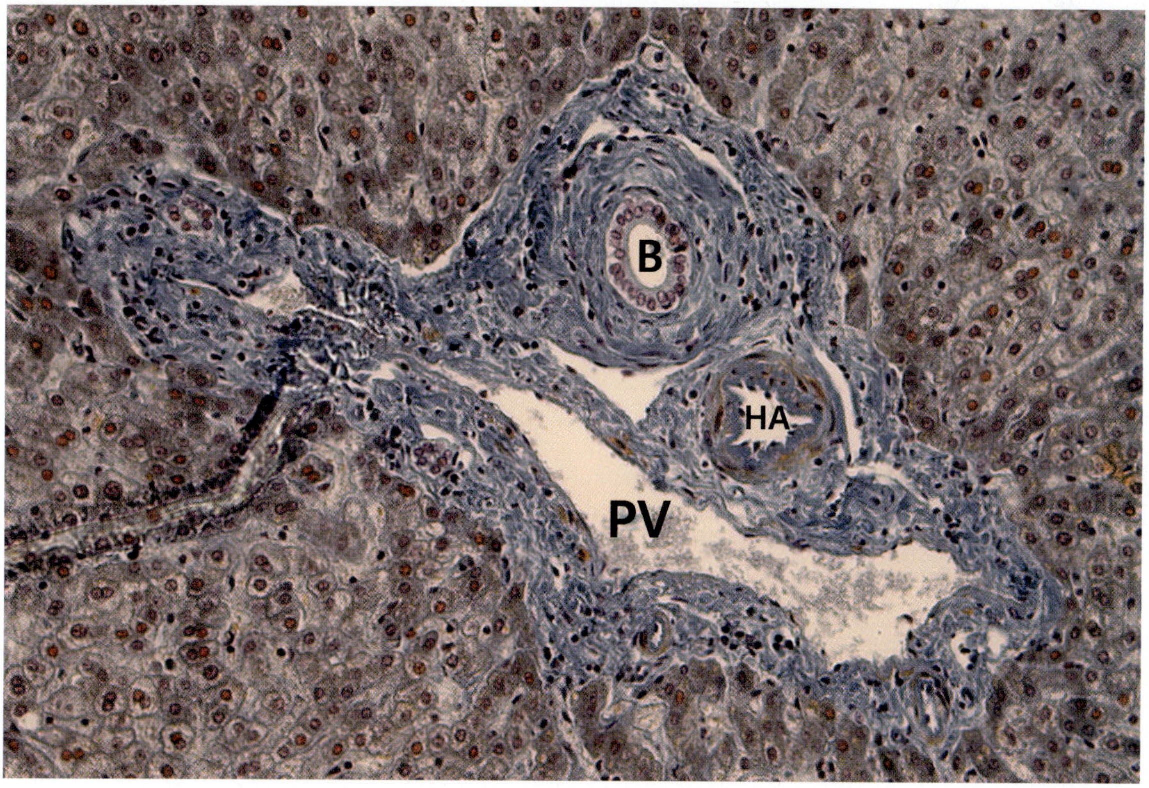

그림 61-4. 문맥구역에는 간문맥(PV), 간동맥(HA), 담관(B)으로 이루어진 간세동이가 존재한다. 결합조직이 포함되어 있는 부분은 Masson's trichrome 염색으로 파랗게 보인다.

62 호흡계통

우리 몸의 호흡계통은 **비강(코안, nasal cavity)**에서 시작하여 **비인두**(nasopharynx), **후두**(larynx), **기관**(trachea), **기관지**(bronchus), **세기관지**(bronchiole)를 거쳐 최종적으로 **폐포**(alveolus)에 이른다. 해부-조직학적으로 본다면 코를 통해 흡입한 공기가 통과할 뿐 산소교환은 일어나지 않는 부위가 있는데 이를 호흡계통의 **전도부**(conducting part)라 한다. 전도부의 처음 시작되는 부위는 육안으로도 쉽게 구별되지만 폐 쪽으로 갈수록 가지를 많이 쳐서 그 단면의 크기는 갈수록 줄어들게 되며 전도부의 마지막 단계[1]에 이르면 현미경으로 관찰해야 보일 정도로 내경이 작아진다.

전도부보다 아래쪽에는 가스교환이 활발하게 이루어지는 부위가 이어지는데 이를 **호흡부**(respiratory part)라 부른다. 조직학적으로는 **호흡세기관지**(respiratory bronchiole)부터 **폐포**까지 이르는 호흡계통 구조물의 연속이다. **호흡세기관지**는 공기가 지나가는 통로이면서도 기관지 벽에 폐포가 드물게 존재하여 전도부와 호흡부의 역할을 동시에 수행하는 기관이라 할 수 있다. 호흡세기관지를 지나면 산소교환이 이루어지는 폐포가 본격적으로 많이 보이는데 우리가 생각하는 가스교환이 이루어지는 폐의 기능은 이러한 폐포의 집합체에서 이루어진다고 할 수 있다(**그림 62-1**).

1) 종말세기관지

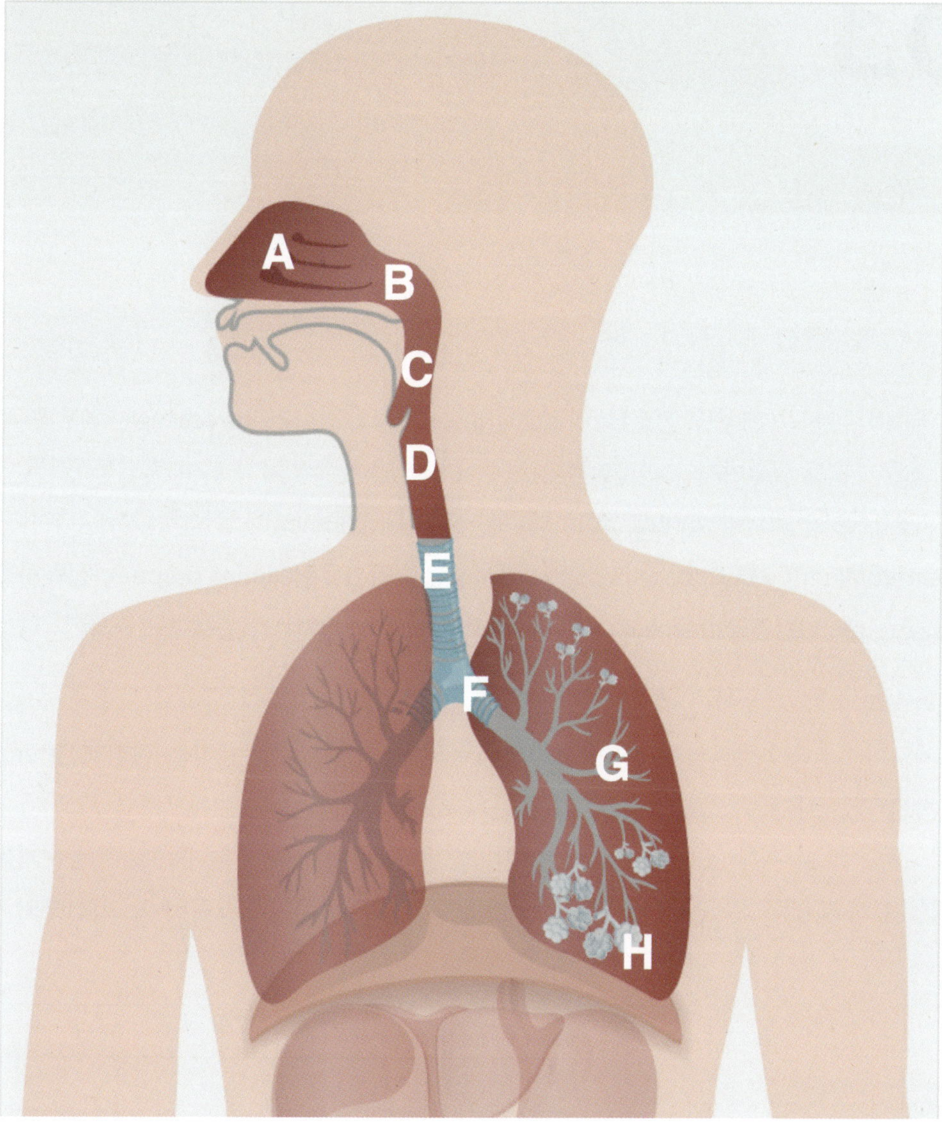

그림 62-1. 호흡계통: 공기가 지나가는 통로(전도부)와 가스교환이 일어나는 부위(호흡부)로 나눌 수 있다. 호흡계통의 전도부(conducting part)는 다음과 같다. A: 비강(nasal cavity), B: 비인두(nasopharynx), C: 입인두(oropharynx), D: 후두(larynx), E: 기관(trachea), F: 기관지(bronchus), G: 세기관지(bronchiole)의 종말세기관지(terminal bronchiole)까지이다. 그 아래로 호흡부(respiratory part)인 호흡세기관지(respiratory bronchiole)가 있으며 이는 폐포관(alveolar duct)을 거쳐 H: 폐포(alveoli)로 연속된다.

63 기관

호흡기관을 이루는 구조물 중 **전도부**(conducting part)에 속하는 **기관**(trachea)은 후두와 폐를 연결시켜주는 호흡기관의 일부이지만 산소교환이 이루어지지 않는 부분에 속하여 흡입한 공기는 단지 기관 내의 통로를 흘러 지나갈 뿐이다. 기관 단면을 보면 **내강**(lumen)에 인접한 쪽에서부터 **점막상피**(mucosal epithelium), **기저막**(basement membrane), **점막고유판**(lamina propria), **점막하층(점막밑층**, submucosa**)**, **기관연골**(tracheal cartilage),[1] **바깥막**(adventitia)이 순서대로 관찰된다(그림 63-1).

기관점막상피의 세포는 여러 층으로 보이지만 핵의 위치가 세포마다 달라서 그렇게 보일 뿐 사실은 단층 세포이다.[2] 점막상피의 **술잔세포**(goblet cell)와 점막하층에 존재하는 **장점액샘**(seromucous gland)에서는 기관 내강 쪽으로 점액을 분비하는데 분비된 점액은 호흡기관으로 들어오는 분진 등을 잡아 이를 최종적으로 객담(가래)의 형태로 뱉아내게 된다. 이때 점액을 입 쪽으로 이동시키는데 있어 중요한 역할을 하는 것이 점막상피의 내강 쪽에 존재하는 **섬모**(cilia)이다(그림 63-2; 그림 63-3).

1) 기관연골은 전형적인 **유리연골(hyaline cartilage)**이다.

2) 이러한 상피조직을 **거짓중층섬모원주상피(pseudostratified ciliated columnar epithelium)**라 한다. 이러한 모양의 상피는 한 층의 세포로 되어 있지만 상피조직의 두께는 꽤 두껍다. 호흡기관은 가지를 쳐 작은 크기로 될수록 그 벽을 이루는 상피조직의 높이가 낮아져 종말세기관지의 단계에 이르면 단층원주상피로 바뀌게 되며 이보다 더 작은 호흡세기관지는 단층입방상피로 이루어진다.

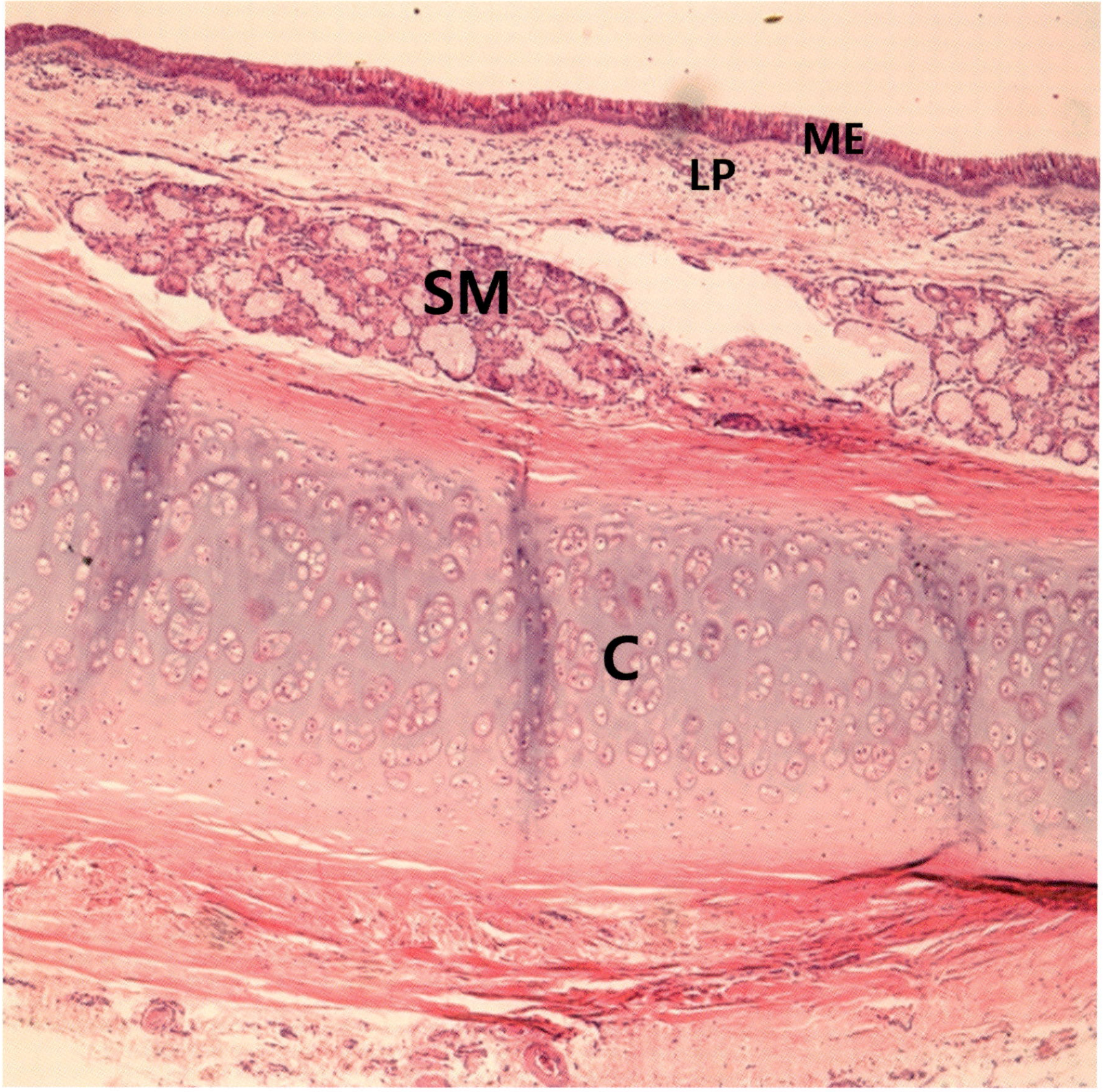

그림 63-1. 기관의 조직학적 구조: 위에서 아래쪽으로 점막상피(ME), 기저막, 점막고유판(LP), 점막하층(SM), 기관연골(C) 등이 보인다.

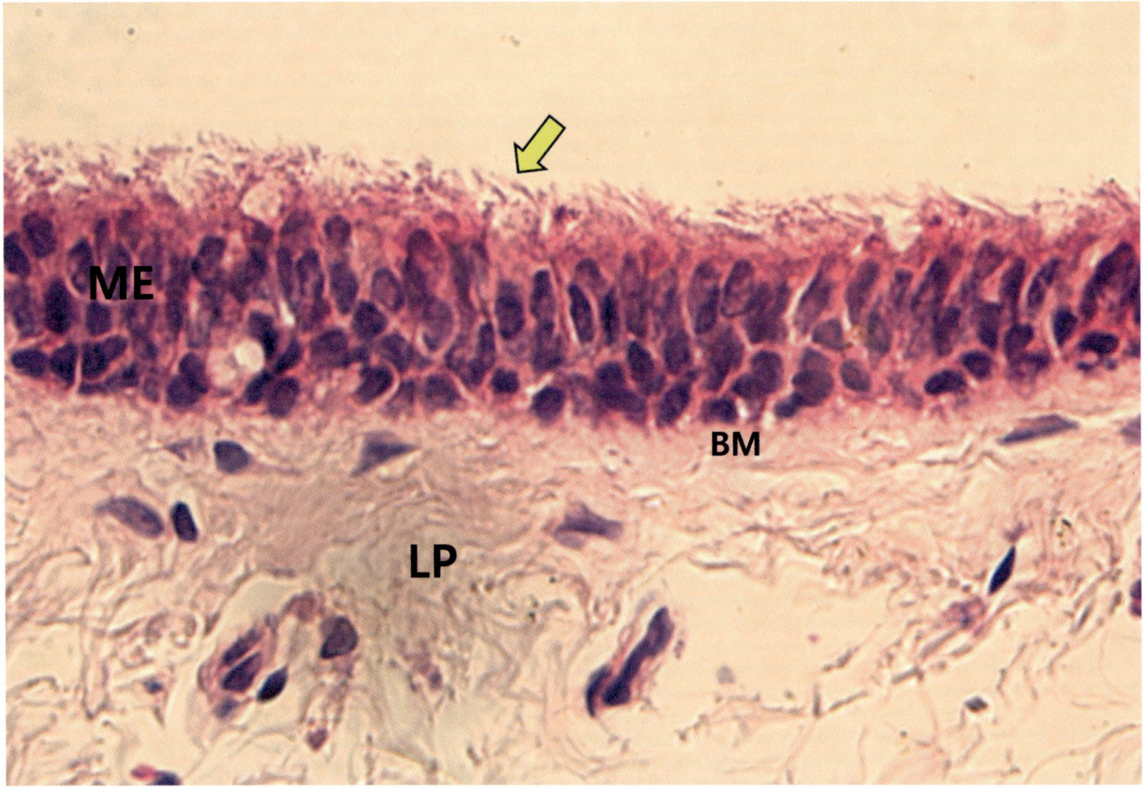

그림 63-2. **기관에서 공기가 지나가는 내강 쪽 점막상피(ME)의 확대사진:** 점막상피의 내강면에는 섬모(노란 화살표)가 있다. 그 아래로 여러 층의 상피세포가 있는 것처럼 보이지만 실제로는 한 층의 세포이며 세포내 핵의 위치가 달라 그렇게 보일 뿐이다. BM: 기저막, LP: 점막고유판

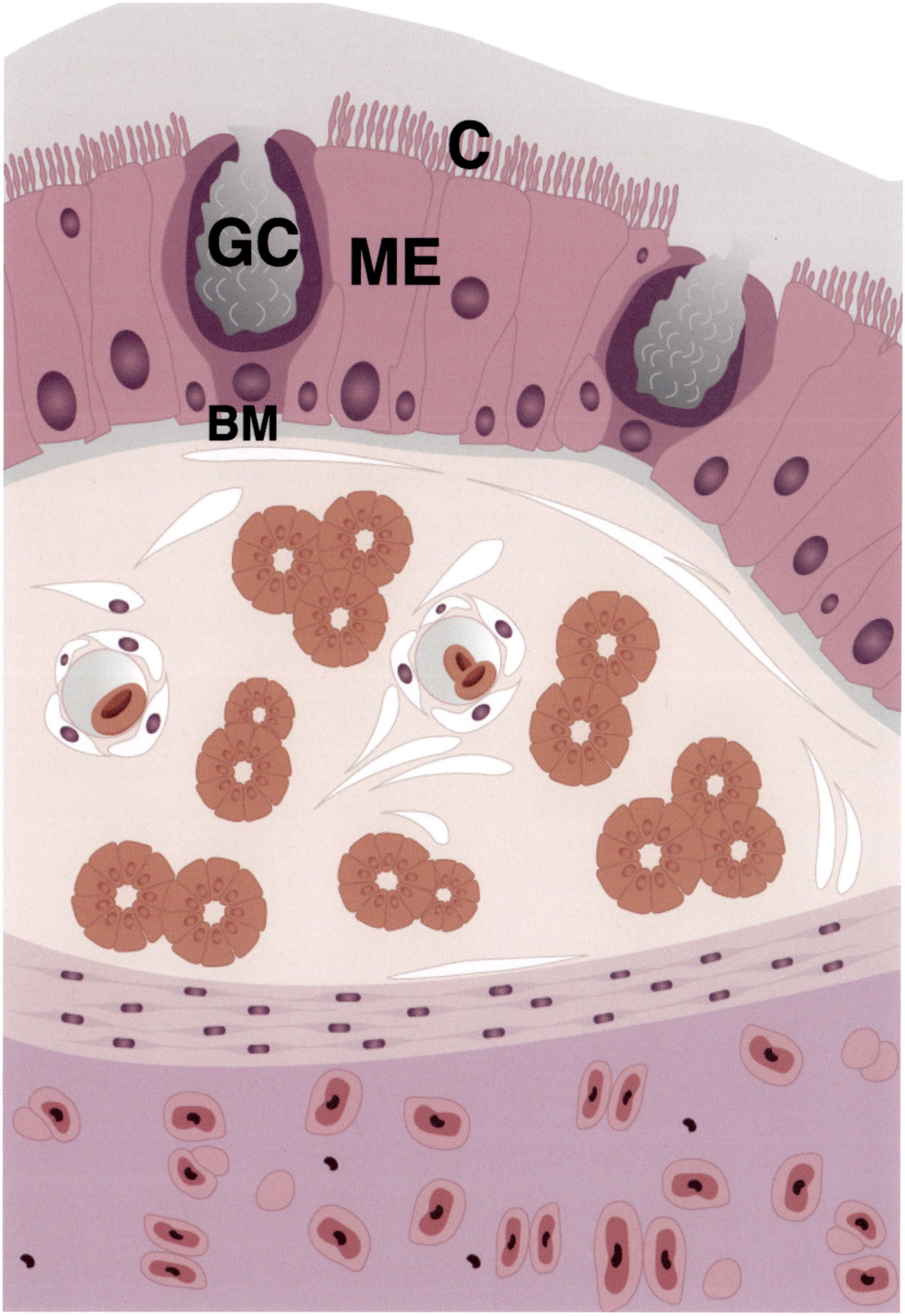

그림 63-3. **기관의 조직학적 구조.** C: 섬모, GC: 술잔세포, BM: 기저막, ME: 점막상피

64 호흡기질환과 장점액샘

호흡기관의 **점막하층(점막밑층**, submucosa)에는 **장점액샘**(seromucous gland)이라는 구조물이 존재한다. 장기간 흡연을 하면 다양한 호흡기 질환에 걸리기 쉬운데 이 때 기관 내로 분비되는 점액의 양이 증가하며[1] 이를 생산하는 장점액샘도 정상인보다 크게 늘어나게 된다.

장점액샘은 이름 그대로 묽은 장액과 끈적한 점액을 동시에 분비하는 샘상피조직이기 때문에 현미경으로 관찰하면 진하게 염색된 부분과 옅게 염색된 부분이 뒤섞여 같은 샘조직 안에서 관찰된다. **만성기관지염** 때 장점액샘의 크기가 크게 증가하므로 이 질병을 진단하고자 할 때는 벽의 두께와 비교하여 점막하층의 장점액샘이 정상인보다 얼마나 늘어나 있는지 확인하는 방법이 있다[2] (**그림 64-1**).

1) 이것이 객담이 늘어나는 원인이다.
2) 이를 **Reid index**라고 부르는데 정상에서 40% 내외인 점막하층의 장점액샘 비율이 50% 넘게 증가하면 만성기관지염이라 볼 수 있다.

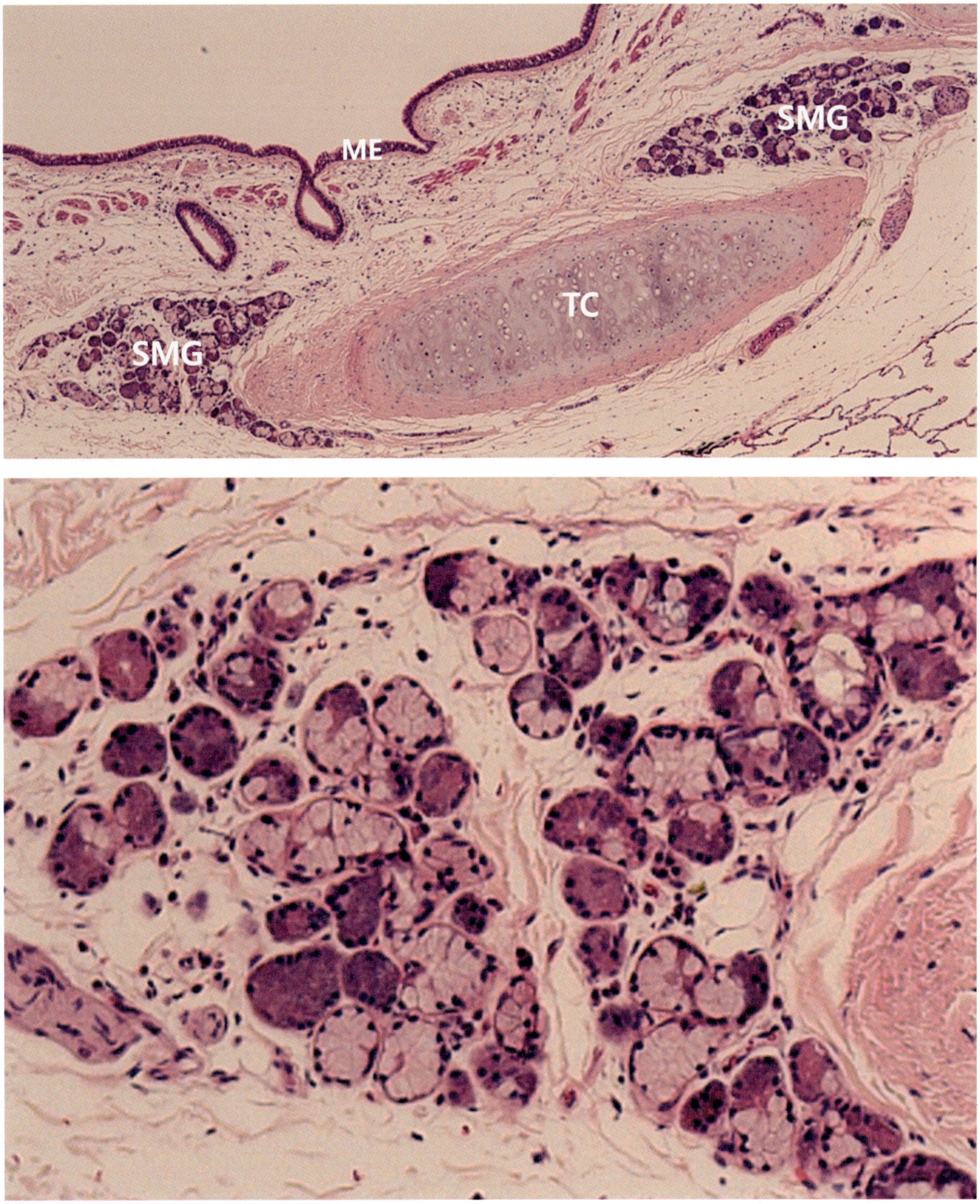

그림 64-1. 기관의 점막하층에는 장점액샘(SMG)이 있다. 이 샘은 장액샘과 점액샘이 함께 있어 서로 다른 밝기로 염색된 샘꽈리가 섞여 있는 것이 특징이다. ME: 점막상피, TC: 기관연골

65 폐포

호흡기관의 말단부위에 가까워질수록 산소와 이산화탄소를 활발하게 교환하는 **호흡부**(respiratory portion)가 점점 늘어나는데 이는 **호흡세기관지**(respiratory bronchiole)에서 **폐포**(alveolus)까지 해당한다. 외부로부터 흡입된 산소를 적혈구에 전달하고 적혈구로부터는 이산화탄소를 받아 다시 외부로 배출하는 과정이 호흡세기관지에서부터 폐포까지 구간에서 집중적으로 이루어지는 것이다.

폐포는 가스교환이 쉽게 이루어질 수 있도록 특화된 구조를 가지고 있다(**그림 65-1**). 호흡기관 말단으로 갈수록 상피세포는 점점 두께가 얇아지며 폐포가 되면 상피세포는 한층으로 이루어진 납작한 세포로 바뀌어 가스가 쉽게 투과할 수 있을 정도의 두께가 된다.[1]

폐포의 상피세포는 두 종류로 구성된다. **제1형 폐포세포**(type I alveolar cell)는 납작한 모양으로 폐포 표면 대부분을 덮고 있다. 반면에 **제2형 폐포세포**(type II alveolar cell)는 여러 개의 폐포가 서로 만나는 **부분**(septal junction)에서 주로 관찰되는데 크기도 1형 세포보다는 더 통통한 모양을 하고 있다. 이 중 제2형 상피세포는 폐포 표면에 존재하는 표면활성제(surfactant)의 생산과 관련이 있는 세포로서 이 물질이 없으면 태아가 출생 시 폐가 제대로 펴지지 않아 곤란을 겪기 때문에 임상적인 의미가 크다.

폐포중격(꽈리사이막, interalveolar septum, septal wall)에는 모세혈관이 있어 그 안에는 적혈구가 많이 보인다. 폐포 안으로 유입된 공기와 가스교환이 이 모세혈관을 통해 이루어지는 것이다(**그림 65-2**).

1) 폐포는 한 층의 상피세포로 이루어진 주머니 모양의 구조물이라고 생각할 수 있다.

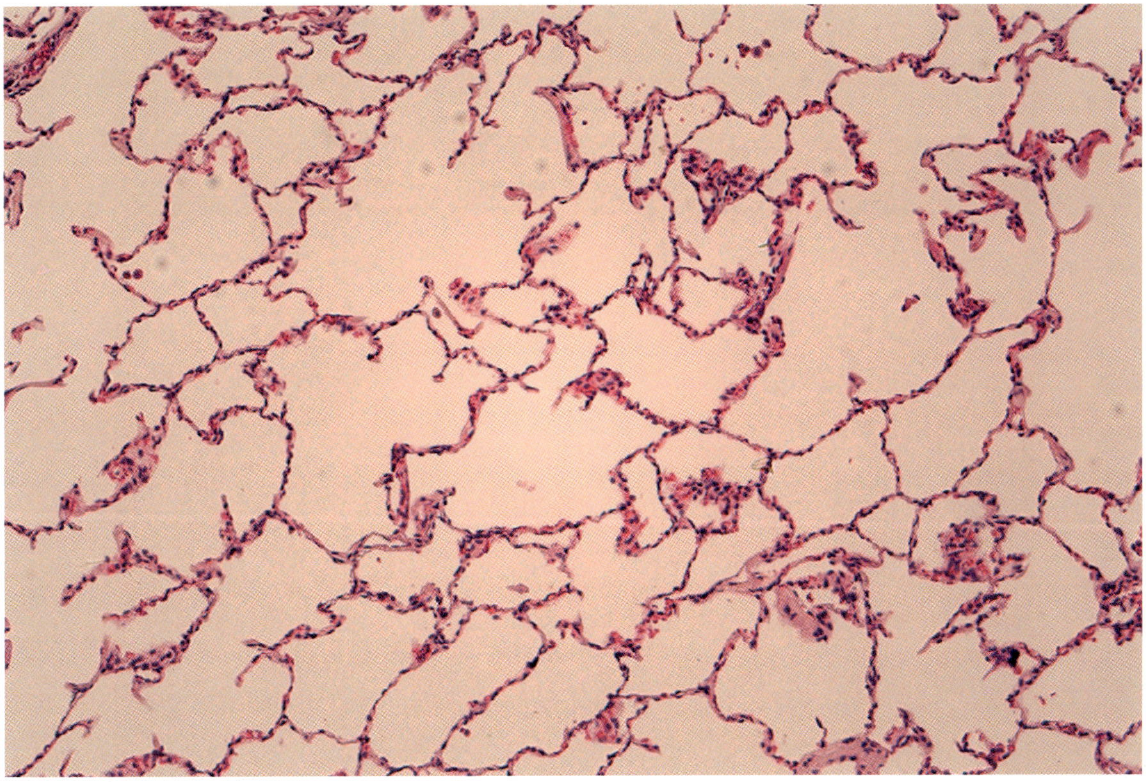

그림 65-1. 폐포의 구조

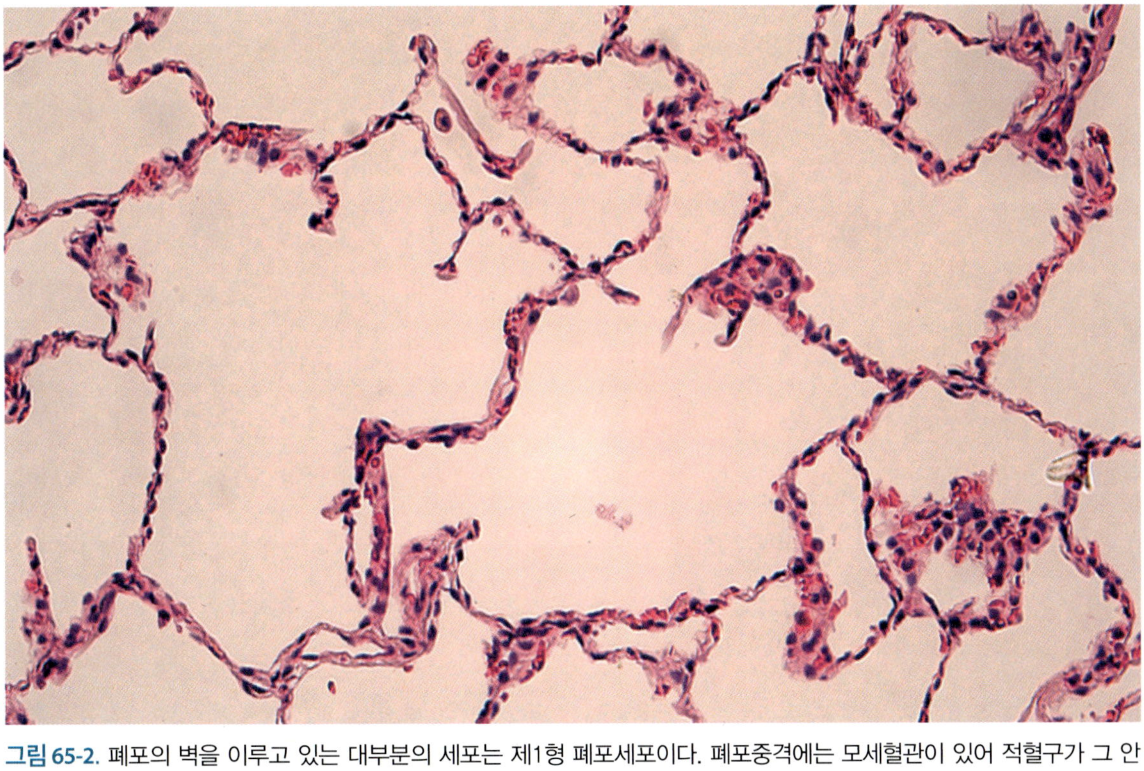

그림 65-2. 폐포의 벽을 이루고 있는 대부분의 세포는 제1형 폐포세포이다. 폐포중격에는 모세혈관이 있어 적혈구가 그 안에서 보인다.

66 생식계통

조직학에서 관찰하는 **남성생식기관**(male reproductive system)에는 **고환**(testis), **정관**(vas deferens, ductus deferens), **정낭**(seminal vesicle), **전립샘**(prostate gland) 등이 있다.

남성생식기관 중 **고환** 내부에는 **정세관**(seminiferous tubule)이란 구조물이 있는데 여기서 남성생식세포가 분화하여 정자가 만들어지며 이는 **정관**을 거쳐 몸밖으로 배출된다. 우리 몸에는 **정낭**과 **전립샘**이라는 기관도 있는데 여기서 분비된 체액이 정자와 함께 배출되므로 남성생식기관에서 함께 다루는 것이 일반적이다. 하지만 이 책에서는 남성생식기관 중 중요성이 더 높다고 생각되는 **고환**, **정관** 등에 대해 집중적으로 살펴보고 나머지는 본격적으로 조직학을 공부하게 될 시점으로 미루어 두기로 한다.

여성생식기관(female reproductive system)에서는 **난소**(ovary), **자궁**(uterus), **난관**(uterine tube), **태반**(placenta), **탯줄**(umbilical cord) 등을 조직학에서 배운다. 여성의 **난소**에서는 **난모세포**(oocyte)가 성숙한 결과 **난자**(ovum)가 만들어져 배란 때 밖으로 배출된다. 난소에서 배란된 난자는 난관 부위에서 **정자**(sperm)와 만나 수정이 이루어지며 이렇게 만들어진 수정란은 분열과 분화가 거듭되다가 최종적으로 자궁까지 이동하여 **자궁내막**(**자궁속막**, endometrium)에 정착하게 된다. 자궁내막은 **월경주기**(menstrual cycle)에 따라 증식과 퇴화를 반복하며 수정란의 착상을 준비한다.

임신에 성공한 후 생성되는 **태반**과 **탯줄**도 조직학에서 배워야 하는 구조물이다. 태반은 태아에게 유해한 물질의 유입을 차단하는 **태반장벽**(placental barrier)의 구조를 이해하기 위해 중요하며 탯줄에서는 우리 몸이 발생하는 일정시기에만 나타났다가 사라지는 **배아결합조직**(embryonic connective tissue)을 관찰할 수 있다.

Memo

67 고환

남성생식기관 중 **고환**(testis)에서 생산된 정자가 체외로 배출되어 난자와 결합한 다음 수정란이 된다. 고환의 바깥에는 두꺼운 섬유막인 **백색막**(tunica albuginea)이 둘러싸고 있으며 **결합조직중격**(septum)이 고환 내부를 여러 개의 **소엽**(lobule)으로 나누게 된다.[1] 고환내부에는 **정세관**(seminiferous tubule)이라는 구조물이 가득 차 있는데 내부의 **정세관상피**(seminiferous epithelium)에서 정자가 만들어진다. 정세관은 긴 관 형태의 구조물로서 심하게 구불거리는 모양을 하고 있으므로 조직 표본에서는 단면상으로 보인다(그림 67-1).

정세관의 가장 바깥 쪽에는 **기저판**(basal lamina)이 있으며 그 안쪽으로 두꺼운 상피세포층이 보이는데 여기서 정자가 성숙하는 과정을 밟게 된다. 정세관의 세포는 바닥 쪽에 있는 세포가 미성숙한 세포이며 표면 쪽으로 갈수록 분화가 더욱 진행되어 성숙한 정자로 변해간다. 바닥층에는 **정조세포**(spermatogonia)가 있는데 이는 가장 미성숙한 단계의 세포로서 핵이 크고 둥글다. 이보다 분화하여 성숙한 세포가 **정모세포**(spermatocyte)인데 세포의 크기가 정조세포보다 더욱 작아진다. 정모세포가 보다 분화하면 **정자세포**(spermatid)가 되는데 이 단계가 되면 핵이 매우 작고 진하게 보인다. 정세관 세포 발달의 마지막 단계가 되면 **정자**(spermatozoa)가 완성되며 이는 정세관상피에서 가장 안쪽에 존재한다. 정자는 완성단계에서 세포질이 제거되어 핵만 남는데 여기에 꼬리가 발달하여 최종적으로 그 형태가 완성된다. 정자의 발달이 끝나면 정세관의 내강으로 완성된 정자가 떨어져 나가게 된다(그림 67-2).

1) 고환으로 들어오는 혈관이 이 막을 따라 고환 실질로 들어온다.

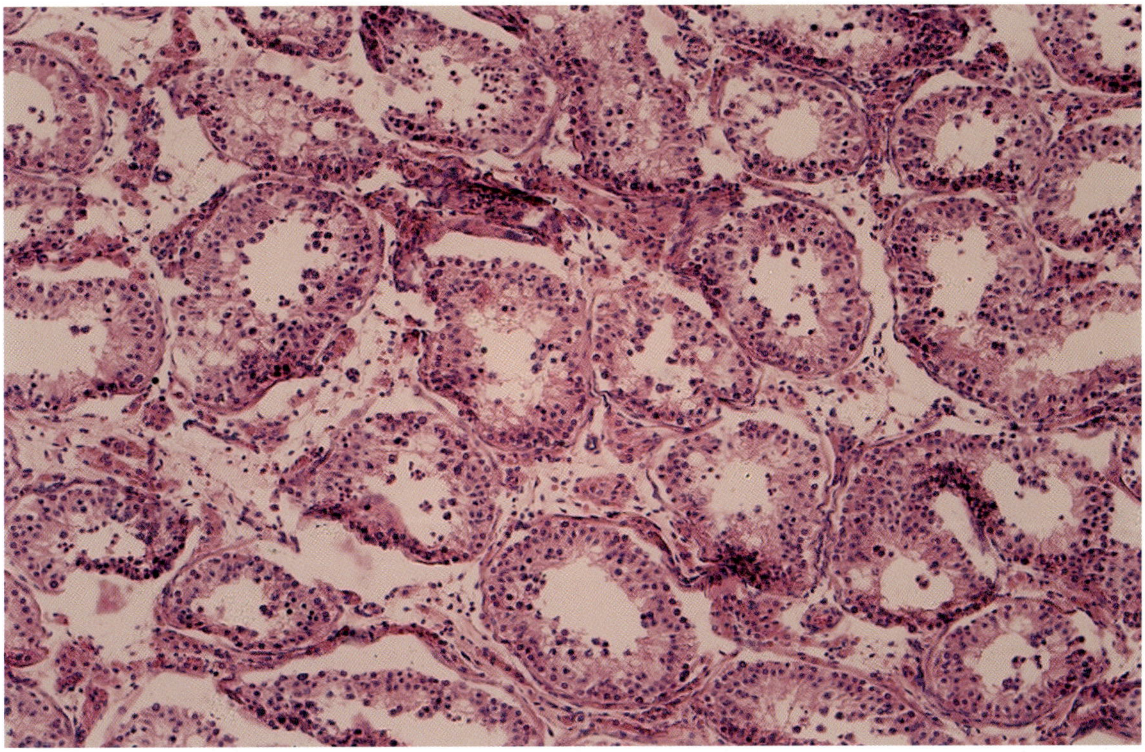

그림 67-1. 고환 내부에 보이는 단면 구조물이 정세관이며 이 안에서 정자가 생성된다.

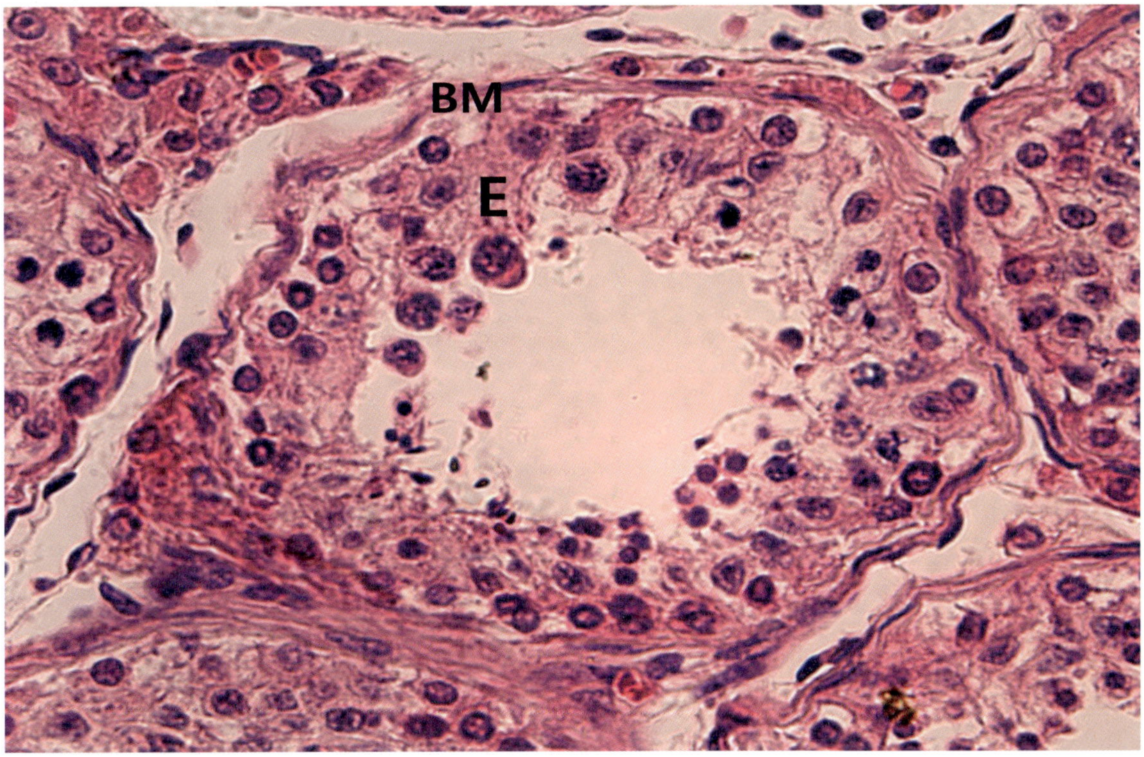

그림 67-2. 고환의 정세관 내 상피세포(E) 중 기저판(BM)에 접한 세포는 상대적으로 미성숙한 정조세포이며 정세관의 내강 쪽으로 더 가까이 갈수록 성숙한 세포로 분화하여 최종적으로 완성된 정자는 내강으로 떨어져 나가게 된다.

68 정관

남성생식기관 중 고환에서 생성된 정자는 **정관**(vas deferens, ductus deferens)을 거쳐 몸 바깥으로 나간다. 정관은 벽이 매우 두껍지만 그 내강은 상대적으로 작다는 것이 특징이다. 고환에서 만들어지고 성숙한 정자는 가운데 보이는 좁은 내강을 통과하게 된다. 정관 벽은 **점막**(mucosa), **근육층**(muscle layer), **바깥막**(advetitia)으로 크게 구분된다(**그림 68-1**).

점막상피는 **고착성섬모**(stereocilia)가 있는 **거짓중층원주상피**(pseudostratified columnar epithelium)이지만 현미경으로 잘 확인되지는 않는다. 정관에서는 고유판과 점막하층은 분명히 관찰되지 않기 때문에 소화기관 점막과는 차이가 있다. 점막의 바깥으로 **근육층**(muscular layer)이 있는데 가장 안쪽에는 **속세로층**(internal longitudinal muscle), 가운데는 **중간돌림층**(intermediate circular muscle), 가장 바깥에는 **바깥세로층**(external longitudinal muscle) 등 세 층의 근육으로 이루어져 있다[1] (**그림 68-2**).

1) 정관은 남성피임수술의 하나인 **정관절제술**(vasectomy)을 시행하는 부위이다.

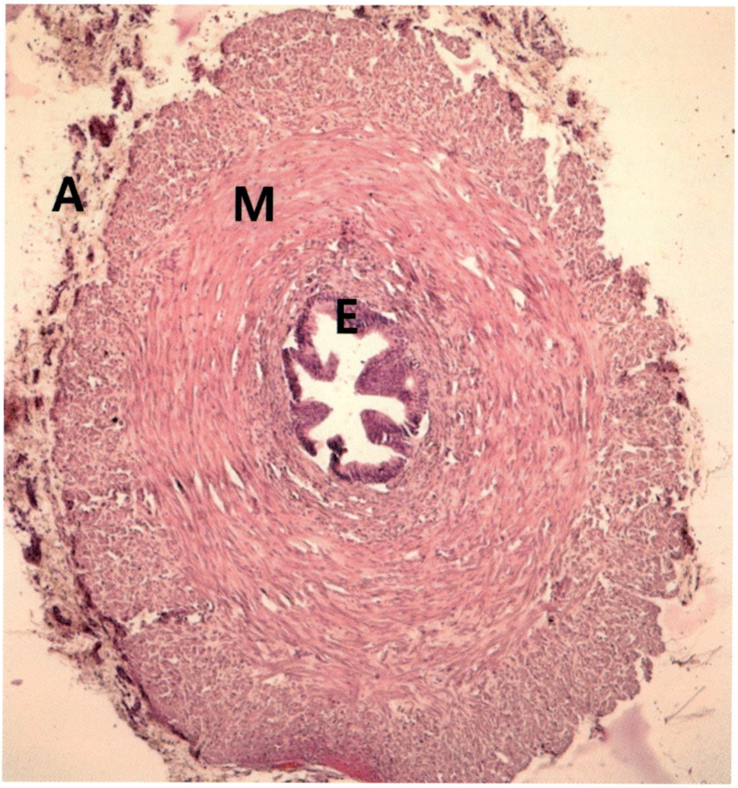

그림 68-1. 정관벽은 점막상피(E), 근육층(M), 바깥막(A)의 순으로 이루어져 있다. 고유판과 점막하층의 발달은 분명하지 않다.

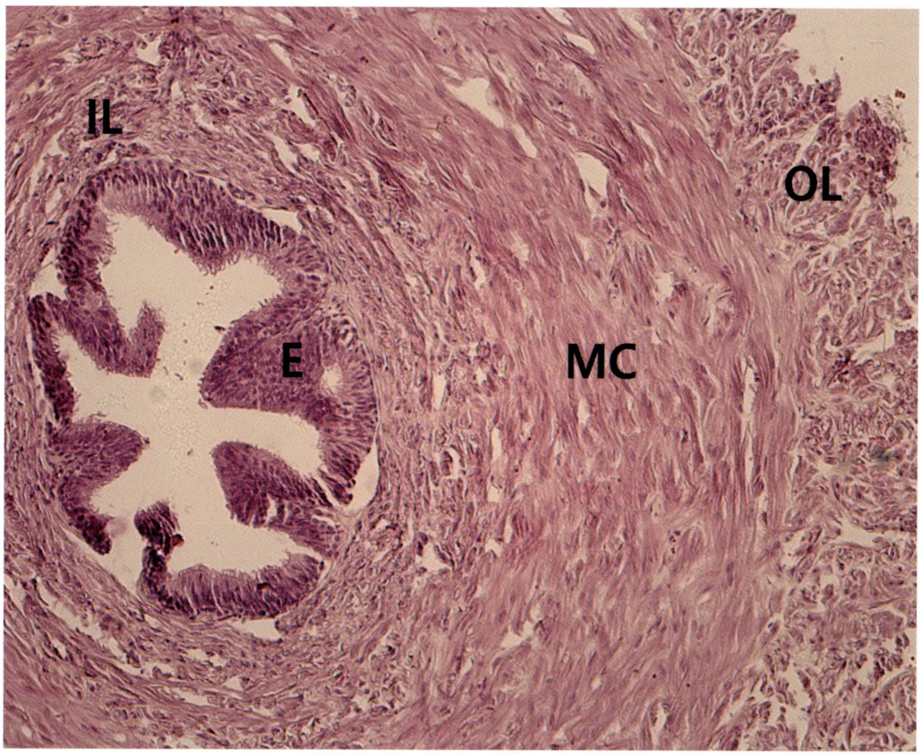

그림 68-2. 정관의 근육층은 가장 안쪽부터 속세로층(IL), 중간돌림층(MC), 바깥세로층(OL)의 순으로 되어있다. E: 점막상피

69 난소

난소(ovary)는 여성생식기관 중 하나로 난자를 생산하는 기능을 가지고 있다. 현미경으로 보면 난소의 안쪽이 **수질**(**속질**, medulla)이며 바깥쪽이 **피질**(**겉질**, cortex)이다. 난소 표면은 한 층의 입방 또는 편평상피가 덮고 있으며 상피세포의 아래에는 **백색막**(tunica albuginea)이 있다. 난소 피질에는 다양한 발생 단계의 **난포**(ovarian follicle)가 존재하는데 이 난포가 성숙하여 난자가 된다. 남성 고환에서 발생 중인 정자세포의 각 단계를 확인했던 것처럼 난소에서도 마찬가지로 **난포발달의 각 단계**를 구분하여 이해해야 한다(**그림 69-1**).

난소피질의 난포 중 가장 이른 단계에 해당하는 것이 **원시난포**(primordial follicle)이다. 원시난포의 **난모세포**(oocyte)는 핵이 매우 크고 난포의 중앙에 위치한다. 원시난포의 겉면은 편평한 단층의 **난포세포**(squamous follicle cell)에 의하여 둘러싸여 있는 것이 특징이다. 원시난포가 다음 단계로 발전하면 **일차난포**(primary follicle)가 된다. 일차난포는 원시난포보다는 크기가 더 크고 난모세포를 둘러싼 난포세포도 여러 층으로 보인다(**그림 69-2**).

이보다 한단계 더 발전한 난포가 **이차난포**(secondary follicle)이다. 이 단계가 되면 난포의 안에는 **난포동**(**난포방**, antrum)이라 하여 난포세포로 둘러싸인 큰 공간이 만들어지는데 이 안에는 액체가 차 있다. 난포동의 한쪽 면에는 난포세포가 많이 모여 덩어리를 이룬 **난구**(**난포세포더미**, cumulus oophorus)가 생겨나는데[1] 난포동이 점점 커져 **성숙난포**(mature or Graafian follicle) 단계에 이르면 난구 안에 있는 난모세포가 난포동 액체의 압력으로 마침내 난소의 밖으로 배출되게 된다[2] (**그림 69-3**). 난모세포가 난소 밖으로 배출된 이후에는 남아 있는 난포는 퇴화한 **황체**(corpus luteum)가 되며 최종적으로는 **백색체**(corpus albicans)로 변한다(**그림 69-4**).

1) 난모세포는 난구 안에서 확인된다.

2) 이를 **배란**(ovulation)이라 한다.

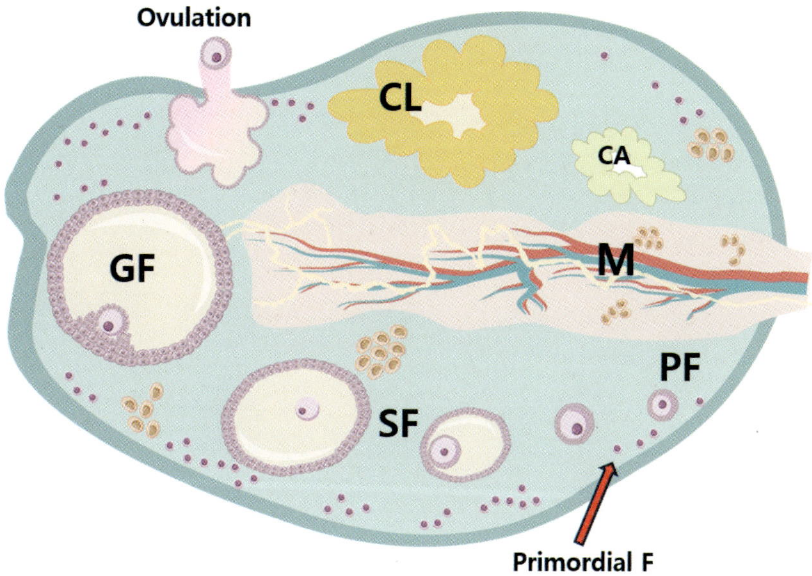

그림 69-1. **난소의 주기(ovarian cycle):** 난소의 안쪽이 수질(M)이며 그 바깥쪽이 피질이다. 난소 피질에는 다양한 단계의 난포(follicle)가 존재하는데 가장 이른 단계가 원시난포(primodial F)이다. 다음 단계는 일차난포(PF)이며 한단계 더 발전한 것이 이차난포(SF)이다. 성숙난포(혹은 그라프난포, GF)의 내부에는 난포동이 있는데 그 압력으로 난모세포가 난소의 밖으로 배출되며 이를 배란(ovulation)이라 한다. 배란 후 남아 있는 난포는 퇴화한 황체(CL)가 되며 최종적으로는 백색체(CA)가 된다.

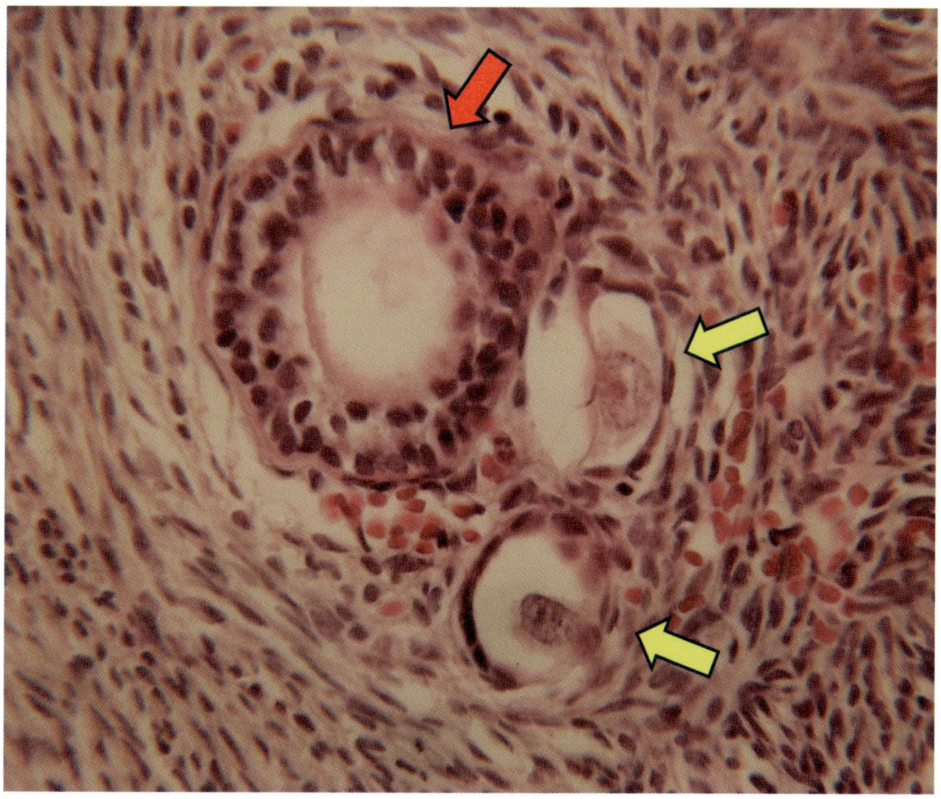

그림 69-2. 난소피질(겉질)의 원시난포(노란 화살표)와 일차난포(빨간 화살표)

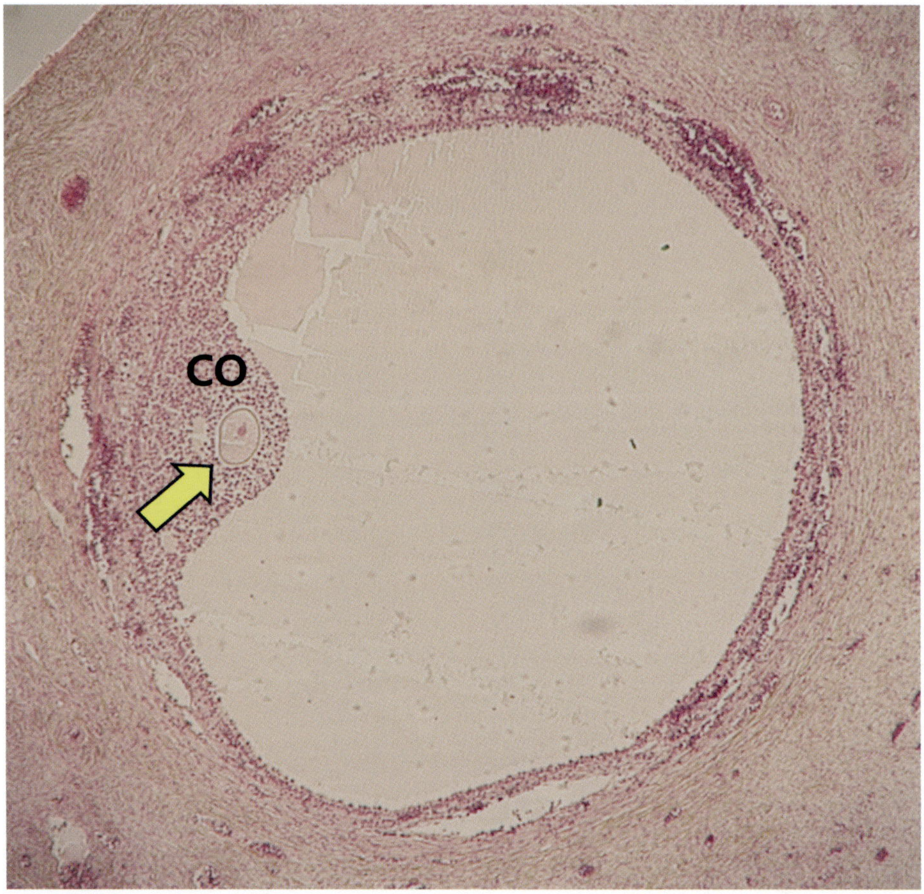

그림 69-3. **난소의 이차난포:** 발달 후기단계의 것으로 난구(CO)와 그 내부의 난모세포(노란 화살표)가 보인다.

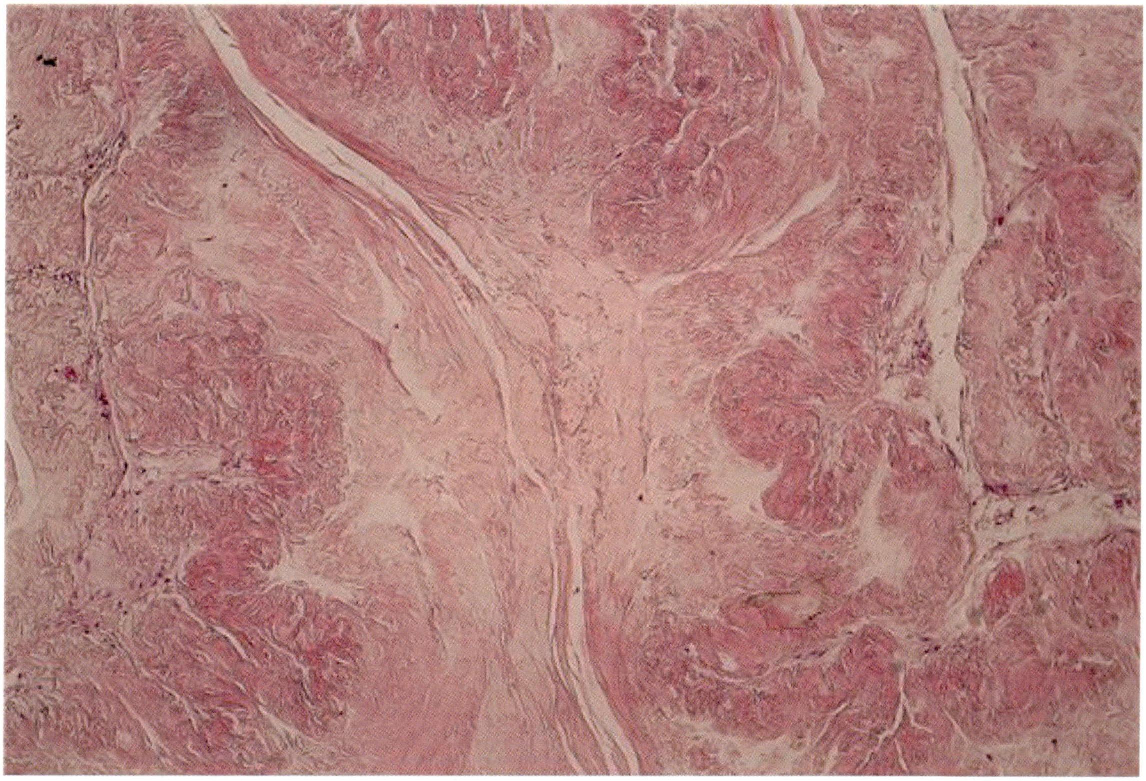

그림 69-4. 난소 수질의 황체

70 자궁

여성의 자궁벽은 크게 **자궁내막(자궁속막**, endometrium)과 **자궁근층(자궁근육층**, myometrium), **자궁외막(자궁바깥막**, perimetrium)의 3층으로 이루어져 있다. 현미경으로 보면 자궁내막과 자궁근층은 쉽게 구별 가능하다(**그림 70-1**). 자궁내막은 표면이 한 층의 상피세포로 덮여 있는데 그 아래에 **자궁샘**(endometrial glands), **나선동맥**과 **나선정맥**(spiral artery & vein) 등 혈관이 보인다(**그림 70-2**).

자궁내막은 월경 때 떨어져 나가는가 아니면 그대로 남아 있는가를 기준으로 다시 **기능층**(functional layer, stratum functionale)과 **기저층(바닥층**, basal layer, stratum basale)으로 나눌 수 있다. 자궁내막에서 월경 주기때마다 오래된 조직이 떨어져 나가고 다시 새로 자라나오는 과정을 반복하는 층을 **기능층**이라 한다.[1] 반면에 **기저층**은 월경 때에도 떨어져 나가지 않고 그대로 남아 있는 자궁내막 부분이다. 자궁내막의 기능층은 월경 때 떨어져 나간 후 기저층에서 다시 자라 나오며 재생되는 부분이라 생각할 수 있다. 배란기에 난소에서 배출된 난자는 정자를 만나게 되면 수정란을 형성하여 자궁벽에 착상하게 되는데 수정란이 착상에 성공하면 자궁내막의 기능층은 더 이상 붕괴하여 떨어져 나가지 않고 임신이 끝날 때까지 그대로 모습을 유지하게 된다(**그림 70-3**).

자궁내막의 아래에는 평활근으로 이루어진 자궁근층이 있다. 자궁은 분만 시 격렬한 수축작용을 하게 되므로 근육층의 두께는 상당히 두껍고 여러 방향으로 배열되어 있는 것이 특징이다.

1) 자궁속막 **기능층**(functional layer)에는 구불구불한 모양의 **자궁샘**(uterine gland)이 많이 관찰된다.

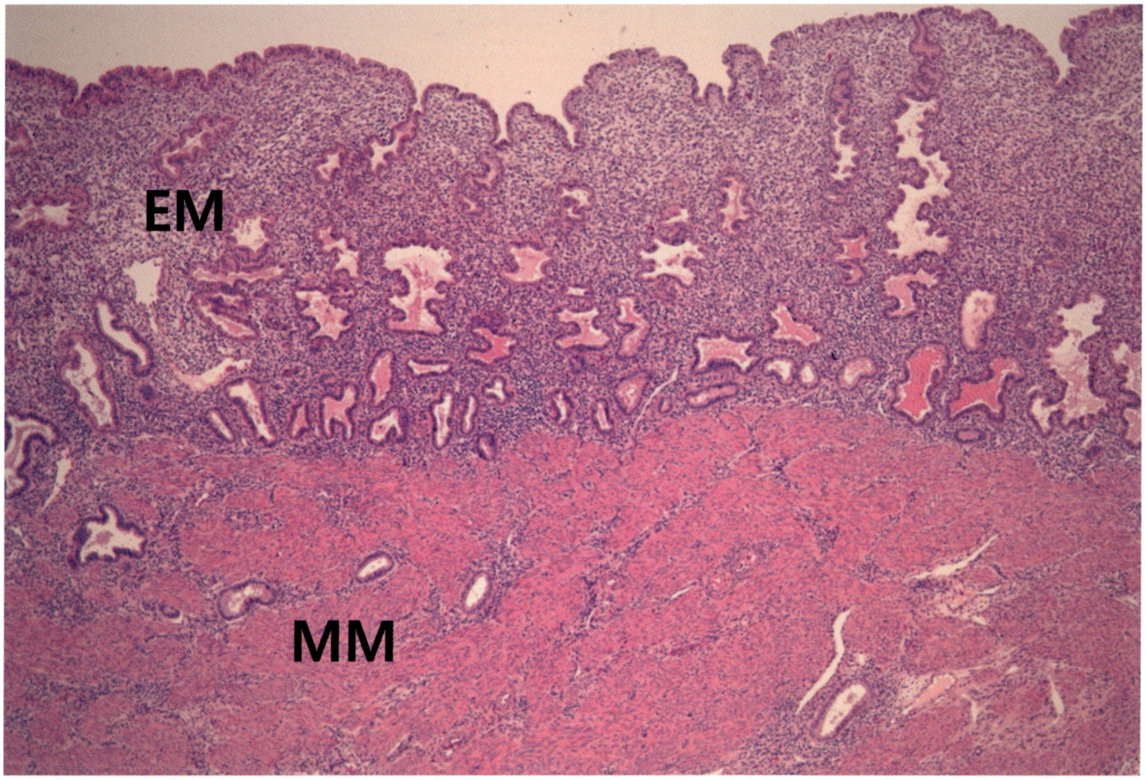

그림 70-1. 자궁벽의 조직학적 구조: 화면의 아래쪽에 자궁근층(MM)이 보이며 그 윗부분이 자궁내막(EM)이다. 자궁내막의 바깥쪽은 월경주기 동안 증식한 후 퇴화하는 과정을 반복하는 기능층이며 아래쪽은 월경시에도 떨어져 나가지 않고 보존되어 기능층이 이로부터 다시 재생될 수 있게 하는 기저층이다.

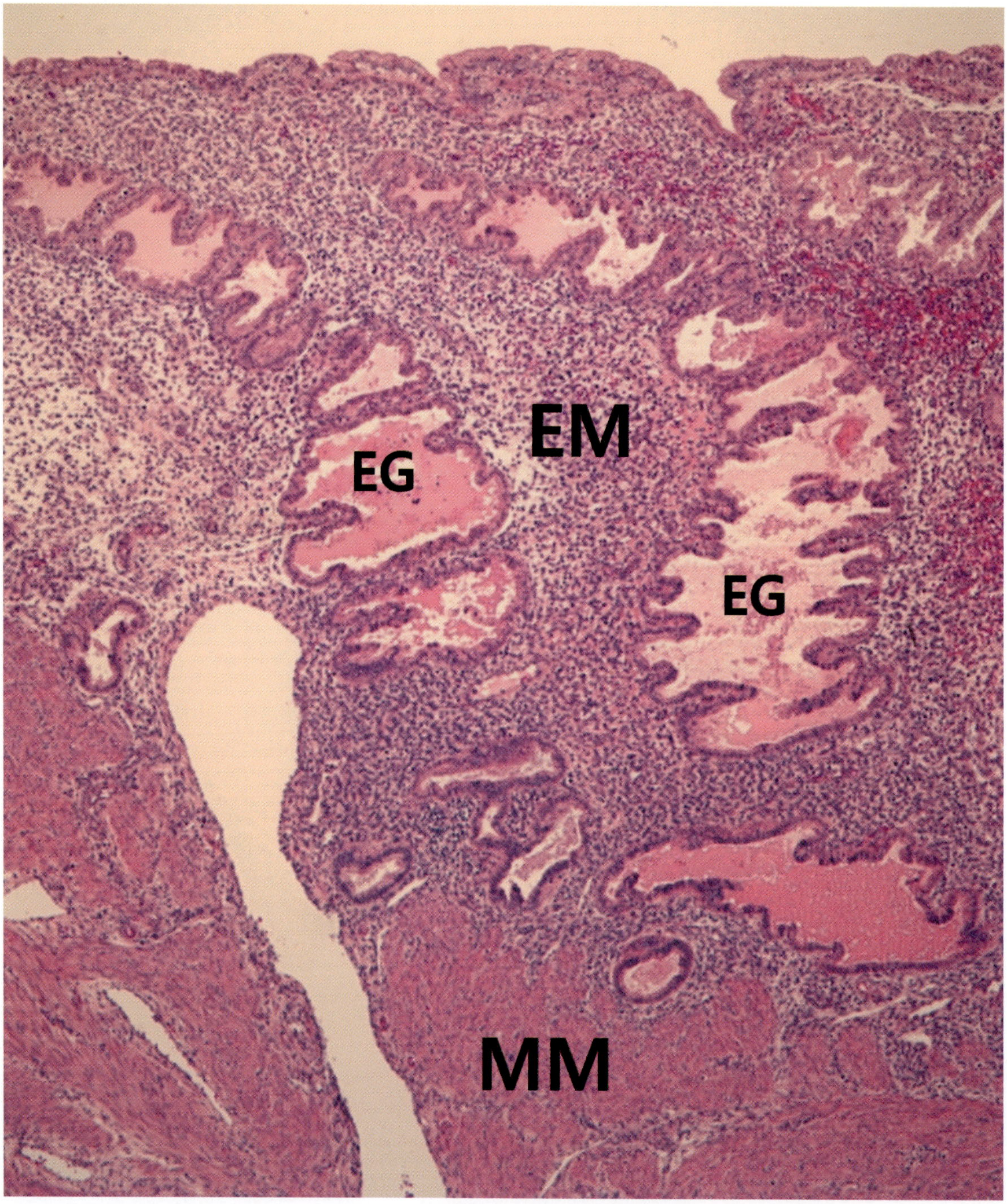

그림 70-2. 자궁내막(EM)에는 자궁샘(EG)이 보이며 그 아래는 자궁근층(MM)이 있다.

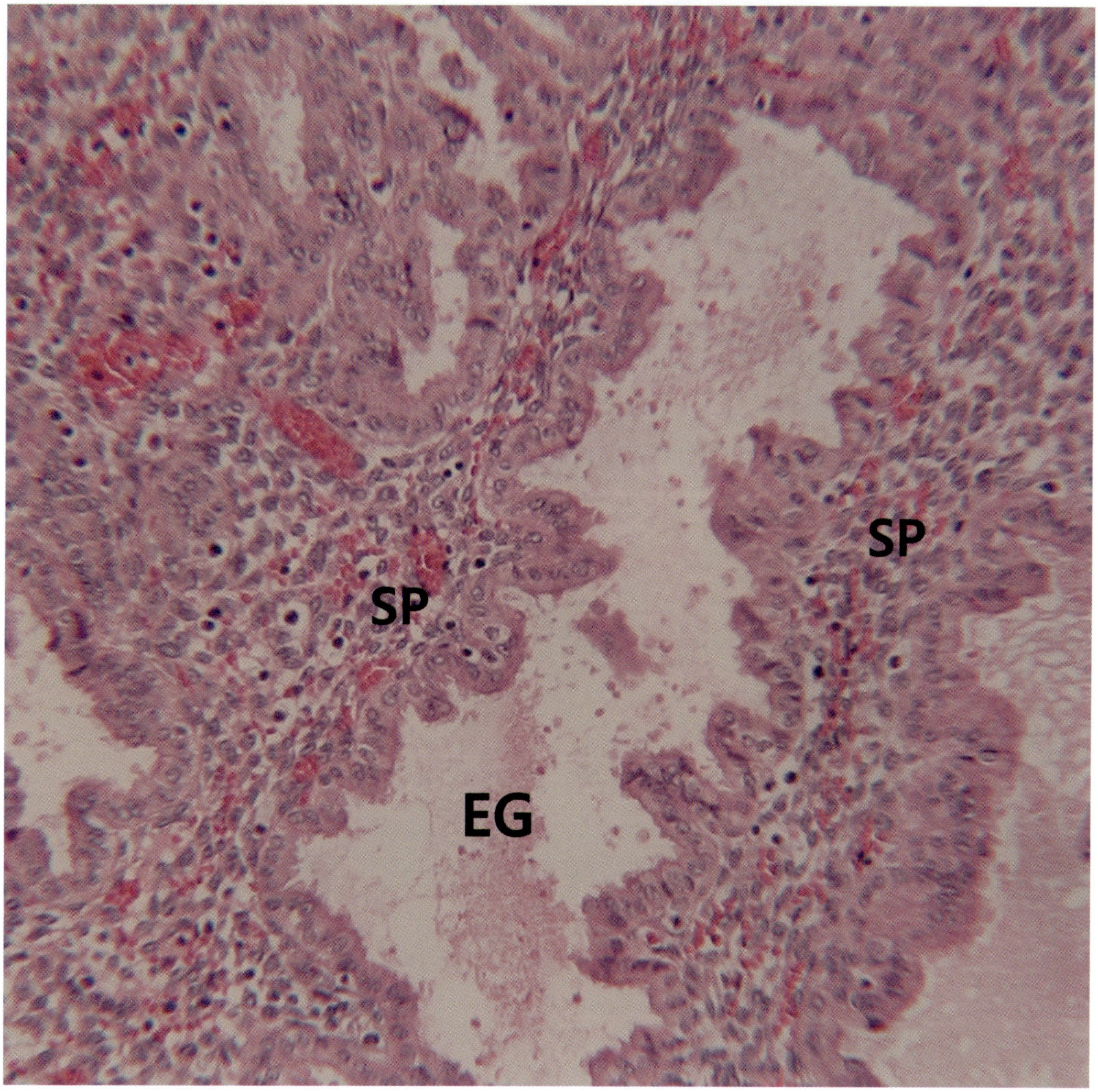

그림 70-3. 자궁샘(EG)과 나선동맥(SP)

71 난관

여성생식기관 중 **난관**(uterine tube, oviduct, Fallopian tube)은 난자와 정자의 수정이 일어나는 곳이며 수정란이 자궁에 안정적으로 착상하기전 지나야 하는 통로이다. 하지만 임상적으로 난관은 **자궁외임신**(ectopic pregnancy)이 자주 일어나는 곳이기도 하다. 자궁외임신이란 자궁이 아닌 비정상적인 부위에 수정란의 착상이 일어나 임신의 진행과정 중 대출혈로 환자의 생명을 위협할 수 있는 질병이다. 자궁외임신은 여러 부위에 일어날 수 있지만 난관에 수정란이 착상하여 일어나는 경우에는 임신이 계속 진행되면서 커지는 태아의 크기를 난관의 얇은 근육층이 감당 못하고 파열하게 되며 결국 환자의 생명을 위협하는 대규모 출혈이 일어나는 것이다.

난관의 조직학적 소견을 보면 그 내강은 비교적 크며 심한 **점막주름**(mucosal fold)이 존재하는 것이 특징이다. 난관 벽에서는 점막, 근육층, 장막을 구별할 수 있다(**그림 71-1**). 점막상피는 한 층의 원주상피로 되어 있으며 상피아래는 고유판이 있다. 그 다음 난관 근육층이 보이며 가장 바깥의 장막에서는 혈관이 많이 보이는데 자궁외임신 때 쉽게 파열되어 출혈을 일으키는 부위이기도 하다(**그림 71-2**).

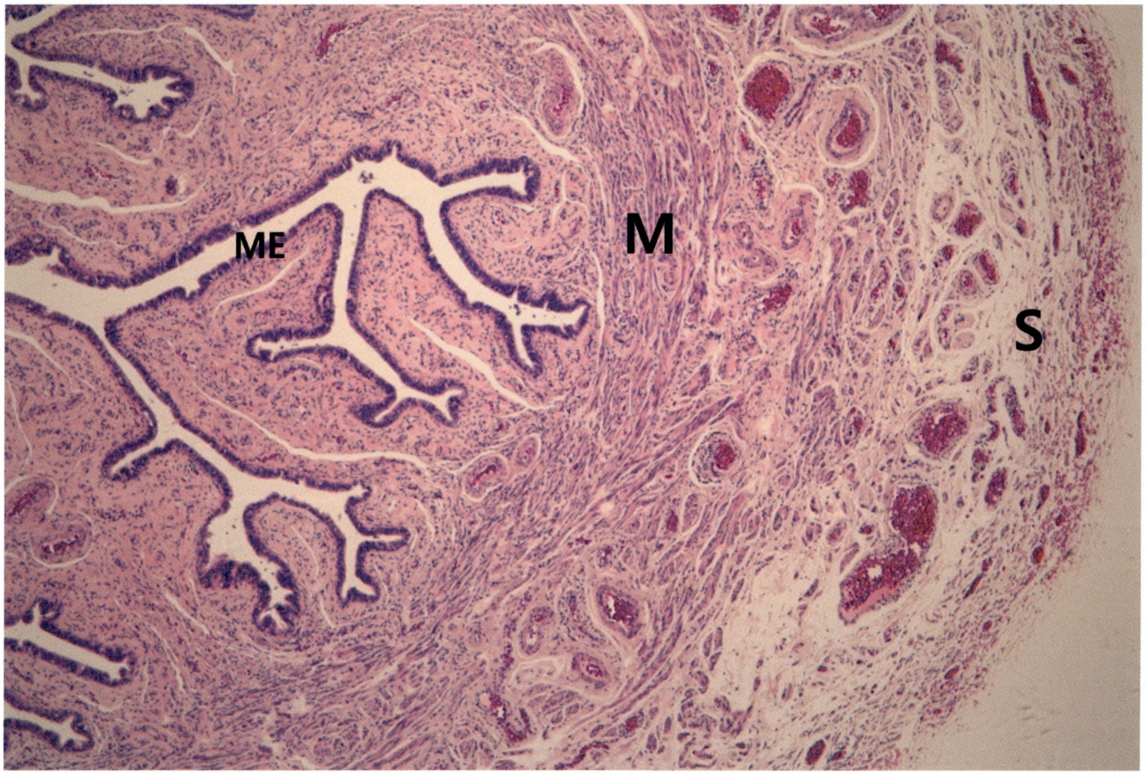

그림 71-1. 난관의 점막에는 주름이 많다. ME: 점막상피, M: 근육층, S: 장막

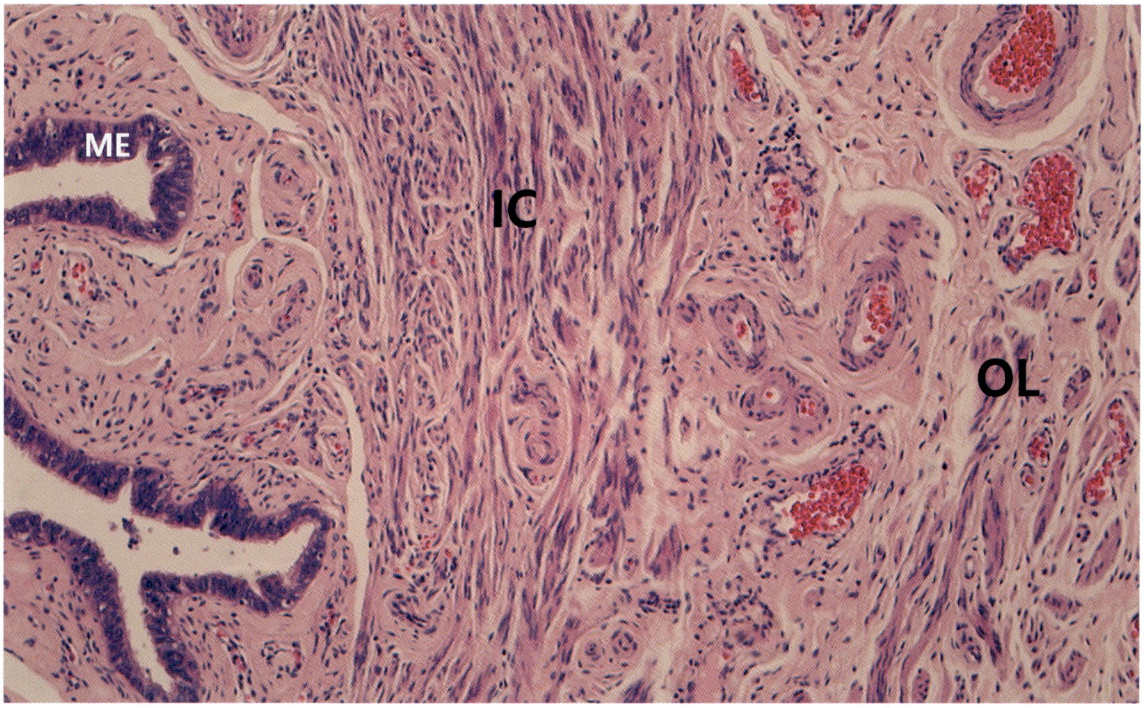

그림 71-2. 난관벽의 근육층은 안쪽에 비교적 두꺼운 내윤상근(속돌림근육층, IC)이 있고 바깥에는 외종주근(바깥세로근육층, OL)이 있다. ME: 점막상피

72 태반

정자와 난자가 수정한 다음 태아가 발달하는 과정을 이해하는데 있어 **태반**(placenta)의 역할과 구조는 매우 중요하다. 태반은 태아가 어머니의 몸속에 있을 때 모체의 순환계와 태아의 순환계 사이에서 물질교환이 일어나는 장소이기 때문이다.[1] 사람의 발생과정 중 태반에서는 **융모막융모**(chorionic villi)라는 구조물이 만들어지는데 이 구조물의 가운데에 태아와 연결된 **배꼽동맥 및 정맥**(umbilical artery and vein)의 분지가 위치한다. 어머니의 혈액은 자궁의 **나선동맥**(spiral artery)을 통해 태반으로 들어가게 된다.

태반조직을 현미경으로 보면 다양한 크기의 **융모막융모**(chorionic villi)가 관찰된다(**그림 72-1**). 각각의 융모 안에는 태아의 혈류에 해당하는 배꼽동맥과 정맥의 가지들이 존재한다. 융모와 융모 사이에는 모체의 혈액이 있기 때문에 융모 내부의 태아 혈액과 바깥의 모체 혈액 사이에 물질 교환이 일어나게 되는 것이다. 각각의 융모를 둘러싸고 있는 한 층의 상피세포를 **융합영양막**(syncytiotrophoblast)이라 부르는데 이 세포가 태반에서 태아와 모체의 사실상 경계를 이룬다고 할 수 있다.[2](**그림 72-2**)

태반에서는 태아와 모체 사이에 물질 및 가스교환이 일어나지만 모든 물질이 태아 쪽으로 자유롭게 전달되는 것은 아니다. 모체에서 태아 쪽으로 물질이 전달되려면 융합영양막, **세포영양막**(cytotrophoblast), 영양막의 기저판, 융모의 결합조직, 내피의 기저판, 모세혈관의 내피 등 다양한 구조물을 통과하여야 비로소 가능하다. 이 복잡한 구조물을 **태반장벽**(placental barrier)이라 부르는데 모체로부터 태아에게 유해한 물질이 전달되지 않도록 미리 걸러내는 작용을 하기 때문에 의학적으로도 중요한 개념이다.[3]

1) 이에 관련된 계통을 **자궁태반순환계통**(uteroplacental circulatory system)이라 부른다.
2) 융합영양막 아래에 보이는 세포가 세포영양막을 이룬다.
3) 다만 모든 물질을 다 걸러낼 수 있는 것은 아니며 알코올, 니코틴, 바이러스, 약물, 중금속, 외인성 호르몬 등은 태반장벽으로 걸러낼 수 없다. 임신 기간 중 이러한 물질의 섭취가 태아에게 위험한 것은 이 때문이다.

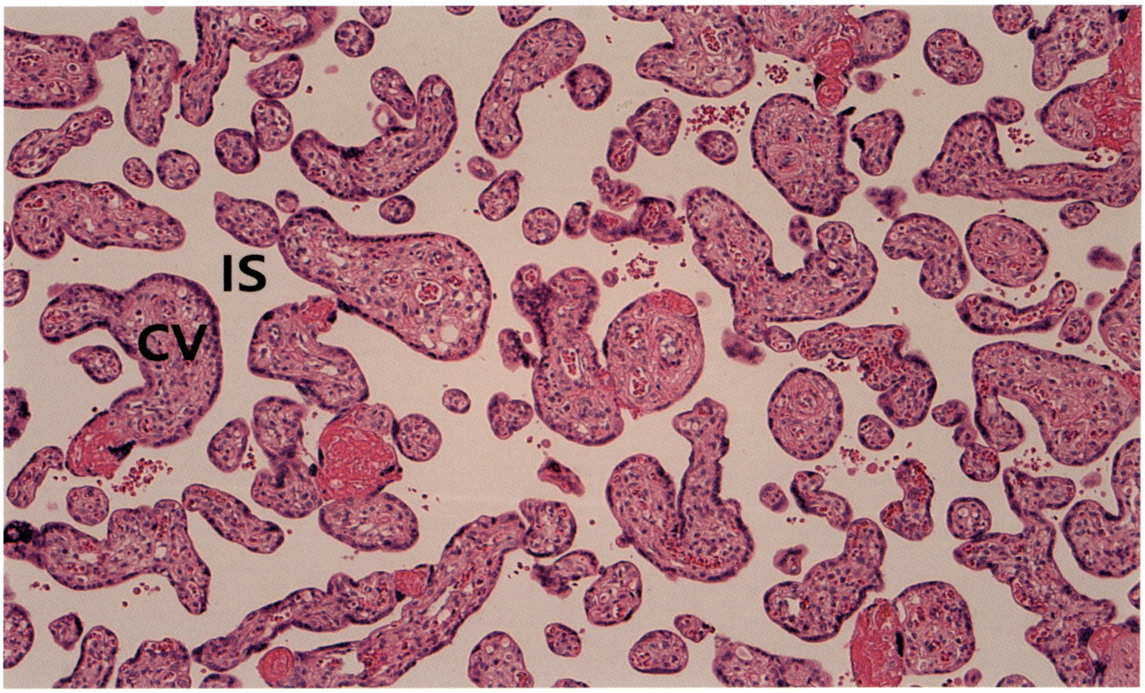

그림 72-1. **태반의 조직학적 구조:** 융모막융모(CV)가 많이 보인다. 융모막융모의 사이 공간이 융모사이공간(intervillous space, IS)이다.

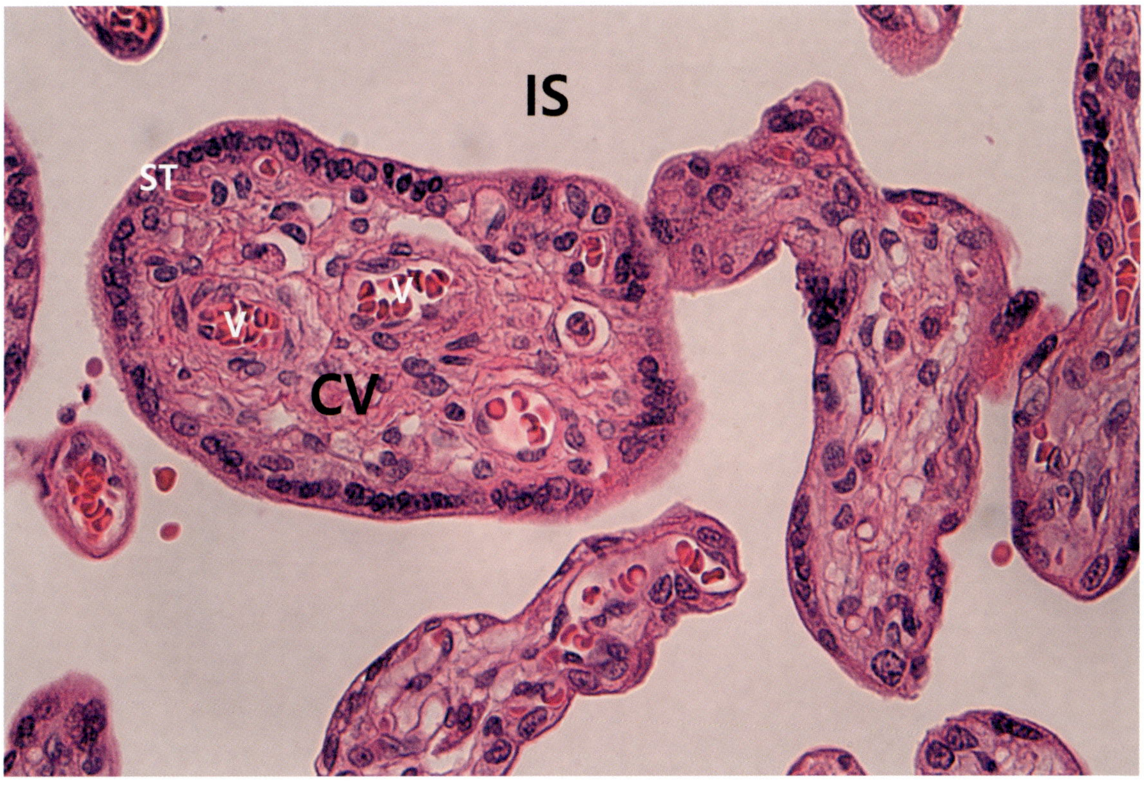

그림 72-2. **태반내 융모막융모(CV)의 확대사진:** 배꼽동맥 및 정맥 혈관의 분지(V)가 융모막융모 내부에 보인다. 융모막융모의 겉면을 둘러싼 세포가 융합영양막(ST)을 이룬다. IS: 융모사이공간

73 탯줄

탯줄(umbilical cord)은 태반과 태아를 연결하는 구조물로 내부에는 배꼽동맥과 배꼽정맥 등 태아와 모체를 연결하는 혈관들이 존재하며 혈관 주변을 점액질의 결합조직이 둘러싸 이루어진다. 탯줄의 단면에서는 **배꼽동맥**과 **배꼽정맥**을 각각 확인할 수 있다(그림 73-1). 이 배꼽동맥과 배꼽정맥의 분지는 태반까지 연결되어 융모 안에서도 보인다.

탯줄에서 동맥과 정맥이 차지한 공간 이외의 부분을 특수한 형태의 결합조직이 채우고 있는데 이를 일명 **와튼젤리**(Wharton's jelly)라고 한다(그림 73-2). 와튼젤리에는 별 모양의 **중간엽세포**(mesenchymal cell)와 아교섬유가 많은데 세포와 섬유를 제외한 나머지 부분에는 젤라틴과 같은 **무형질**(amorphous substance)이 채우고 있다(그림 73-3). 이처럼 탯줄에서 볼 수 있는 결합조직을 **배아결합조직**(embryonic connective tissue)이라 하는데 우리 몸이 발생하는 시기에 일시적으로 나타났다 사라지는 것으로 성인에서는 거의 볼 수 없다. 탯줄과 같은 모양의 배아결합조직을 **점액결합조직**(mucous connective tissue)이라 따로 부르기도 한다.

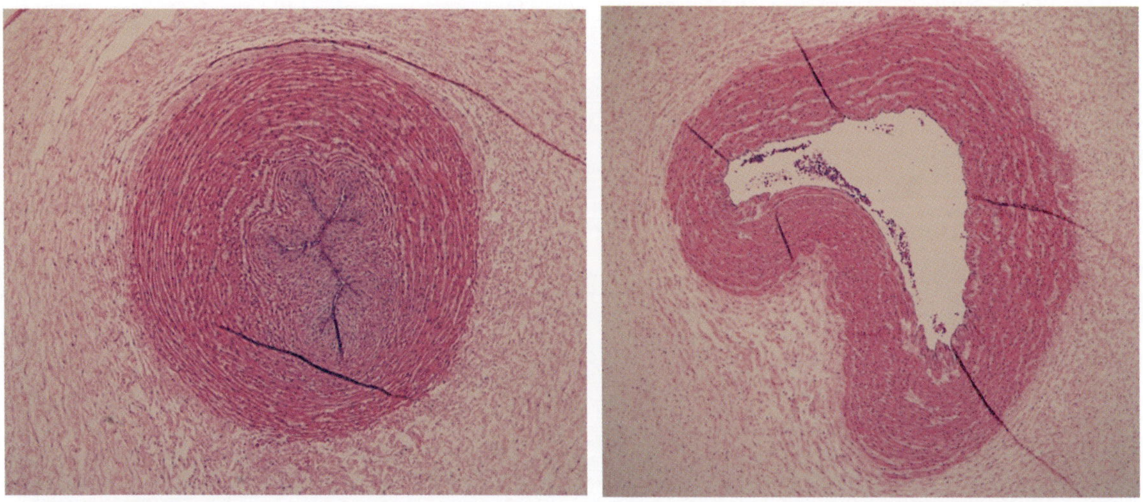

그림 73-1. **배꼽동맥(왼쪽)과 배꼽정맥(오른쪽)**: 탯줄 안에는 배꼽동맥이 두개, 배꼽정맥이 하나 존재하는데 내강면의 크기로 구별할 수 있다.

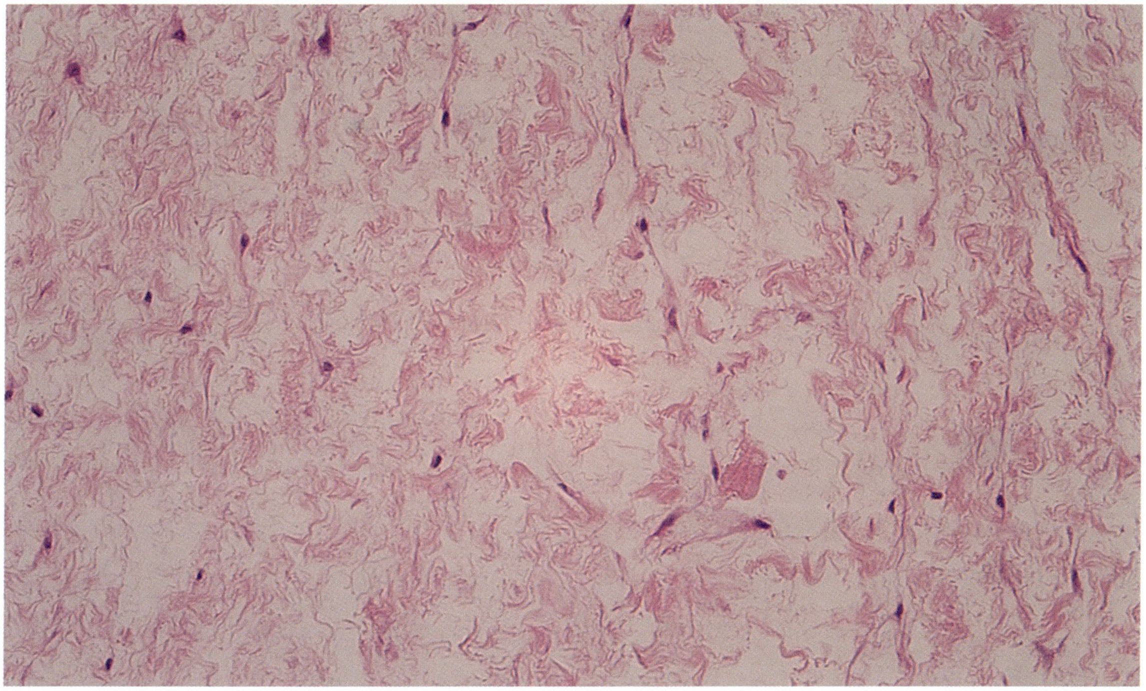

그림 73-2. 탯줄은 대표적인 배아결합조직이다. 내부에는 방추형의 중간엽세포가 관찰된다.

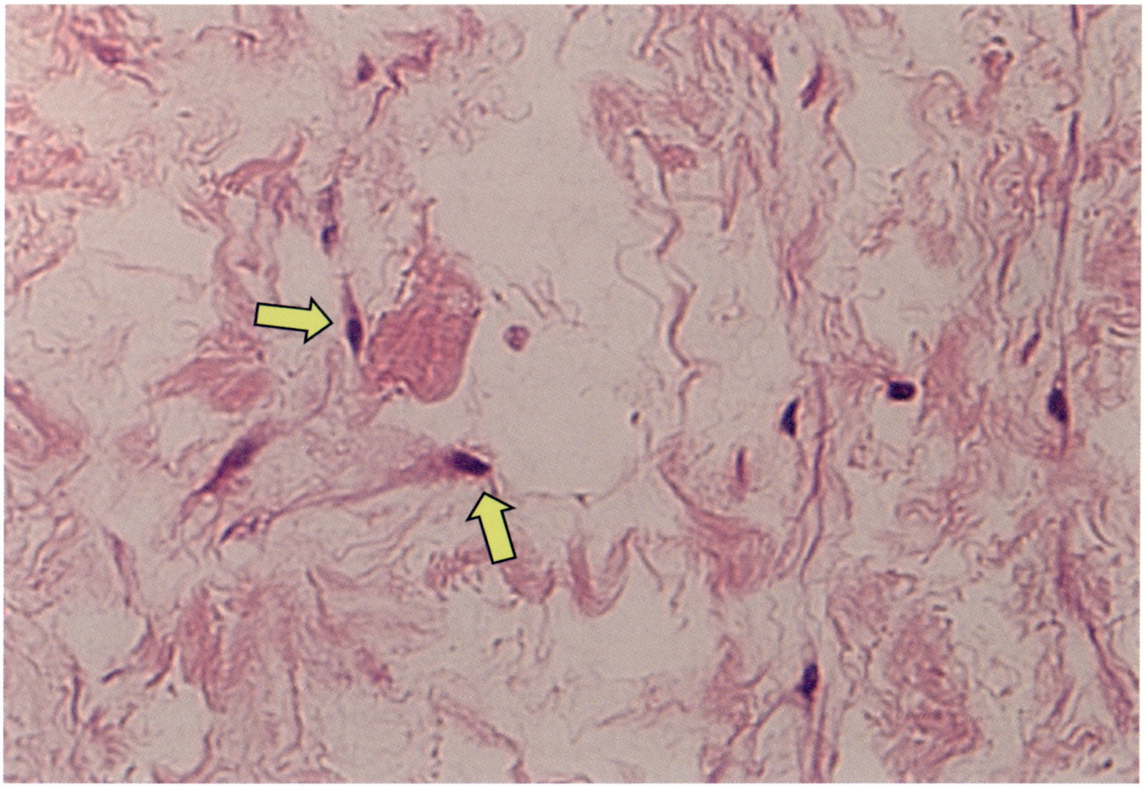

그림 73-3. 탯줄내 중간엽세포(노란 화살표)의 확대사진

74 내분비샘

우리 몸에는 다양한 모양의 분비샘이 존재하는데 크게 **외분비샘**(exocrine gland)과 **내분비샘**(endocrine gland)으로 나눌 수 있다. 외분비샘은 존재하는 위치와 그 형태는 달라도 분비부 세포에서 형성된 물질이 분비관을 타고 이동하여 외부로 배출된다는 점은 기본적으로 동일하다. 각종 소화기관의 샘이나 **땀샘**(sweat gland), **피지샘**(sebaceous gland)과 같은 것이 이에 속한다는 점은 앞에서 이미 설명하였다.

반면에 우리 몸에는 생성된 분비물을 분비관으로 배출하는 것이 아니라 분비세포의 옆에 있는 혈관의 혈액에 실어 멀리 운반하여 다른 기관에 영향을 미치는 분비샘도 있는데 이런 것을 **내분비샘**이라 한다(**그림 74-1**). 내분비샘이 생산한 물질을 **호르몬**(hormone)이라 하며 이는 혈액을 따라 흘러가다 멀리 떨어진 표적기관에 작용하게 된다. 우리 몸의 내분비샘에는 끈모양(anastomosing cord)의 **뇌하수체**(pituitary gland)와 공 모양을 한 **갑상샘**(thyroid gland) 등 다양한 기관이 있다.

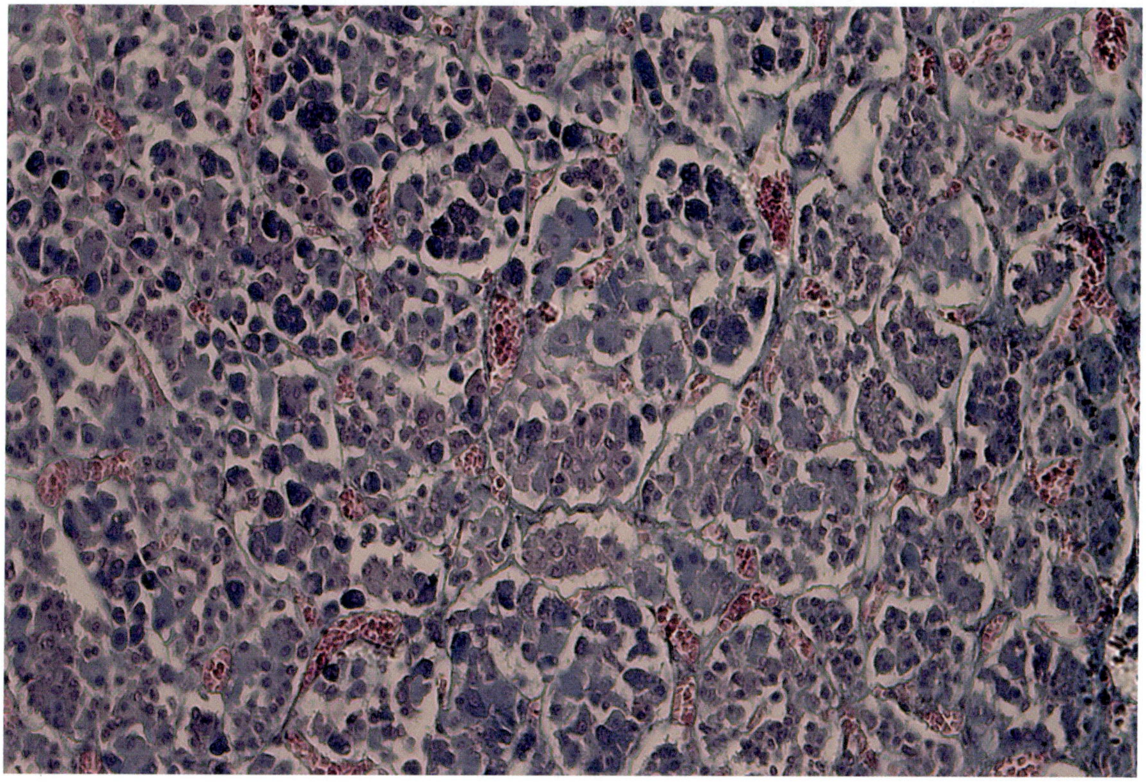

그림 74-1. 내분비기관인 뇌하수체는 모세혈관(capillary)이 잘 발달해 있다. 뇌하수체에서 생산된 호르몬은 모세혈관 내 혈액으로 배출되어 이를 타고 멀리 떨어진 표적기관에 작용한다.

75 갑상샘

갑상샘(thyroid gland)은 목의 전방부위에 위치해 있으며 가운데 잘록한 **협부**(isthmus)에 의해 연결된 두개의 커다란 **측엽**(lateral lobe)으로 이루어져 있다. 갑상샘에서는 다양한 호르몬이 분비되는데 우리 몸의 대사와 항상성, 태아의 성장과 발달 등에 필수적 기능을 한다. 갑상샘에서 분비되는 호르몬의 조절에 이상이 생기면 **갑상샘항진증**(hyperthyroidism) 혹은 **갑상샘저하증**(hypothyroidism) 등의 병이 생기므로 임상적으로도 매우 중요한 내분비기관이다.

갑상샘을 현미경으로 관찰하면 한 층의 세포가 벽을 이루고 있는 둥근 모양의 구조물이 많이 보인다. 이는 갑상샘을 얇게 잘라 현미경으로 관찰하기 때문에 이렇게 보이는 것으로 사실 이 구조물의 실제 모습은 공 모양이라고 하는 것이 옳겠다. 이를 **갑상샘소포**(thyroid follicle)라 하는데 소포의 내부 공간에는 **콜로이드**(colloid) 상태의 액체가 채워져 있다[1] (그림 75-1). 갑상샘소포의 벽은 한 층의 입방상피로 이루어져 있는데[2] 이 세포에서 생산된 갑상샘호르몬이 소포의 내부공간으로 이동하여 콜로이드 상태로 저장되어 존재하는 것이다. 갑상샘소포와 소포사이 공간에는 결합조직과 모세혈관으로 채워져 있는데 소포내 콜로이드에 있던 갑상샘호르몬이 모세혈관 쪽으로 배출되어 혈액을 타고 먼 거리에 떨어진 표적기관까지 이동하여 영향을 미치게 된다(그림 75-2).

1) 콜로이드란 용질이 용매에 완전히 녹아버린 액체와 달리 매우 작은 입자가 완전히 녹지 않고 용액 안에 골고루 퍼져 있는 상태를 의미한다. 따라서 잘 녹은 액체와는 달리 끈적한 상태를 이룬다.

2) 조직학에서는 갑상샘소포의 벽을 이루는 세포처럼 정육각형 모양의 세포가 한 층의 벽을 이루며 상피조직을 이루고 있는 경우 이를 단층입방상피라고 부른다. 한 층(단층)으로 되어 있는 정육각형 모양(입방)의 세포들로 이루어진 구조물이라는 뜻이다.

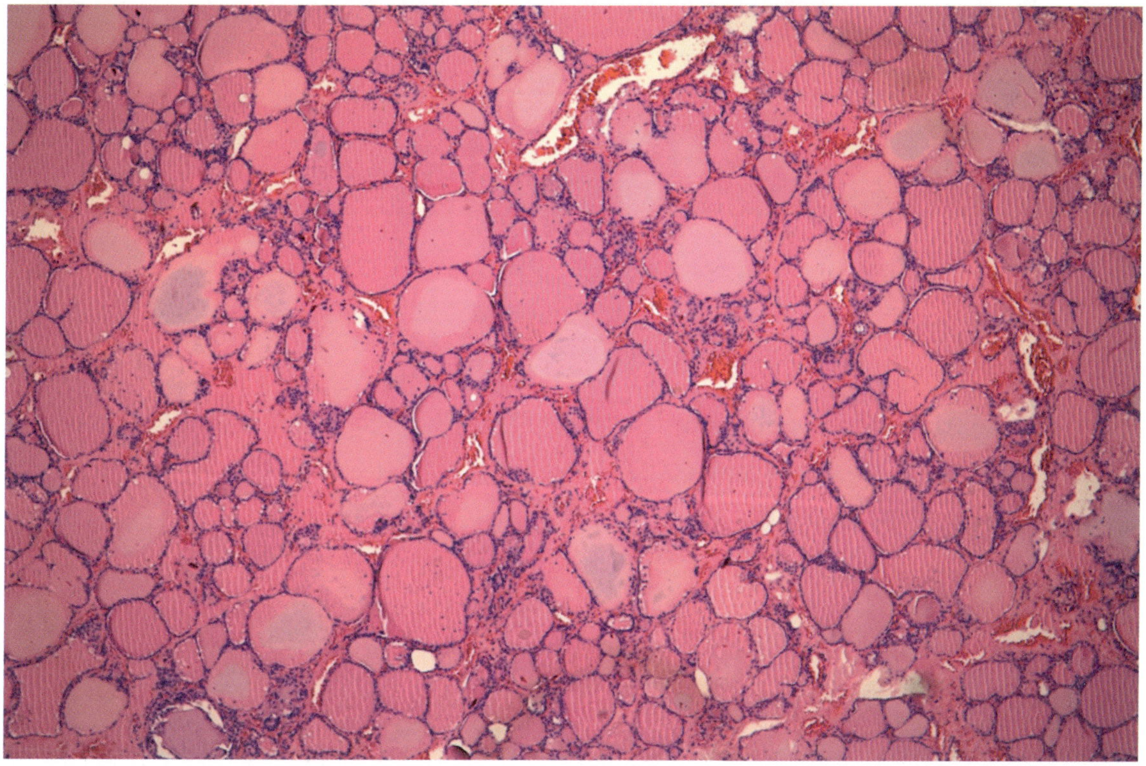

그림 75-1. 갑상샘소포가 조직 내에 가득 차 있다.

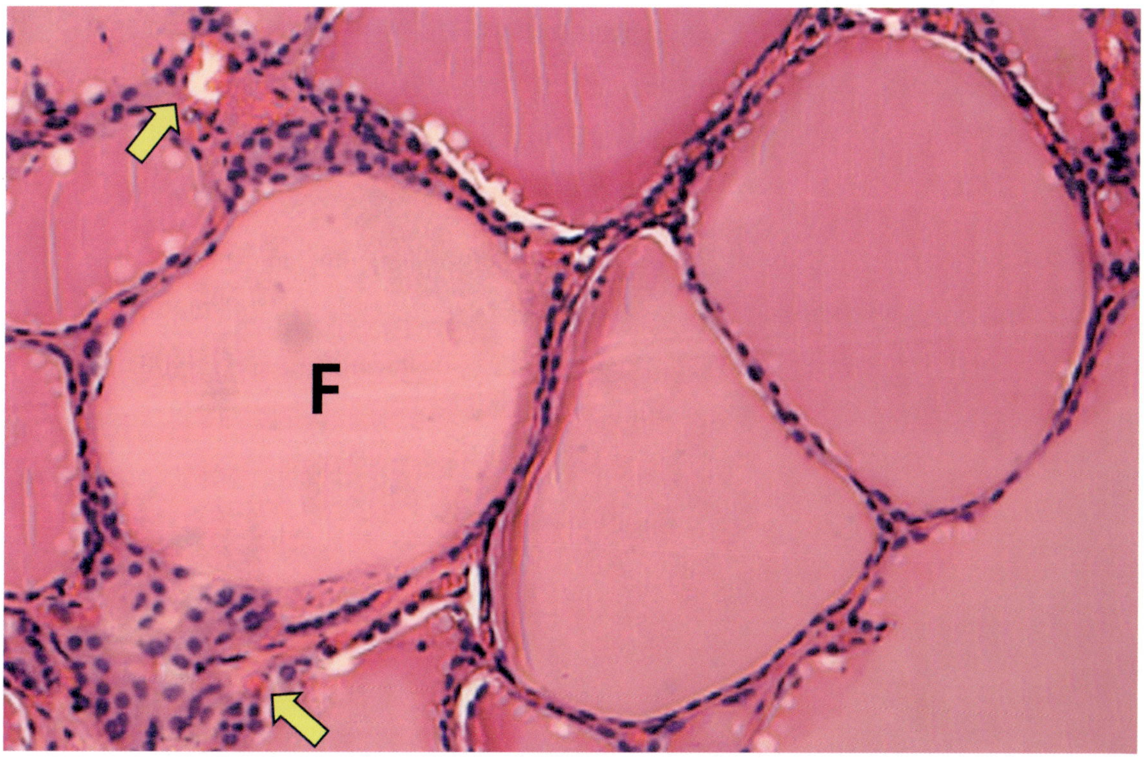

그림 75-2. 화면에 보이는 공 모양의 구조물이 갑상샘소포(F)이다. 갑상샘소포의 벽은 한 층의 상피세포로 이루어져 있다. 소포사이에는 모세혈관이 있으며 그 안에 적혈구가 보인다(노란 화살표).

76 뇌하수체

뇌하수체(pituitary gland, hypophysis)는 서로 다른 호르몬을 분비하는 다양한 종류의 세포로 구성된 내분비샘이다. 뇌하수체는 **전엽**(anterior lobe),[1] **중간엽**(intermediate lobe), **후엽**(posterior lobe)[2]의 세 부분으로 구분할 수 있는데 이 중 중간엽은 사람에서는 거의 기능이 없고 전엽과 후엽만이 중요한 기능을 수행하고 있다.

뇌하수체 전엽의 내분비샘 세포는 H&E 염색법에 의해 염색되는 정도에 따라 **호산세포**(acidophil), **호염기세포**(basophil), **색소안듦세포**(chromophobe) 등으로 나눌 수 있다(그림 76-1). 하지만 이런 구분이 뇌하수체 전엽 세포의 기능적 측면을 제대로 반영하지 못한다는 비판이 있어 현재는 그다지 중요시되고 있지 않다.

뇌하수체 전엽에는 **부신피질자극호르몬**(ACTH), **갑상샘자극호르몬**(TSH), **난포자극호르몬**(FSH), **황체형성호르몬**(LH), **성장호르몬**(GH), **젖분비호르몬**(PRL) 등이 생산되어 분비된다. 뇌하수체 전엽 세포가 생성한 다양한 호르몬은 세포 옆에 위치한 **동굴모세혈관**(sinusoid)의 혈액을 타고 멀리 떨어져 있는 표적기관까지 운반된다(그림 76-2).

뇌하수체 전엽과 달리 후엽은 내분비샘이 아니다. 여기는 **시상하부**(hypothalamus)에서 생산된 신경분비물이 **축삭**(axon)을 타고 뇌하수체까지 내려와 저장되는 것에 불과하므로 진정한 의미의 내분비샘이라고 보기는 어렵다. 하지만 뇌하수체에서 분비되는 **옥시토신**(oxytocin), **항이뇨호르몬**(ADH) 등은 이 물질이 뇌하수체 후엽에서 생산된 것인가 여부와는 무관하게 관용적으로 **뇌하수체후엽 호르몬**이라고 부르고 있다.

1) **원위부분**(pars distalis)이라고도 부른다.
2) **신경부분**(pars nervosa)이라고도 부른다.

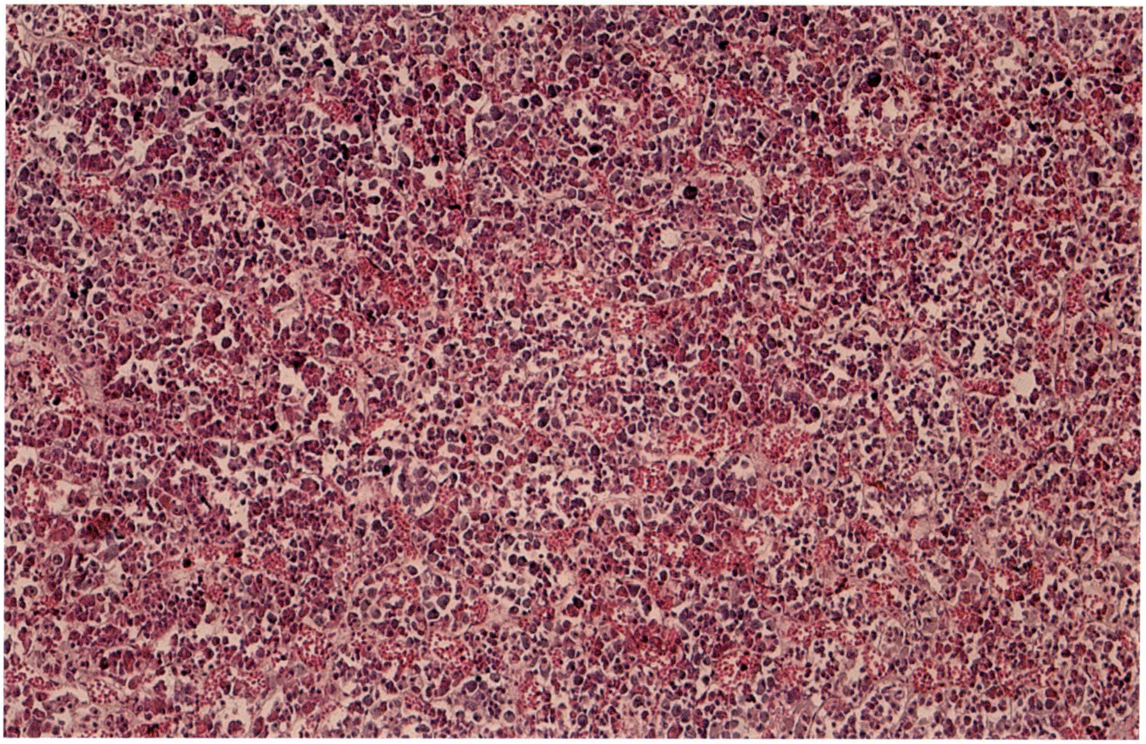

그림 76-1. **뇌하수체의 조직학적 구조:** 호르몬을 분비하는 다양한 종류의 내분비샘 세포와 분비된 호르몬을 원거리에 존재하는 표적기관으로 운반하는 모세혈관으로 이루어져 있다. 세포는 다양한 색으로 염색되어 과거에는 이 염색성에 따라 각 세포를 구분하였지만 현재는 이것이 분류의 절대적인 기준은 아니다.

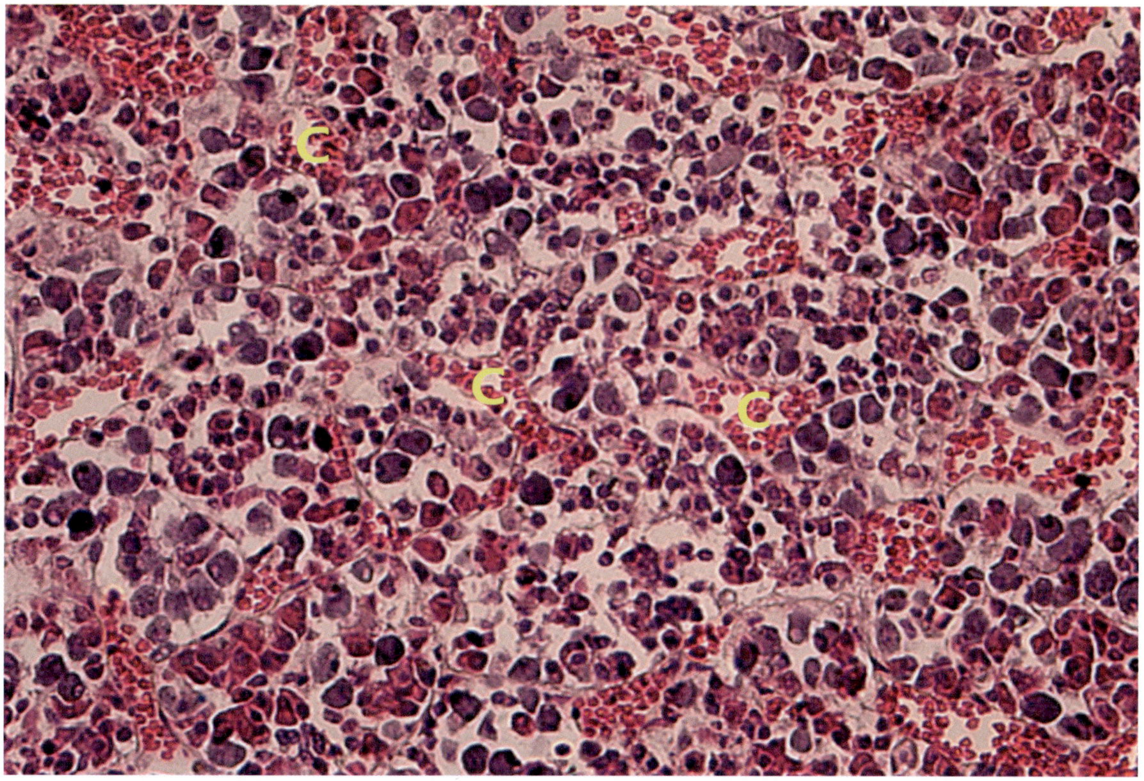

그림 76-2. 뇌하수체의 내분비 세포와 그 사이에 존재하는 동굴모세혈관(C)이 보인다.

77 상피 조직이란?

부신(adrenal gland)은 **피질**(**겉질**, cortex)과 **수질**(**속질**, medulla)로 구별되는데 다양한 종류의 세포가 호르몬 생산에 관여하고 있다. 부신 피질의 가장 바깥쪽에는 **피막**(capsule)이 있어 그 내부를 감싸고 있다(**그림 77-1**).

피막의 아래에서는 세 층으로 배열된 피질세포의 무리를 확인해야 한다. 피질의 바깥 쪽부터 **사구층**(zona glomerulosa), **다발층**(zona fasciculata), **그물층**(zona reticularis)으로 구분할 수 있다. 먼저 **사구층** 세포는 마치 **분비샘**(secretory gland)의 **샘꽈리**(acinus)처럼 둥글게 무리를 지어 배열되어 있는데 세포질과 핵이 비교적 진하게 염색되어 바로 아래층인 다발층과 쉽게 구분된다. **다발층** 세포들은 피질에서 수질 방향으로 긴 다발을 이루며 나란히 배열되어 있어 다른 층과 구별이 쉽다. 마지막으로 **그물층** 세포는 그물처럼 얽혀 보이기 때문에 붙은 이름인데 다른 층의 세포보다 작고 염색성도 진하다(**그림 77-2**). 부신피질에서는 **알도스테론**, **코티졸**, **부신안드로겐** 등 여러가지 호르몬이 분비된다. 부신피질 세포 사이에는 모세혈관이 많이 존재하는데 이는 생산된 호르몬을 표적기관으로 이동시키는 역할을 하는 것이다.

부신피질의 아래에는 부신수질이 있는데 여기서는 **크롬친화세포**(chromaffin cell)와 **신경절세포**(ganglion cell)를 확인해야 한다. 부신수질 세포 중 서로 모여 뭉치를 이루거나 긴 줄기를 이루고 있는 것이 크롬친화세포이며, 이 보다 큰 세포들이 **신경절세포**(ganglion cell)이다. 부신수질에서는 **카테콜라민**(catecgolamine)이 형성된다.

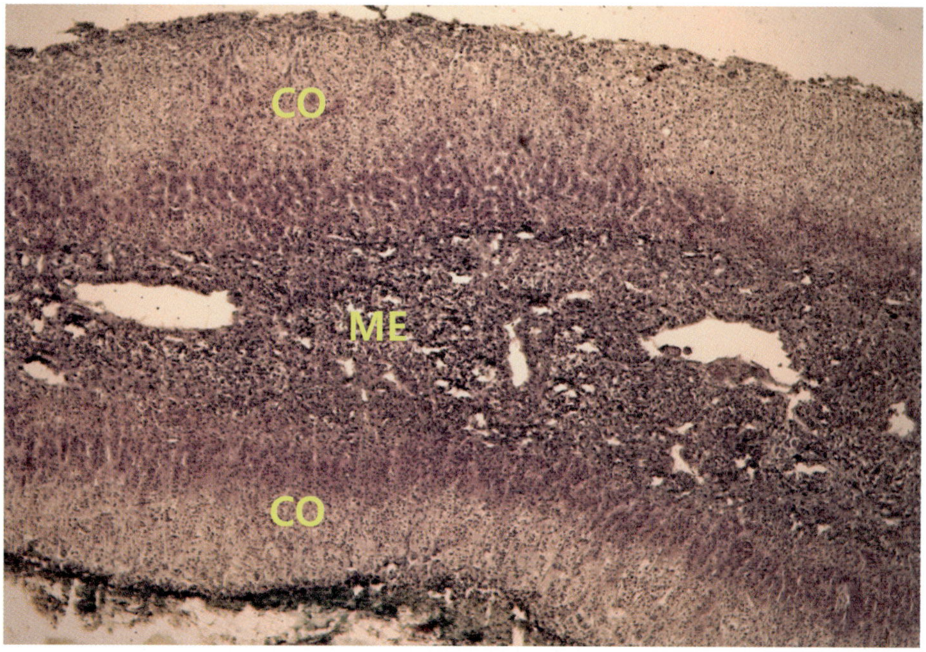

그림 77-1. 부신의 가운데에 수질(ME)이 있으며 그 위와 아래쪽에 보이는 부분이 피질(CO)이다. 부신피질에서는 각종 스테로이드 호르몬이 분비되며 수질에서는 카테콜라민이 분비된다.

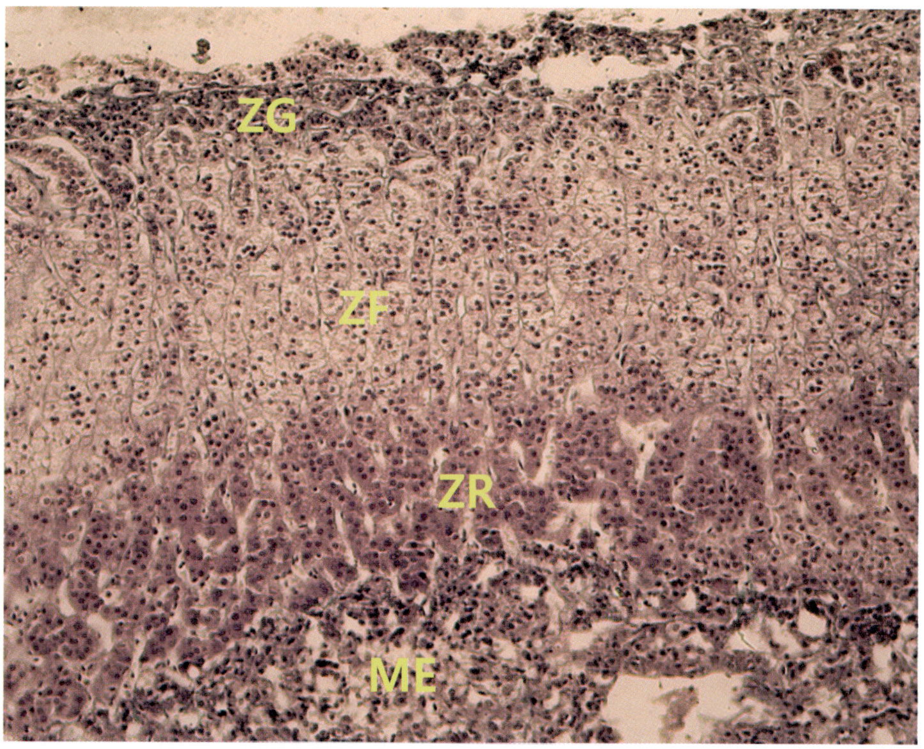

그림 77-2. 부신피질의 사구층(ZG), 다발층(ZF), 그물층(ZR) 등을 구별할 수 있다. ME: 수질

78 췌장

췌장(이자, pancreas)은 결합조직에 의해 여러 소엽으로 나누어져 있으며 그 안에는 내분비샘 세포와 함께 소화관 내로 소화효소를 분비하는데 관련된 외분비샘도 함께 있어 내분비샘과 외분비샘을 모두 갖추고 있는 특이한 기관이라 할 수 있다. 이 중 췌장을 구성하는 세포는 대부분 소화효소를 분비하는 외분비샘인데 그 형태가 꽈리모양을 하고 있어 **샘꽈리**(acinus)라 부른다. 샘꽈리의 분비세포는 소화효소가 포함된 묽은 액체를 분비하는 장액성세포이며 그 세포의 핵은 바닥 쪽에 놓여있다.

외분비샘인 샘포의 사이사이에는 내분비샘인 **췌장도**(pancreatic islet, islet of Langerhans)가 섞여 있다(**그림 78-1**). 췌장도의 숫자는 많지 않지만 우리 몸에 인슐린을 분비하는 중요한 내분비 세포이다. 췌장도가 제 역할을 하지 못하게 되면 당뇨병 등 심각한 질병을 유발하게 된다. 췌장의 외분비샘에서 분비된 소화효소는 도관을 타고 가 소화관으로 배출된다. 하지만 내분비샘에서 만들어진 호르몬(인슐린)은 췌장에 있는 모세혈관으로 분비되어 혈액을 타고 멀리 떨어져 있는 표적기관으로 이동하게 된다. 이처럼 모세혈관 혈액을 이용한 호르몬의 운반과 표적기관에 작용하는 특징은 모든 내분비기관이 공유하는 특징인 것이다. 따라서 현미경으로 관찰하면 췌장에는 만들어진 호르몬을 운반하는 모세혈관이 잘 발달해 있으며 진한 분홍색으로 염색되는 장액성 샘포 사이에 밝고 큰 세포 췌장도가 존재하는 것이 특징이다(**그림 78-2**).

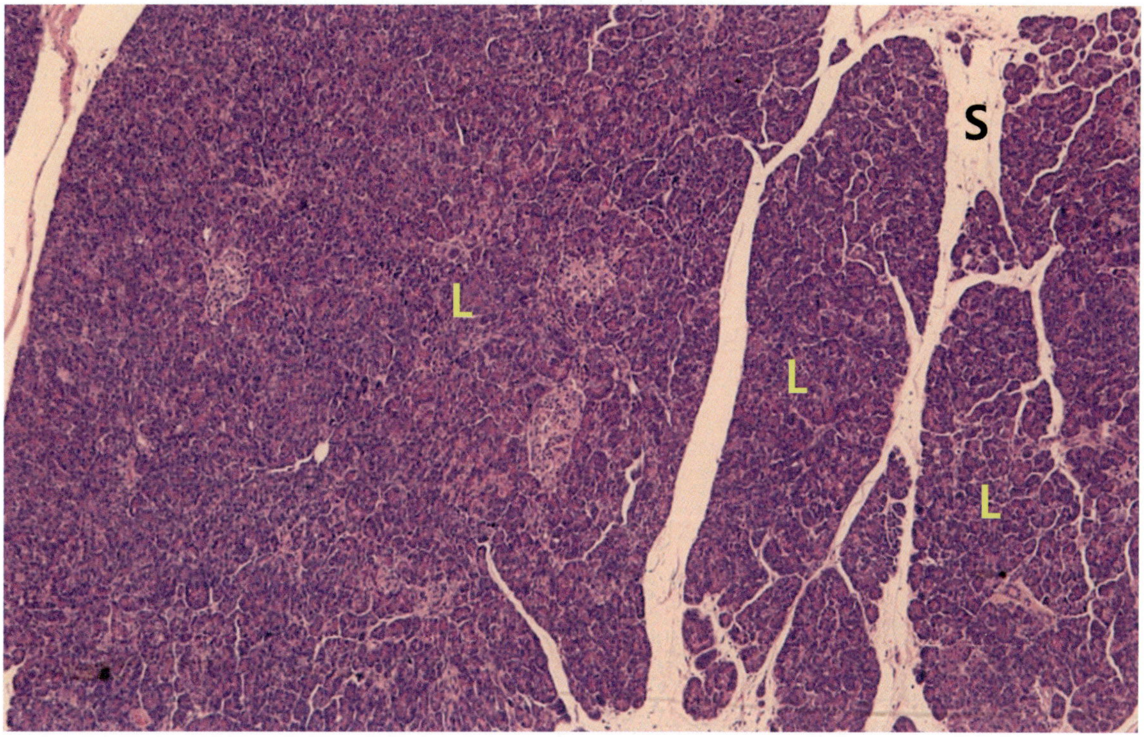

그림 78-1. **췌장의 조직학적 구조:** 피막이 뻗어 들어온 중격(S)에 의해 여러 개의 소엽(L)으로 나뉘어져 있다.

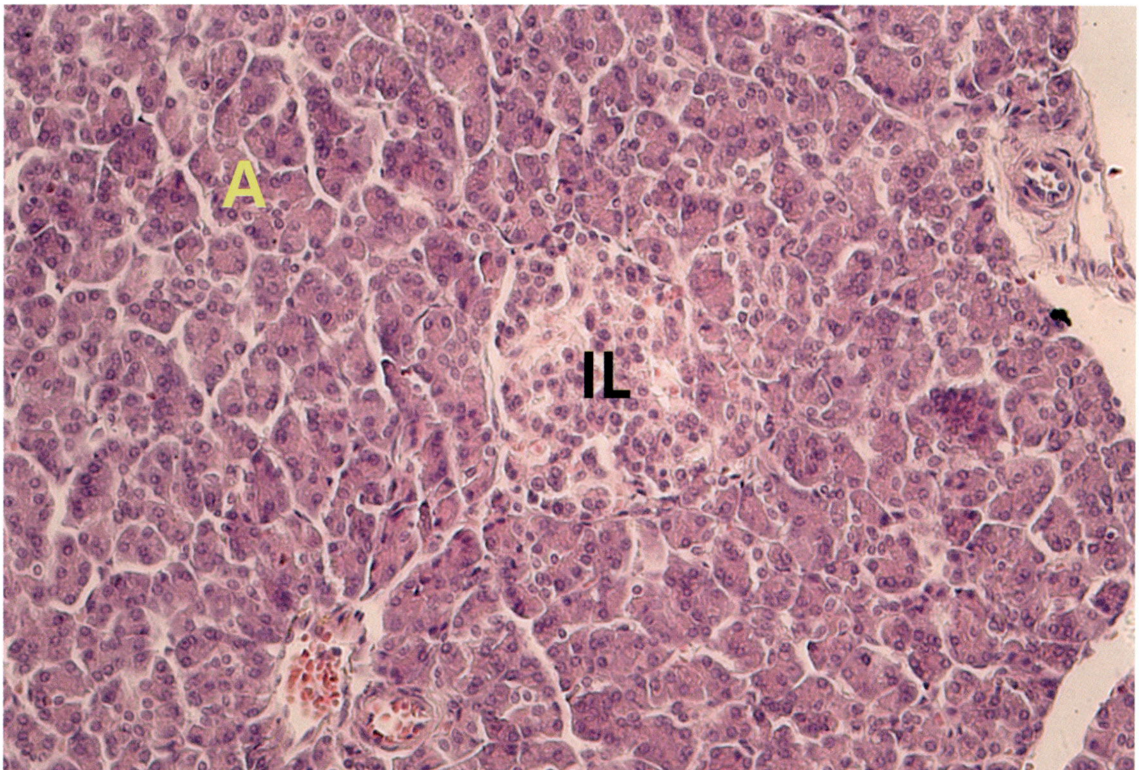

그림 78-2. **췌장의 확대사진:** 외분비샘인 샘꽈리(A)가 대부분의 공간을 채우고 있다. 화면 중앙에 밝게 보이는 세포 덩이가 인슐린을 분비하는 내분비샘인 췌장도(IL)이다.

79 비뇨계통

우리 몸의 **비뇨계통**(urinary system)은 **콩팥**(kidney)과 **요관**(ureter), **방광**(urinary bladder), **요도**(urethra) 등으로 이루어져 있다. 콩팥은 혈액으로부터 체액을 걸러 낸 다음 이를 농축-재흡수 하여 최종적으로 소변을 만들어 요관을 통해 방광으로 내려 보낸다. 이렇게 만들어진 소변은 바로 배출되지 않고 방광에서 모아 두었다가 요도를 통해 밖으로 배출한다.

비뇨계통의 기능은 비교적 단순해 보이지만 우리 몸의 항상성의 유지 및 질병의 이해에 있어 매우 중요한 기관의 집합체라 할 수 있다. 혈액으로부터 체액을 걸러 내고 소변을 생산하는 콩팥의 기능이 조직학적 구조와 밀접하게 연관되어 있다는 것을 이해해야 한다. 요관과 방광에서는 소변을 모아 두다가 필요하면 이를 배출하기 위해 그 상피조직이 어떤 형태로 발달해 있는지를 살펴보아야 한다.

Memo

80 콩팥

콩팥(kindey)의 가장 겉에는 **피막**(capsule)이 있고 그 아래에 **피질**(cortex)과 **수질**(medulla)이 있다. 피막에 가까이 있으며 콩팥의 겉부분에 존재하는 것이 피질이며 깊은 층에 존재하는 것이 수질인데 두 부분은 조직학적으로 상당한 차이가 있다. 가장 쉬운 구분법은 공 모양의 **사구체**(glomerulus)와 그 주변의 **보우만주머니(사구체주머니,** Bowman's capsule)로 이루어진 **콩팥소체**(renal corpuscle)가 많이 보이는 부분을 피질이라 보는 것이다. 반면에 콩팥소체가 보이지 않고 세관으로만 이루어진 안쪽 부분은 수질에 해당한다(**그림 80-1**).

콩팥 피질에서 관찰되는 사구체는 모세혈관이 털실뭉치처럼 모여 이루어진 구조물이다. 사구체에서 소변의 원액이 만들어지면 보우만주머니의 내강을 경유하여 주변의 **곱슬세관**(convoluted tubule)으로 흘러 나가게 된다(**그림 80-2**). 소변의 원액이 흘러 지나가는 곱슬세관은 사구체와 연결되어 있기 때문에 사구체 주변에서 많이 확인할 수 있다. 곱슬세관 중 사구체에서 막 빠져나온 부분을 **근위곱슬세관**(proximal convoluted tubule)이라 하며 이 보다 멀리 있는 쪽을 **원위곱슬세관**(distal convoluted tubule)이라 한다.[1)]

근위곱슬세관은 내강면에 미세융모가 많이 존재하여 **원위곱슬세관**보다 지저분하게 보인다. 반면 **원위곱슬세관**은 내강이 크고 깨끗하게 관찰되는 것으로 **근위곱슬세관**과 구별할 수 있다(**그림 80-3**). **원위곱슬세관**에는 **치밀반**(macula densa)이라는 구조물이 있는데 이는 **염화나트륨**(NaCl)의 농도변화를 감지하는 센서의 역할을 하는 세포이다.

근위곱슬세관과 원위곱슬세관 사이는 **헨레고리**(Henle's loop)가 연결하고 있다. 소변 원액이 **헨레고리**를 통과할 때 특정 전해질의 분비, 재흡수 등이 이루어지며 이때 배출하는 소변에 보다 가까운 구성으로 변화한다. 원위곱슬세관은 **수질부챗살**(medullary ray)로 들어가 **집합관**(collecting duct)과 연결되어 **콩팥수질**로 들어간다. 최종적으로 콩팥에서 만들어진 소변은 **요관**(ureter)을 거쳐 방광에 모이게 된다.

1) 콩팥에서 많이 보이는 세관은 모두 단층의 입방세포로 구성되어 있다.

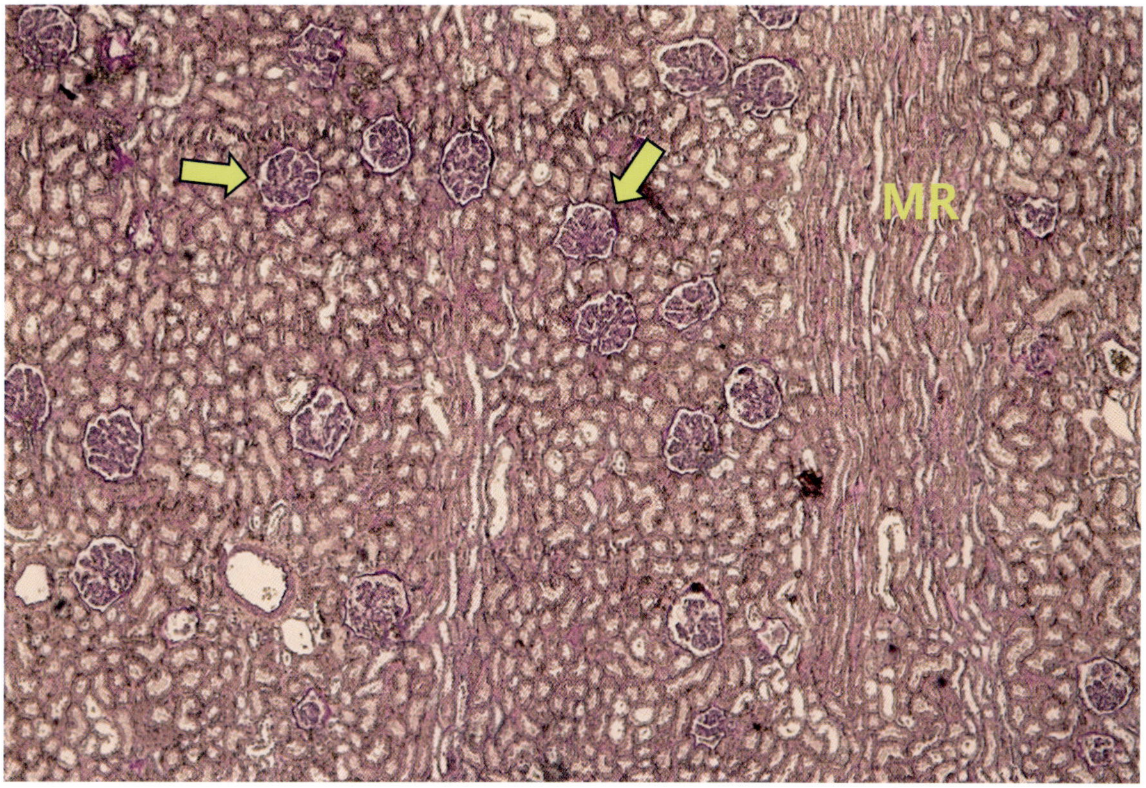

그림 80-1. 콩팥소체(노란 화살표)가 많이 보이는 곳이 콩팥의 피질이다. 콩팥소체의 주변에는 세관이 많이 보인다. MR: 수질부챗살

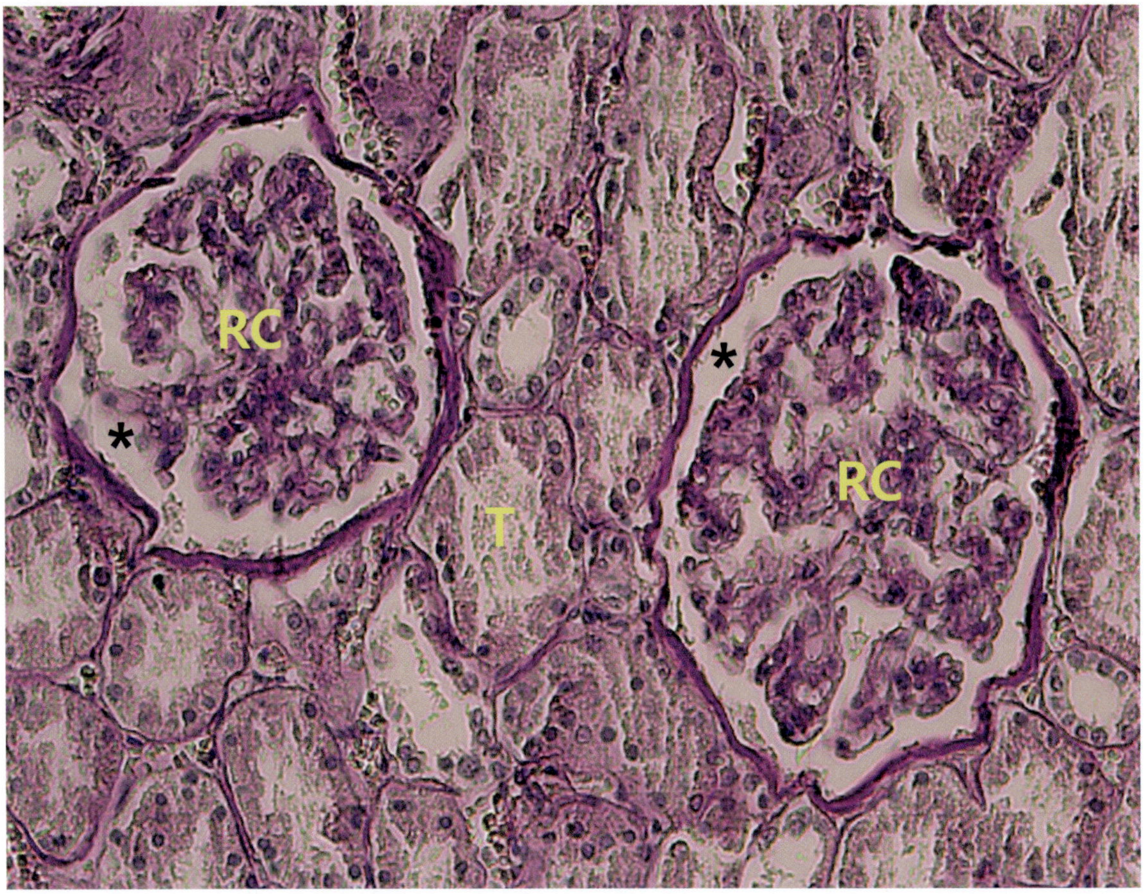

그림 80-2. 피질의 콩팥소체(RC)는 모세혈관 뭉치인 사구체와 그 주변의 보우만주머니(별표)로 이루어져 있다. T: 세관

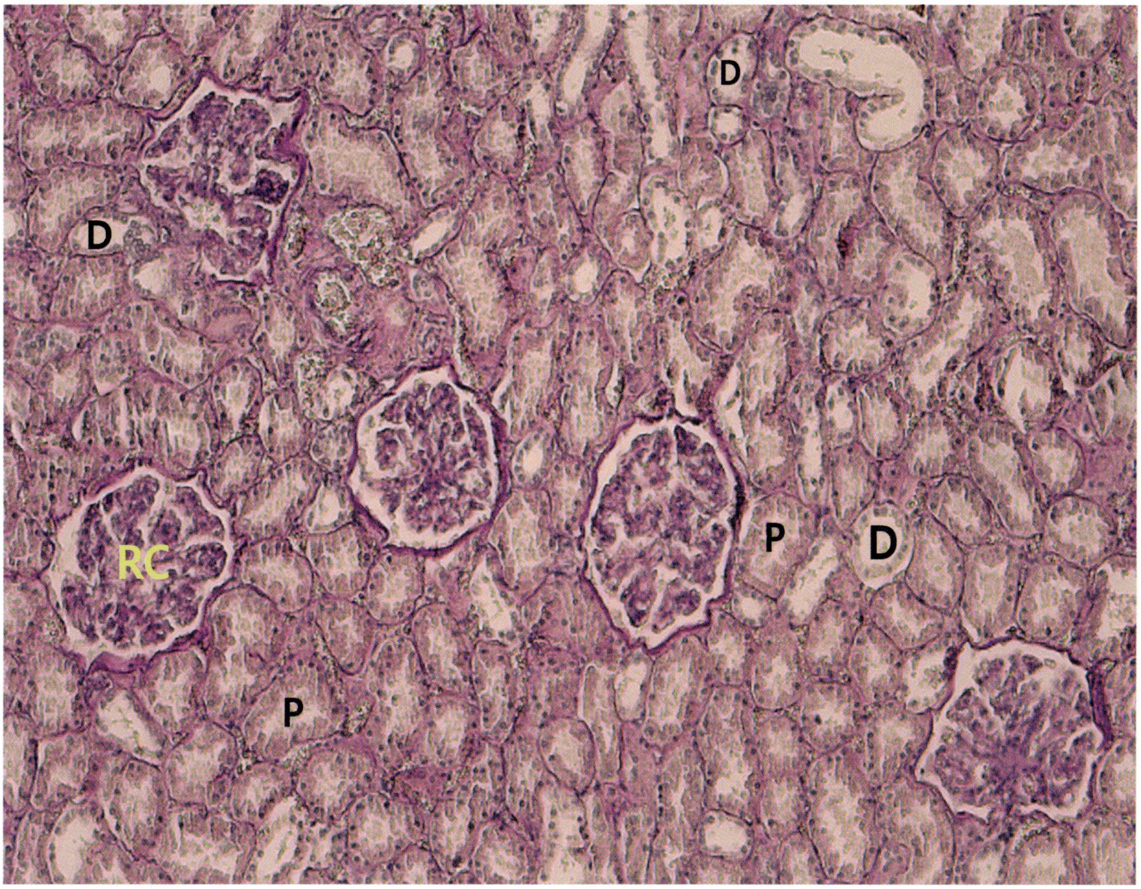

그림 80-3. 콩팥 피질에는 다양한 세관이 보이는데 근위곱슬세관(P)과 원위곱슬세관(D)은 내강면의 형태로 구별이 가능하다. RC: 콩팥소체

81 방광

우리 몸 속 콩팥에서 걸러진 소변은 방광에 모아두었다가 필요시에 한 번에 배출된다. 방광벽은 **점막상피**의 아래에 **고유판**과 **근육층**, **바깥막**이 있다(그림 81-1). 방광근육은 평활근섬유로서 여러 방향으로 복잡하게 배열되어 있는 것이 특징인데 이는 소변 배출시에 방광을 짜주는 복잡한 운동이 필요하기 때문이다.[1]

방광에서 소변이 닿는 면은 **점막상피**(mucosal epithelium)이다. 이는 식도 등 소화관에서 볼 수 있는 것처럼 여러 층의 세포로 구성되어 있지만 가장 바깥 쪽이 납작한 세포였던 식도와 달리 방광의 표면층 세포는 납작하지 않고 통통한 모양을 하고 있으며 이를 조직학에서는 **우산 모양**(umbrella shaped) 혹은 **지붕 모양**(dome-shaped)이라고 표현한다.

방광의 점막상피세포가 이런 모습을 하게 된 것은 소변이 많이 모이게 되면 방광이 늘어나서 내부 용적을 크게 해야 하기 때문이다. 세포가 납작한 모습이면 방광이 늘어날 때 방해받게 되며 통통한 모습이어야 옆으로 더 늘어날 여유가 생길 것이다. 이처럼 방광이 수축해 있을 때와 늘어나 있을 때 서로 다른 모습을 하게 되는 상피세포를 조직학에서는 **이행상피**(transitional epithelium)라고 부른다(그림 81-2).

1) 여성생식기관인 자궁벽의 근육도 비슷한 측면이 있다.

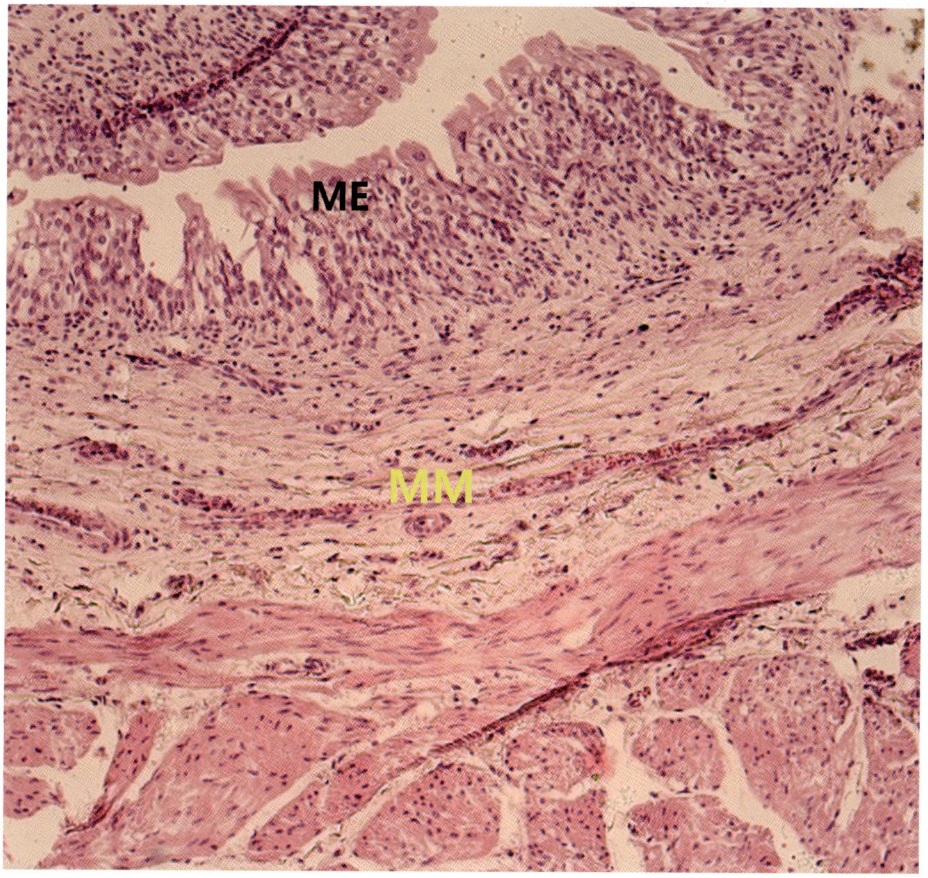

그림 81-1. 방광의 내강에 접한 점막상피(ME)는 이행상피로 되어 있다. 그 바깥에 여러 방향으로 복잡하게 달리는 근육층(MM)이 보인다.

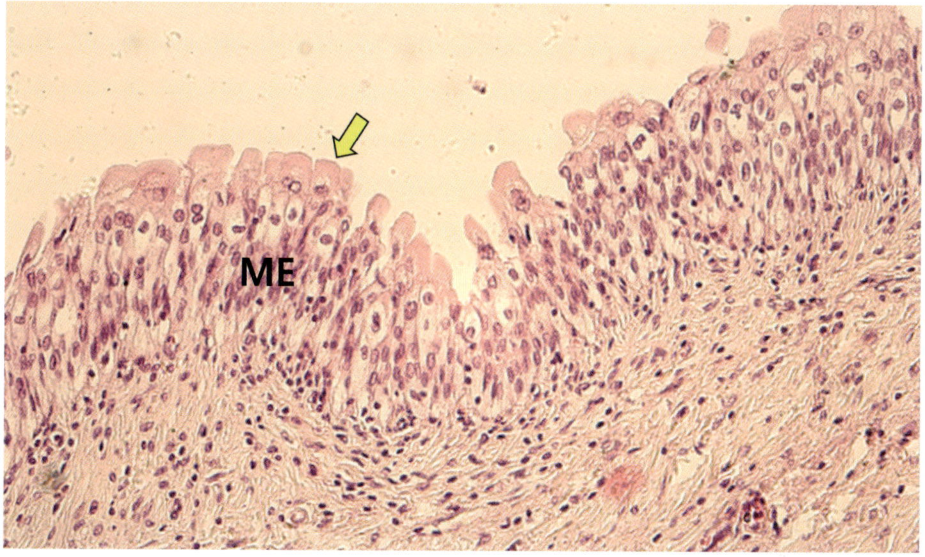

그림 81-2. 방광의 상피세포는 식도처럼 여러 층의 세포가 모여 만드는 점막상피(ME)이다. 하지만 식도와는 달리 표면층의 세포가 보다 통통한 모습을 하고 있는데(노란 화살표), 이는 방광에 소변이 모여 늘어나게 되면 납작한 모습보다는 통통한 모습이 세포가 옆으로 늘어나는데 보다 유리하기 때문이다. 이를 조직학에서는 이행상피라고 부른다.

82 요관

요관(ureter)은 콩팥과 방광을 연결하는 관 모양의 구조물로 콩팥에서 생성된 소변이 방광으로 흘러가는 통로이다. 요관은 **점막상피**(mucosal epithelium), **고유판**(lamina propria), **근육층**(muscularis), **바깥막**(adventitia)으로 되어 있다(**그림 82-1**).

요관의 **점막상피**는 방광처럼 **이행상피**(transitional epithelium)로 되어 있는데 이는 평상시에 내강을 좁히고 있다가 소변이 지나갈 때 상피세포가 늘어나서 내강이 확장되기 쉽게 하는 역할을 한다. 따라서 요관의 내강은 소변이 통과하지 않을 때는 별 모양으로 매우 좁은 상태로 보인다(**그림 82-2**).

요관의 근육층은 두 층으로 되어 있다. 안쪽 근육은 **세로층**(longitudinal layer)으로 요관과 같은 방향으로 달리지만 바깥 근육은 **돌림층**(circular layer)으로 요관을 둘러싸는 모양을 하고 있다. 요관의 바깥막은 엉성한 결합조직으로 구성되어 있는데 여기에서는 신경과 혈관도 관찰된다.

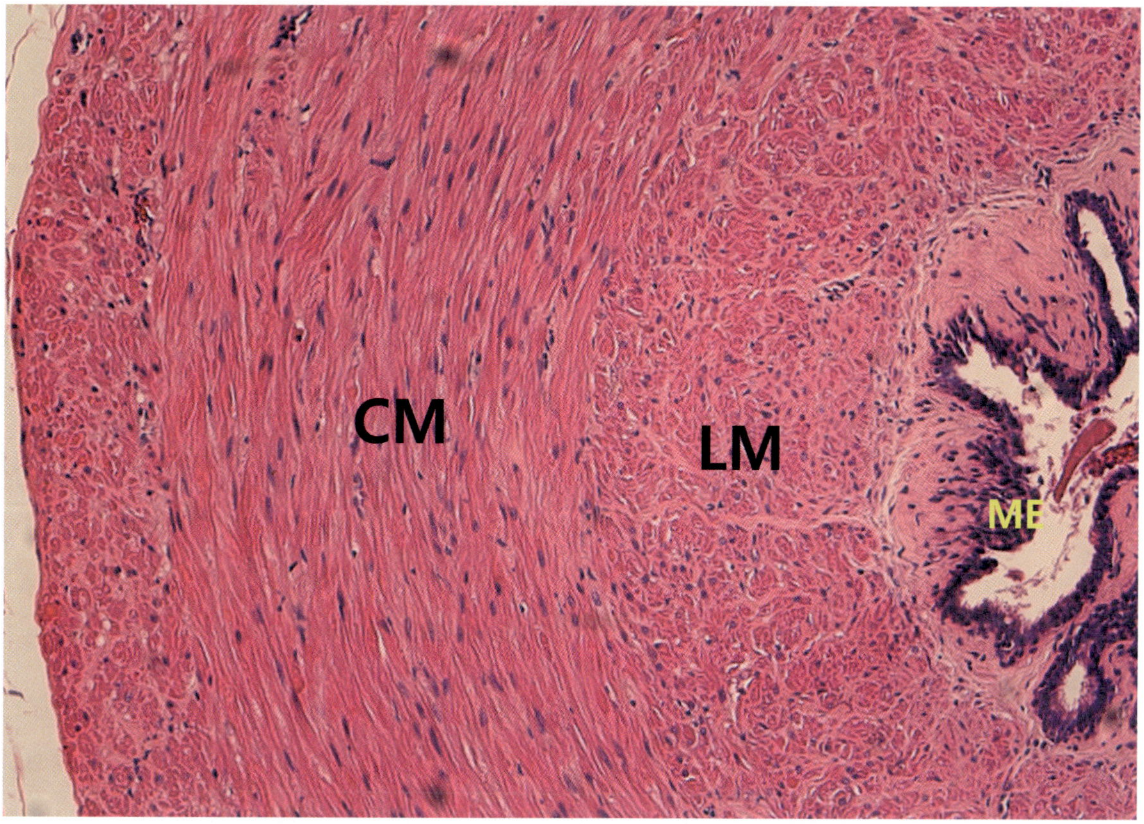

그림 82-1. 요관 점막상피의 바깥 쪽에는 세로층(LM)과 돌림층(CM) 근육이 차례로 존재한다. ME: 점막상피

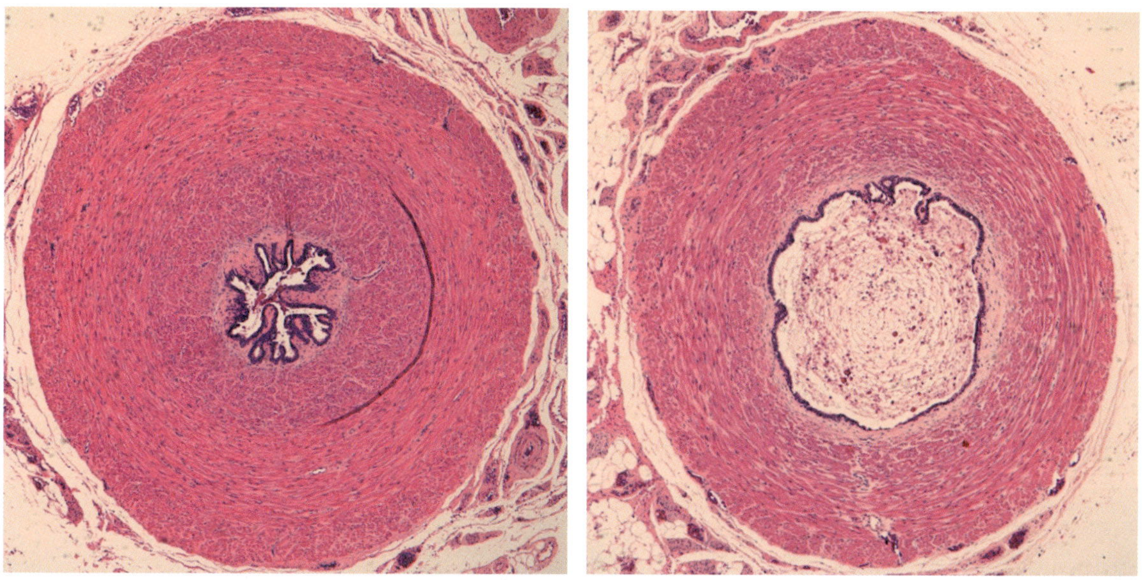

그림 82-2. 요관의 이행상피와 점막 주름의 존재 때문에 요관의 내강 크기는 흘러가는 소변의 유무에 따라 수시로 달라진다.

83 림프계통

우리 몸에는 외부에서 들어오는 병원체에 저항하는 면역기능과 관련된 림프계통이 존재한다.[1] **림프계통**(lymphatic system)은 단일한 기관이 아니라 여러 곳에 존재하는 비슷한 조직을 합하여 이르는 것이며 이는 위치에 따라 각각 서로 다른 이름으로 불리고 있다. 림프계통에는 **림프절**(lymph node), **비장**(spleen), **골수**(bone marrow), **가슴샘**(thymus)처럼 독립된 별개의 기관인 것이 있지만 소화관 벽 등에 면역세포가 한데 모여 있는 형태로 존재하는 **산재성 림프조직**(diffuse lymphatic tissue)도 있다.

림프계통에 관련된 세포 중 가장 대표적인 것은 **림프구**(lymphocyte)이다. 림프구는 **B세포, T세포, NK세포** 등으로 나눌 수 있는데 단순한 염색에 의한 현미경 관찰로는 그 차이를 서로 구별하기 힘들다.[2] 림프구는 그 세포의 대부분을 세포질 대신 핵이 차지하고 있어 H&E 염색을 하게 되면 푸르게 염색된다. 림프계통에서 림프구가 많이 있는 부위가 푸르게 보이는 것은 이 때문이다.

우리 몸 여러 곳에 존재하는 림프기관에서 림프구는 분화하면서 면역기능을 원활히 수행하기 위해 적응하는 훈련을 받게 된다. 림프구는 림프기관 내에서 **세망섬유**라는 결합조직 섬유가 만든 그물 안에 분포하는데 이는 특수염색을 하지 않으면 잘 보이지 않는다.

1) 이를 **면역계통**(immune system)이라 부르기도 한다.

2) 림프구의 형태는 림프계통 조직 외에 말초혈액 도말표본에서도 잘 보이므로 그 형태를 잘 알아 두어야 한다. 림프구의 자세한 기능에 대해서는 이 책에서 다루지 않겠다. 최근 의학계에서 가장 빨리 발전한 분야의 하나가 면역학으로서 이 안에서 다루는 내용이 매우 방대하여 그 내용을 정확히 이해하기 위해서는 더 자세한 학습이 필요하기 때문이다.

Memo

84 구개편도

우리 몸에서 **입**(mouth)은 소화관이 시작되는 부분이다. 여기에는 **인두편도**(pharyngeal tonsil, adenoid), **구개편도**(**목구멍편도**, palatine tonsil), **혀편도**(lingual tonsil) 등 면역기능과 관련된 구조물이 다수 존재한다. 이 중 **구개편도**는 인두의 가쪽 부위에 있다 하여 붙은 이름으로 소화관에 존재하는 면역기관과 관련하여 조직학에서 많이 다루어진다.

구개편도 겉면에는 실질 속으로 함몰되어 들어간 **편도움**(tonsillar crypt)이 편도를 여러 부분으로 나누고 있다. 구개편도는 **산재성 림프조직**(diffuse lymphatic tissue)의 일종으로 점막에는 **림프소절**(lymphatic nodule)[1)]이 있는데 H&E 염색을 하면 파랗게 염색되는 림프구가 많이 보인다(**그림 84-1**). 림프소절의 안쪽에는 이보다 연하게 염색된 **종자중심**(germinal center)이 존재한다[2)](**그림 84-2**).

이러한 림프소절의 모습은 구개편도에서만 볼 수 있는 것은 아니다. 소장과 대장 등 다른 소화기관 여러 곳에서도 비슷한 소견이 관찰되며 특히 **돌창자**(**회장**, ileum) 벽에서 보이는 림프소절은 **파이어반**(Peyer's patch)라는 이름으로 따로 부르고 있다. 소화기관 내 림프소절의 예로 **충수돌기**(**막창자꼬리**, vermiform appendix)도 이 책에서 함께 다루고 있으니 참고하기 바란다.

---

1) 림프소절은 소화기관과 연관된 면역조직에서 주로 발견된다.

2) 종자중심에서 이처럼 염색성에 차이가 생기는 이유는 이 부위의 림프구가 림프소절의 다른 부위보다 세포질이 더 많아 상대적으로 붉게 보이기 때문이다. H&E염색에서 세포질은 에오신에 의해 붉게 염색된다.

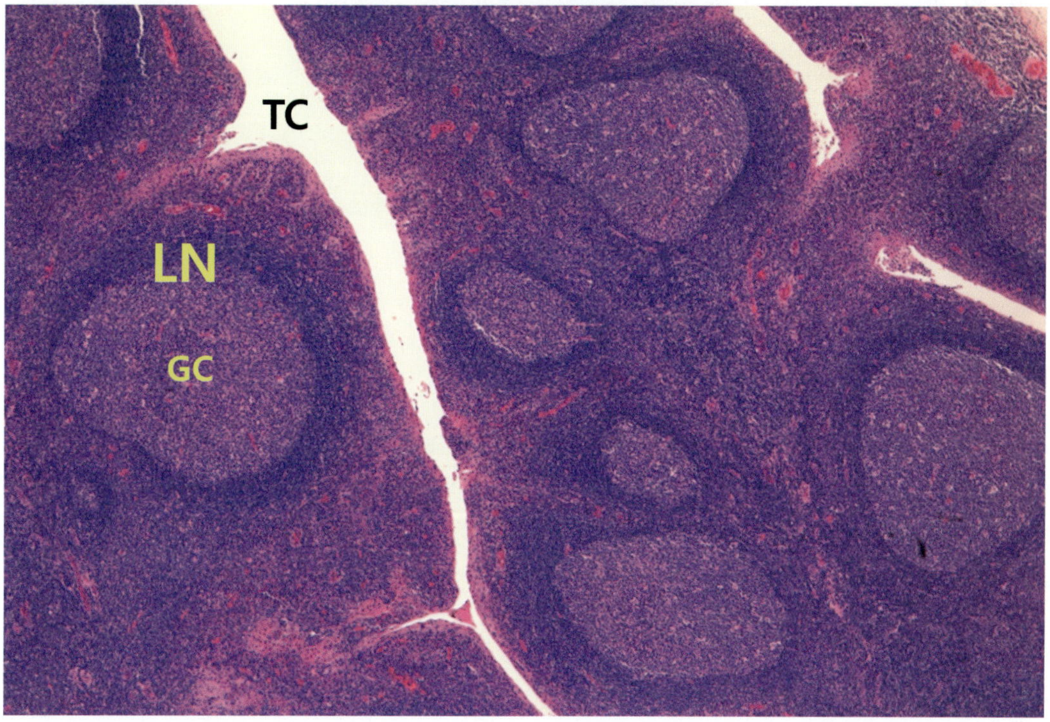

그림 84-1. 편도움(TC)이 구개편도를 여러 부분으로 나눈다. 파랗게 염색된 세포는 대부분 림프구이다. 림프소절(LN)의 안쪽에 종자중심(GC)이 보인다.

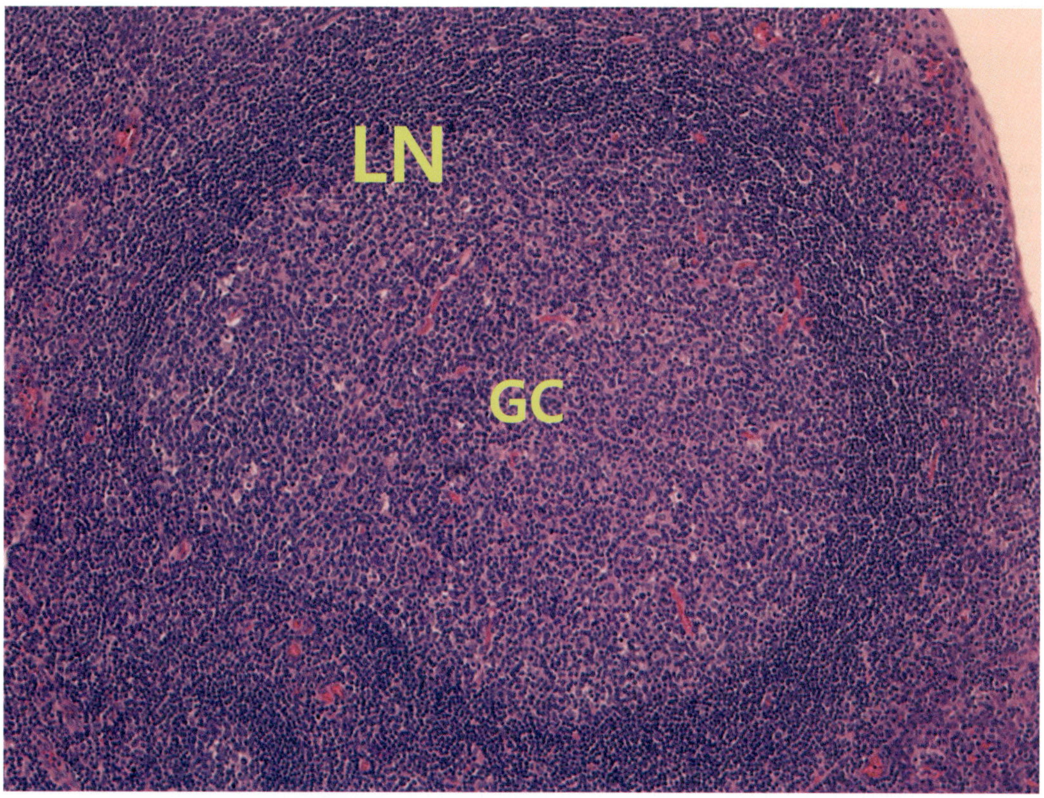

그림 84-2. 구개편도의 림프소절(LN) 안쪽에 있는 종자중심(GC)이 더 밝게 보이는 이유는 이 곳의 림프구가 세포질이 더 많아 에오신에 의해 붉게 염색되기 때문이다.

85 충수돌기

림프기관은 우리 몸에서 면역기능과 관련된 역할을 수행하는 기관을 가리키지만 따로 구조물을 만들지 않고 소화관 벽 내에 면역세포가 많이 모여 **산재성 림프조직**(diffuse lymphatic tissue)을 형성하고 있는 경우까지 포함한다. 소화관 벽에서 이러한 림프조직을 자주 발견할 수 있는데 **충수돌기(막창자꼬리**, vermiform appendix)도 그 중 하나이다.

충수돌기는 포유동물에서 원래 소화기관의 일부로 기능하던 것이지만 사람에서는 그 역할이 거의 퇴화하고 현재는 림프기관으로서 의미만 남아 있다. 충수돌기의 벽을 H&E 염색하여 보면 **점막상피**(mucosal epithelium), **고유층**(lamina propria), **점막하층**(submucosa), **근육층**(muscularis externa), **장막**(serosa) 등으로 구분된다(**그림 85-1**).

그 중 **고유층과 및 점막하층**을 자세히 보면 다른 부분보다 파란색으로 보다 짙게 염색된 부분이 있다. 이 부분이 새파랗게 보이는 이유는 여기에 림프구가 많이 모여 있으며 그 핵이 헤마톡실린에 의해 파란색으로 진하게 염색되기 때문이다. 이 파란색 부분을 **림프소절**(lymphatic nodules)이라 하는데, 그 중앙에는 주변 부위보다 비교적 밝게 염색된 **종자중심**(germinal center)이 자리를 잡고 있다. 종자중심이 주변보다 밝게 보이는 이유는 이 곳에 존재하는 세포들이 주변 림프구와 달리 비교적 세포질이 풍부하여 에오신에 의해 밝게 염색되기 때문인데 이는 앞에서 본 구개편도와 같다(**그림 85-2**). 충수돌기는 임상적으로 자주 감염에 의한 염증이 많이 발생하여 (**급성충수염,** acute appendicitis) 외과적 시술로 제거해야 하는 경우가 많다.

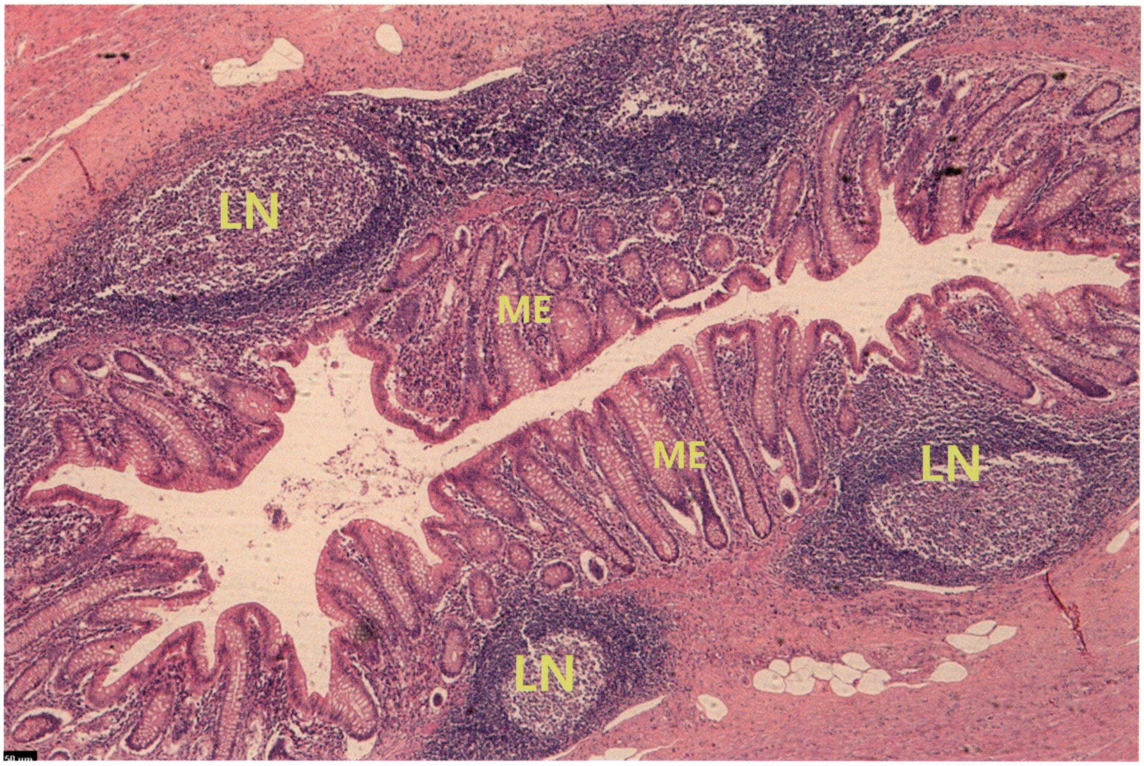

그림 85-1. 충수돌기와 림프소절(LN). ME: 점막상피

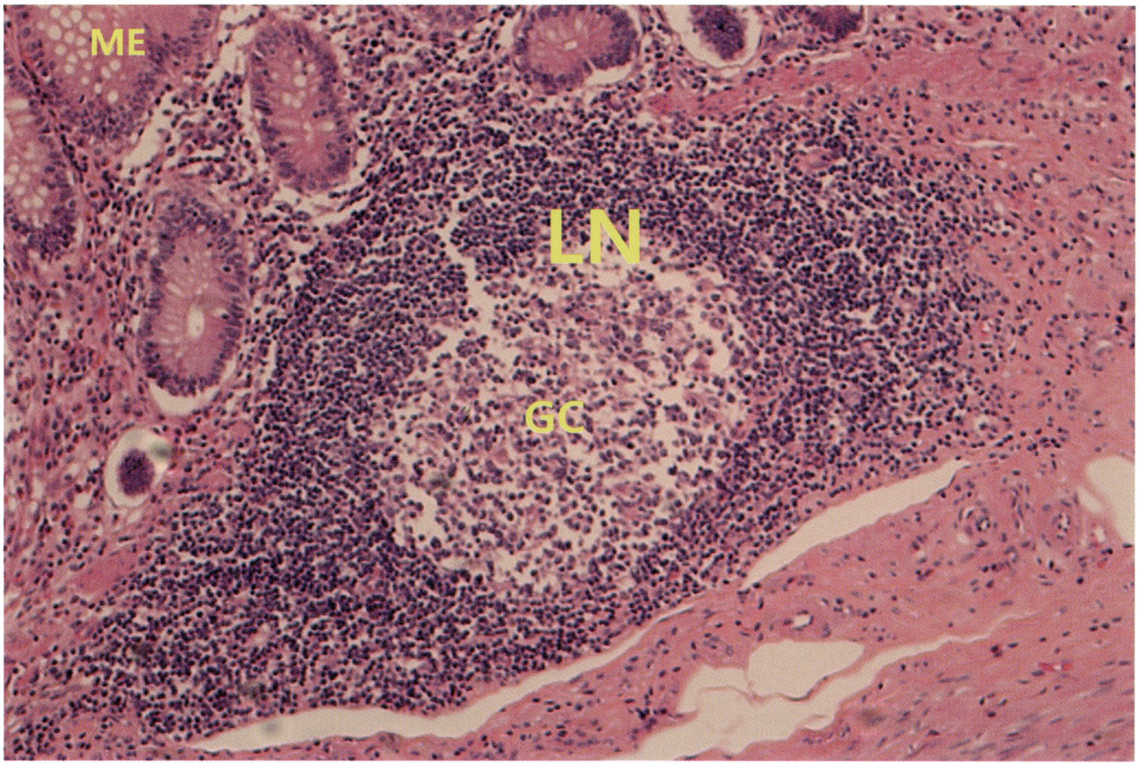

그림 85-2. 충수돌기의 림프소절(LN)과 종자중심(GC). ME: 점막상피

86 비장

림프조직은 소화관 벽에서는 **림프소절**(lymphatic nodule)의 형태로 존재하지만 이와 달리 완전히 독립된 별개의 장기를 이루기도 한다. **비장(지라**, spleen)은 이처럼 독립된 장기로 존재하는 림프기관의 한 예이다.

비장의 가장 겉은 **피막**(capsule)이 둘러싸고 있다. 비장을 H&E 염색해 보면 대부분 붉은색을 띠지만 군데군데 파란색으로 보인다. 여기서 붉게 보이는 부위를 **적색속질**(red pulp)[1]이라 하는데 이 안에는 적혈구가 많이 모여 있기 때문에 이렇게 보인다. 반면 H&E 염색에서 파랗게 보이는 부분은 **백색속질**(white pulp)이라 하며 림프구의 핵이 헤마톡실린에 의해 푸른색으로 염색되는 까닭에 이처럼 관찰되는 것이다(**그림 86-1**). 백색속질에서 **종자중심**(germinal center)[2]을 포함한 림프소절이 보이는 점은 다른 림프기관과 비슷하지만 림프소절 안에 **중심동맥**(central artery)이라는 혈관이 관찰되는 점이 비장의 특징이다[3] (**그림 86-2**).

비장은 단순히 면역기관으로만 기능하는 것은 아니며 생성된 지 오래된 적혈구를 파괴하여 제거하는 기능도 있다. 적혈구 대사와 면역계와 관련된 이러한 기능 때문에 비장에는 항상 많은 양의 혈액이 머물고 있다. 비장이 외상에 의해 손상되면 다량의 출혈로 급성쇼크에 빠질 수 있어 응급상황이 벌어지는 것도 이 때문이다.

1) 적혈구가 많아서 따로 염색하지 않아도 붉게 보이는 부분이다.
2) 림프소절의 중앙에 주변보다 밝게 보이는 부분이다.
3) 림프구가 중심동맥 주위를 둘러싸고 있지만 림프소절을 이룰 정도로 발달하지 못한 경우 이를 **동맥주위림프구집(periarterial lymphatic sheath, PALS)**이라고 따로 부른다.

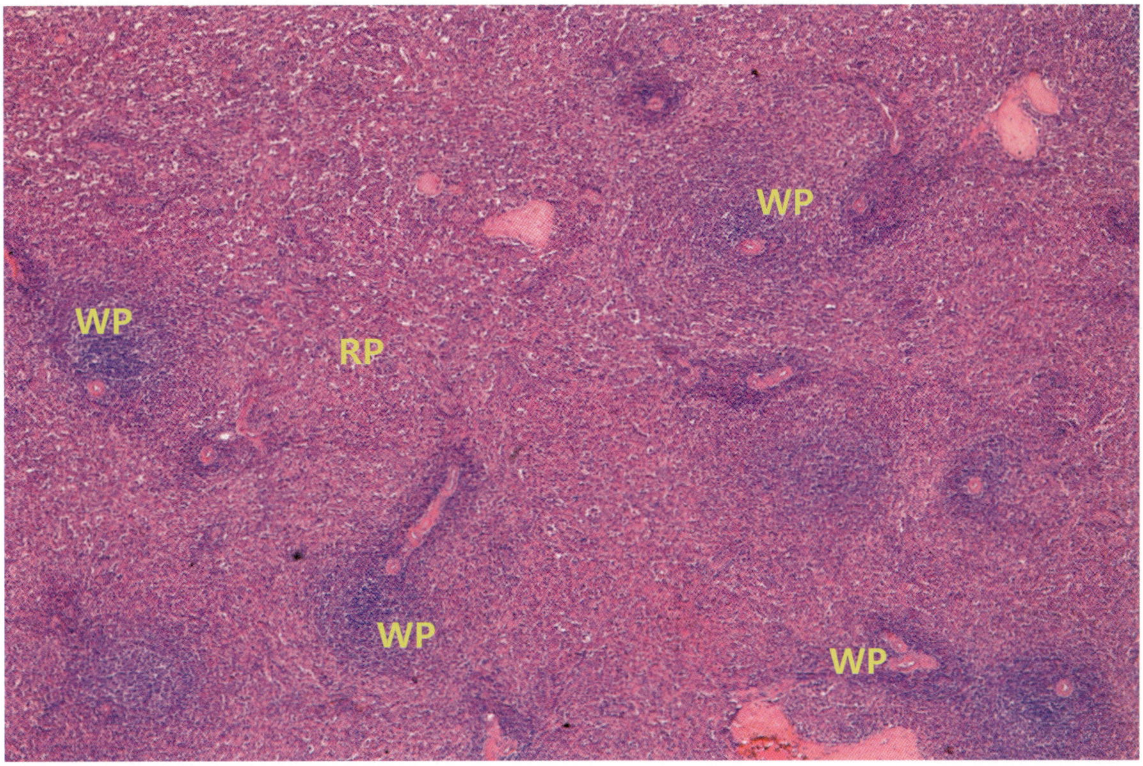

그림 86-1. 비장에서 붉은 색을 띠는 부분이 적색속질(RP)이며 군데군데 보이는 파란색 부위가 백색속질(WP)이다.

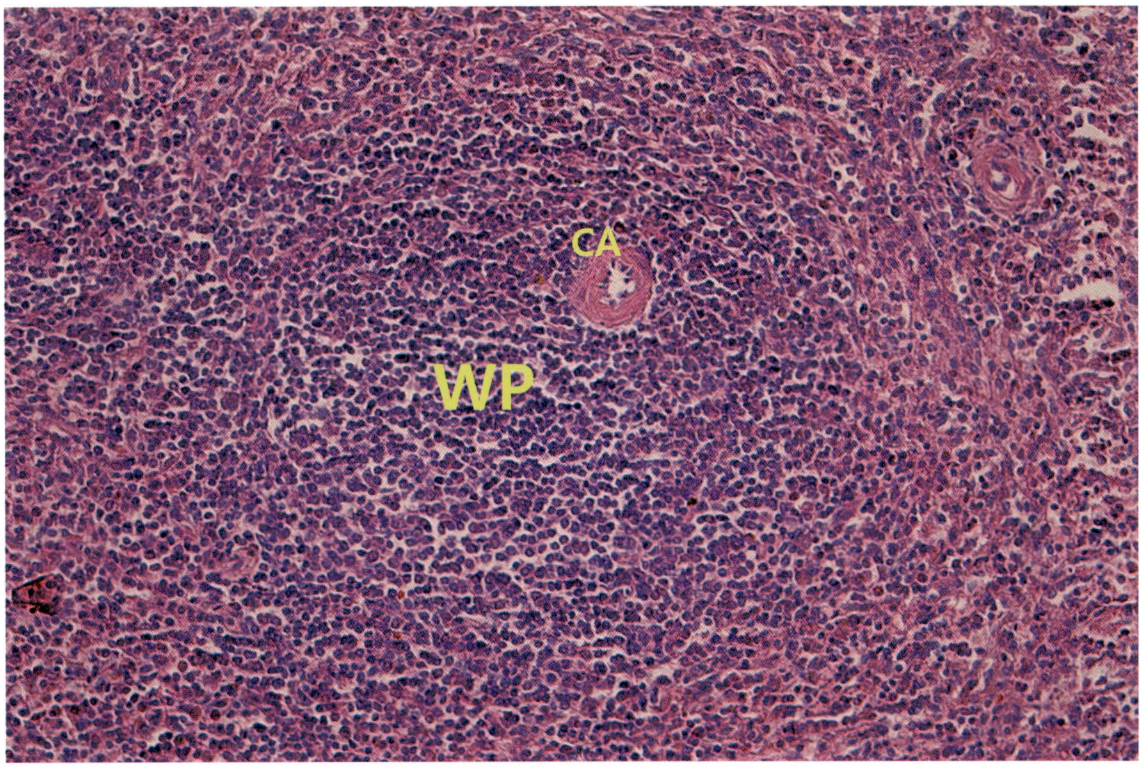

그림 86-2. 비장의 백색속질(WP)에는 림프구가 많이 모여 있으며 중심동맥(CA)도 보인다.

87 가슴샘

가슴샘의 그 존재는 해부학적으로 일찍부터 알려져 있었지만 그 정확한 기능에 대해서는 최근 면역학의 발전과 더불어 눈부시게 규명되고 있는 면역기관이다. **가슴샘**(thymus)도 비장처럼 우리 몸에서 독립된 형태로 존재하는 림프기관의 하나로서 겉면이 **피막**(capsule)에 덮여 있다.

가슴샘은 여러 개의 **소엽**(lobule)으로 나누어지는데 자세히 보면 각 소엽의 가장자리는 파란색으로 보이며 그 안쪽 부분은 붉은색으로 관찰된다. 여기서 파란색 부분이 **겉질**(**피질**, cortex)로서 림프구가 매우 밀집해 있는 부분이고 붉게 보이는 부분은 림프구의 밀집도가 낮은 **속질**(**수질**, medulla)이 된다(**그림 87-1**).

겉질에서 보이는 세포는 림프구의 일종인 **가슴샘세포**(thymocyte)[1]이다. 속질에는 **상피세망세포**(epithelioreticular cell)와 **가슴샘소체**(thymic or Hassall's corpuscles)[2]가 많이 관찰되는데 이 세포와 구조물이 H&E 염색에서 에오신에 의해 붉게 염색되어 주변보다 빨간색으로 보이는 것이다(**그림 87-2**). 가슴샘에서는 T 림프구가 분화하여 성숙하는 한편 다수의 림프구들이 파괴되기도 한다. 가슴샘은 사춘기때를 정점으로 점차 퇴화하며 노인이 되면 조직의 상당 부분이 지방조직으로 교체된다.

1) 가슴샘세포는 가슴샘에서 성숙하여 T림프구가 된다.
2) 가슴샘의 속질에서 보이는데 크고 둥근 빨간색의 변성물질이다.

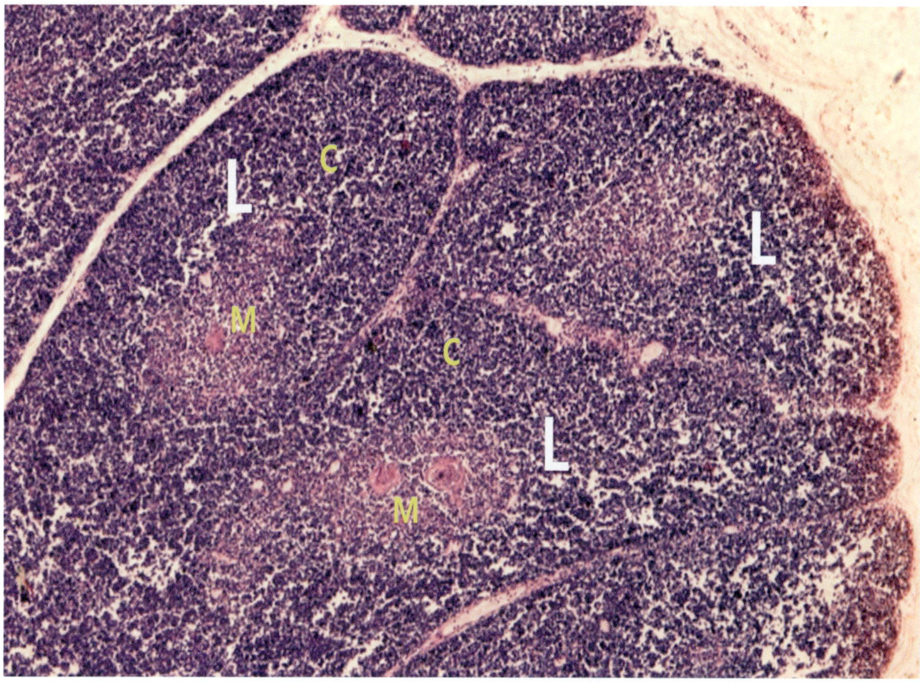

그림 87-1. 가슴샘에는 여러 개의 소엽(L)이 보인다. 각 소엽의 겉질(C)은 파랗게 염색되며 속질(M)은 붉게 보인다.

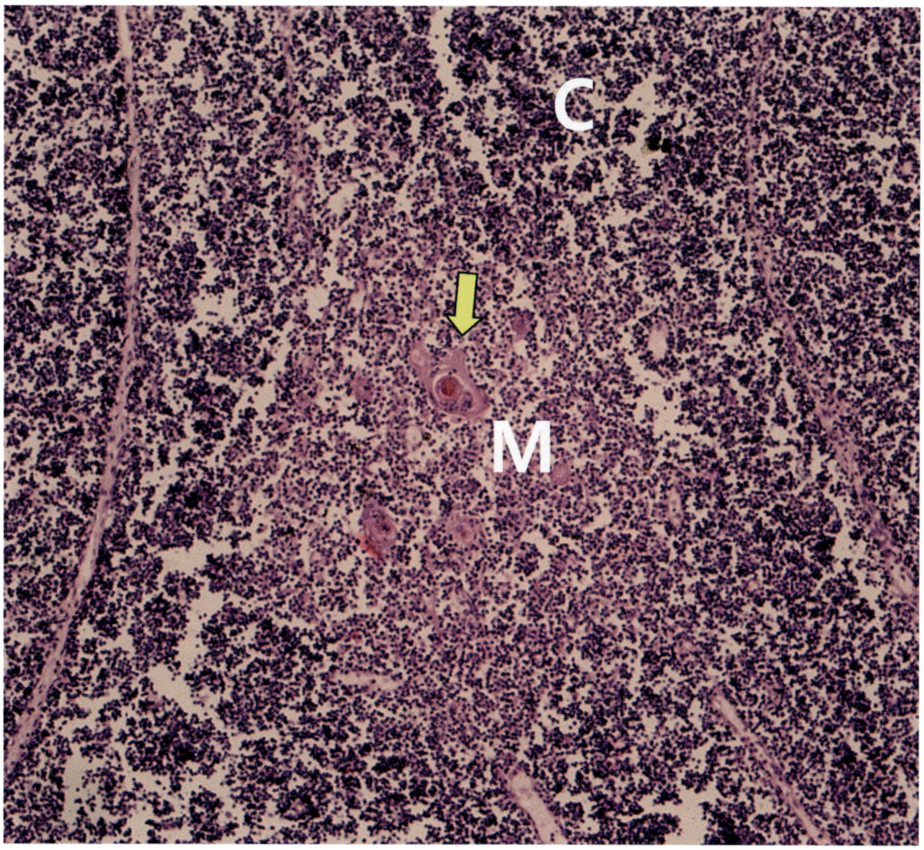

그림 87-2. 가슴샘의 속질(M)이 겉질(C)보다 빨갛게 보이는 이유는 상피세망세포나 가슴샘소체(노란 화살표)가 속질에는 많이 존재하기 때문이다.

88 특수감각기관

촉각, 온도, 통각 등과 관련된 감각을 **일반감각**(general sensory)이라 한다. 이러한 종류의 감각은 피부나 근육, 힘줄 등에 존재한 신경말단의 감각수용기로부터 들어온 신호를 감각신경을 거쳐 뇌의 해당 **감각 피질**(sensory cortex)에 전달하는 방식으로 이루어진다.

하지만 우리 몸은 이러한 종류의 일반감각만 인지하는 것은 아니며 보다 분화된 형태의 감각기관을 통해 얻어지는 특수감각도 존재한다. 그 대표적인 예로 눈을 통해 얻는 **시각정보**와 귀를 통해 얻는 **청각정보**를 들 수 있다. 이는 피부나 힘줄 등에 존재하는 일반감각계통과는 달리 특수하게 분화된 감각기관과 감각신경을 통해 이루어지기 때문에 **특수감각기관**이라 따로 분류하고 있다.

눈은 **감각수용기**(sensory receptor)가 **망막**(retina) 안에 위치하고 있는 특수감각기관이다. 망막의 가장 바깥쪽에 자리한 **광수용기**(photoreceptor)에서는 빛을 감광한 다음 두차례의 시냅스를 거쳐 그 신호를 망막 가장 안쪽의 **신경절세포**(ganglion cell)까지 전달한다. 신경절세포의 축삭은 한데 모여 **시신경**(optic nerve)이 되어 뇌의 관련 피질로 시각정보를 전달하게 된다.

눈을 이루고 있는 여러 구조물 중 임상적으로 의미 있는 또 다른 부분은 **이식 수술**(transplantation)이 자주 시행되는 **각막**(cornea)으로 이 책에서는 그 구조에 대해서도 함께 서술하였다.

조직학에서 확인해야 할 우리 몸의 또 다른 특수감각기관은 청각과 관련된 **내이**(internal ear)의 **달팽이관**(cochlear duct)이다. 달팽이관의 **코르티나선기관**(spiral organ of Corti)에서 인식된 청각정보는 뇌줄기에서 시냅스를 거쳐 최종적으로 대뇌에 전달된다.

Memo

89 망막

우리 몸 눈의 뒤쪽에는 **망막**(retina), **맥락막**(choroid), **공막**(sclera)이 있다. 이 중 공막은 가장 바깥에서 눈을 보호하는 역할을 하며 두꺼운 결합조직으로 되어 있다. 공막의 안쪽에는 맥락막이 있는데 망막과 공막 사이에 검게 보이는 줄 모양으로 존재한다. 망막은 맥락막의 안쪽에 있으며 그 중심부에서 주변부로 갈수록 두께가 얇아지는 모양이다. 망막은 눈의 뒤쪽 전부를 덮고 있지만 **시각신경**(optic nerve)이 시작되어 눈을 빠져나가는 곳에는 존재하지 않는다.[1)]

망막과 맥락막은 조직표본에서 분리되어 있는 모양으로 자주 관찰된다. 원래는 서로 연속되어 있는 것이 정상이지만 망막과 맥락막은 발생과정에서 기원이 달라 작은 충격에도 쉽게 분리되는 경우가 많다. 심지어는 사람이 살아 있는 동안에도 망막이 맥락막과 분리되는 경우가 있어 심각한 질병이 되기도 한다[2)] (**그림 89-1**).

조직학적으로 망막은 여러 층으로 구분할 수 있다. 이를 총 10개의 층으로 나누는 것이 일반적이며 바깥쪽으로부터 안 쪽의 순으로 망막의 각 층을 요약하면 다음과 같다. 현미경으로 보이는 소견을 망막 내 세포의 배열 도면과 대조하여 이해하기 바란다(**그림 89-2; 그림 89-3**).

- **색소상피**(retinal pigment epithelium): 단층의 **입방세포**(cuboidal cell)들로 구성되어 있는데 색소를 많이 함유하고 있다.[3)]
- **간상체원주층**(layer of rods and cones): 눈으로 들어오는 빛을 감각하는 **광수용기**(photoreceptor)의 **내분절**(inner segment) 및 **외분절**(outer segment)로 구성되어 있다.[4)]
- **외경계막**(outer limiting membrane): 망막을 지지해주는 역할을 하는 **뮐러세포**(Müller cell)가 간상세포나 원추세포에 **부착띠**(zona adnerens)로 연결되는데 이 구조물이 줄을 지어 배열되어 있기 때문에 마치 경계막처럼 보이는 것이다. 하지만 실제로 존재하는 막 구조물은 아니다.

---

1) 이 부분을 **맹점**(blind spot)이라 부른다.
2) 안과질환인 **망막박리증**(retinal detachment)은 이 위치에서 많이 발생한다.
3) 맥락막으로 연결되는 층으로서 망막에서 가장 바깥에 위치한다. 망막이 자주 **박리**(detachment)되는 곳은 색소상피와 간상체원추층 사이로 망막이 분리될 때는 이 층이 망막의 다른 층과 떨어져 맥락막 쪽으로 가서 붙는 경우가 많다.
4) 간상체원주층의 **간상세포**(rod)와 **원추세포**(cone)는 독립된 세포나 구조물이 아니며 외핵층에 있는 세포의 일부가 확장되어 만들어진 구조물이다. 따라서 간상체원추층과 외핵층은 같은 세포의 서로 다른 부분이다.

- **외핵층**(outer nuclear layer): 간상세포와 원추세포의 세포체와 핵이 존재하는 곳이다. 이 세포의 일부가 확장된 것이 관상체원추층의 광수용기이다.
- **외얼기층**(outer plexiform layer): 외핵층의 세포와 내핵층의 세포가 서로 시냅스를 이루고 있는 층이다.
- **내핵층**(inner nuclear layer): 외핵층의 세포와 시냅스를 하며 (외얼기층) 반대쪽에서는 신경절세포와 시냅스를 한다 (내얼기층).
- **내얼기층**(inner plexiform layer): 내핵층의 세포와 신경절세포가 서로 시냅스 하는 층이다.
- **신경절세포층**(ganglion cell layer): **신경절세포**(ganglion cell)의 핵이 모여 있는 층으로 이 세포의 축삭이 신경섬유층으로 빠져나간다.
- **신경섬유층**(layer of optic nerve fiber): 신경절세포의 축삭이 망막의 안쪽 표면을 평행하게 달리는 층으로 마지막 단계에는 축삭이 모두 모여 시신경이 된다.
- **속경계막**(inner limiting membrane): 세포 성분이 없는 막으로서, 망막의 가장 안쪽 층이다. 망막을 지지하는 뮬러세포의 바닥막에 해당한다.

주의 깊게 보아야 부분은 망막안에는 혈관이 존재하지 않는다는 점이다. 망막의 바깥쪽에 있는 맥락막에는 모세혈관이 풍부하게 존재하고 있으며 안구에 혈액을 공급하는 **망막중심동맥**(central retinal artery)이라 부르는 혈관도 망막의 안쪽편에 분지를 내고 있지만 정작 망막 안에는 혈관이 없다. 따라서 망막 세포의 생존에 필요한 최소한의 영양분이나 산소 등은 모두 주변 조직으로부터 확산에 의해 공급받아야 한다. 이러한 망막의 조직학적 특징은 외부로부터 혈액공급이 차단되었을 때 망막이 그 손상에 매우 취약해지는 이유가 되기도 한다.

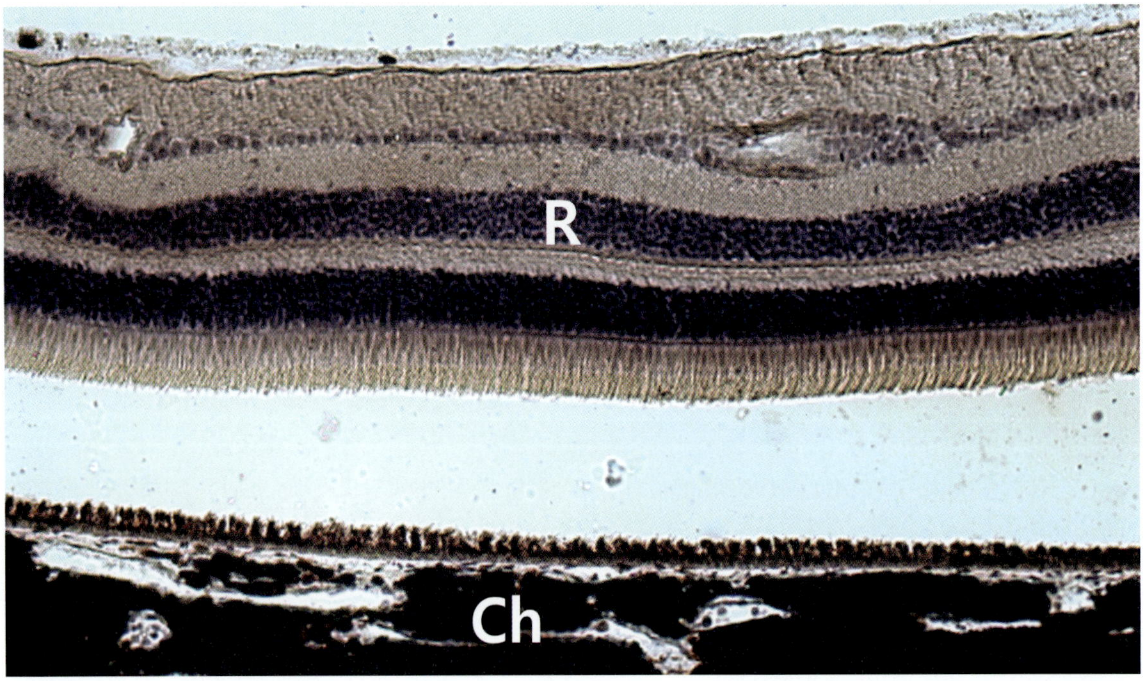

그림 89-1. **조직학 표본에서 망막(R)이 맥락막(Ch)과 분리되어 있는 모습:** 망막박리증 때 망막이 떨어지는 부위와 거의 일치한다.

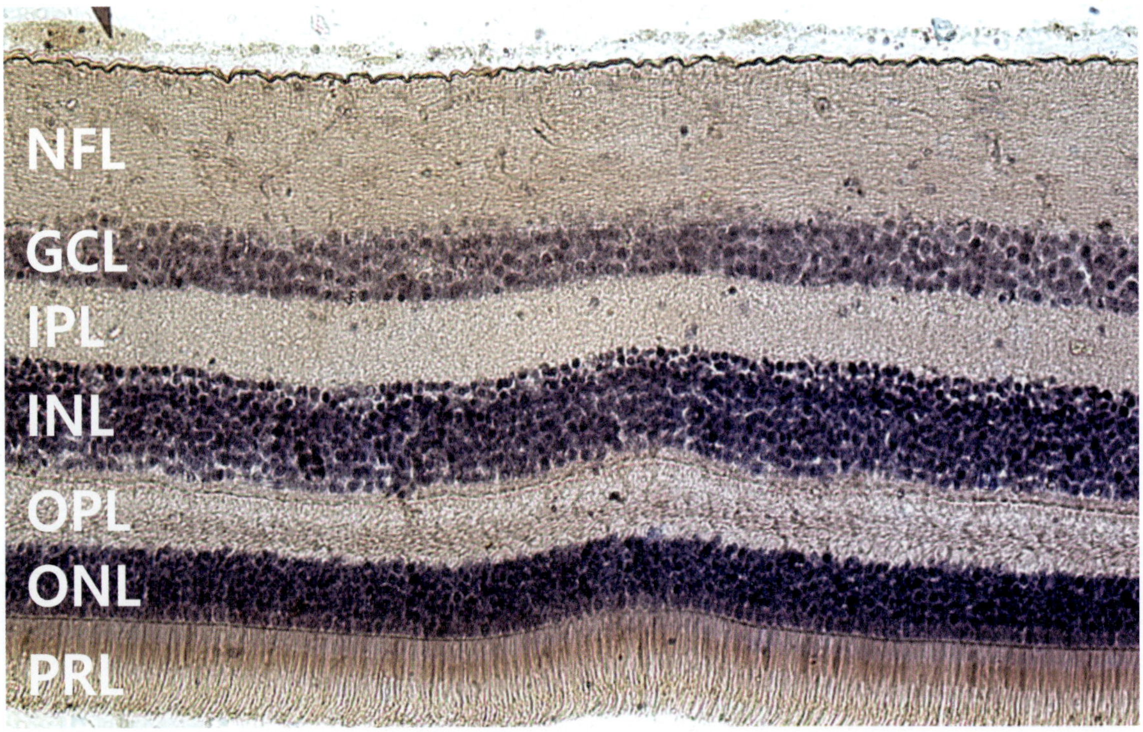

그림 89-2. **망막의 구조:** 사진의 위쪽이 안쪽이며 아래쪽이 안구의 바깥쪽이다. 가장 바깥 쪽의 색소상피층은 분리되어 이 사진에서는 보이지 않는다. 이 사진의 망막구조를 그림 89-3과 함께 대조하면서 이해해야 한다. PRL: 간상체원주층, ONL: 외핵층, OPL: 외얼기층, INL: 내핵층, IPL: 내얼기층, GCL: 신경절세포층, NFL: 신경섬유층

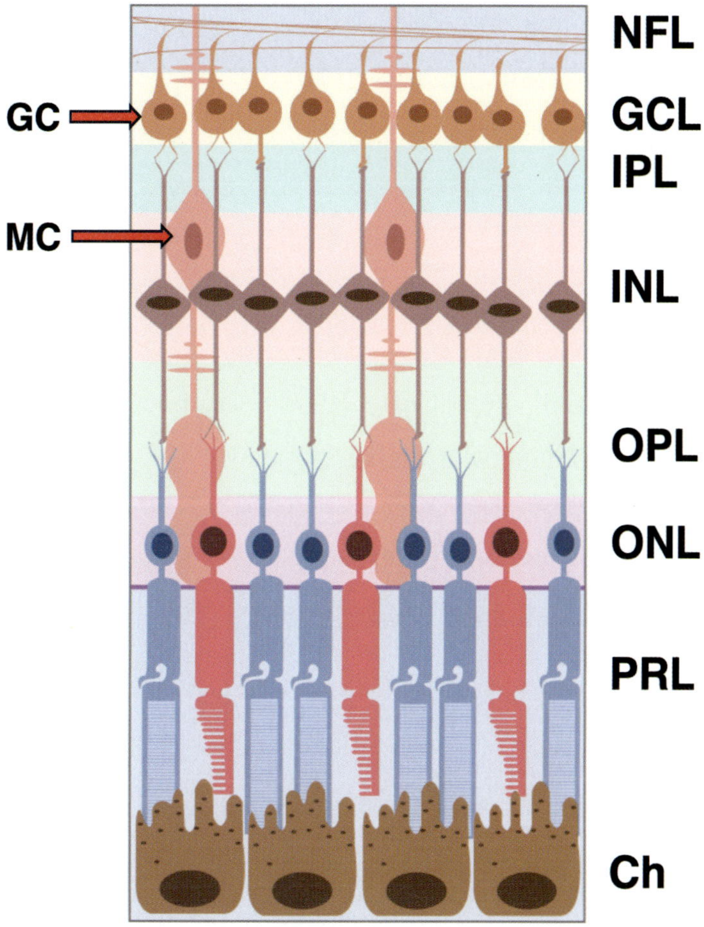

그림 89-3. **망막의 구조(도해):** 망막의 10개 층이 실제로 어떻게 구성되어 있는지 보여주는 그림이다. 그림 91-2와 대조하면서 이해하기 바란다. Ch는 맥락막이다. **분홍색**의 뮬러세포(MC)가 망막을 지지하는 뼈대의 역할을 한다. 망막내 여러 신경세포는 시냅스를 하면서 광수용기에서 획득한 시각 정보를 신경절세포(GC) 쪽으로 전달하게 된다. PRL: 간상체원주층, ONL: 외핵층, OPL: 외얼기층, INL: 내핵층, IPL: 내얼기층, GCL: 신경절세포층, NFL: 신경섬유층

90 각막과 시신경

눈의 앞쪽에는 **각막**(cornea)**과 수정체**(lens), **섬모체**(ciliary body), **홍채**(iris), **유리체**(vitreous body) 등이 있으며 뒤쪽에는 **망막**(retina)과 **시신경**(optic nerve) 등이 있다. 이러한 구조물들 어느 하나 중요하지 않은 것이 없지만 그 중에서도 망막과 각막, 시신경은 임상적으로 중요한 의미가 있기 때문에 조직학적 구조를 잘 알아 두어야 한다.[1] **각막**은 수정체 앞에 위치한 구조물로서 회복 불가능한 손상이나 장애가 생겼을 때 **이식수술**(corneal transplantation)을 받을 수 있기 때문에 임상적으로 중요한 구조물이다.

조직학적으로 **각막**(cornea)은 앞쪽에서 뒤쪽으로 다음과 같이 5층을 구분하여 관찰한다.

- **각막상피**(corneal epithelium): 대략 4~5층 정도의 중층편평상피로 이루어져 있지만 각질화는 되어있지 않다.
- **보우만막**(Bowman's membrane, anterior basement membrane): 각막상피 아래쪽에 존재하는 일종의 바닥막에 해당한다.
- **각막지질**(corneal stroma): 각막 두께의 대부분을 차지하며 평행하게 배열된 아교섬유 층판과 섬유모세포의 핵으로 주로 구성되어 있다(**그림 90-1**).
- **데스메막**(Descemet's membrane, posterior basement membrane): 뒤상피의 바닥막에 해당한다.
- **각막내피**(corneal endothelium): 각막의 가장 뒤쪽에 있으며 단층편평상피로 구성되어 있다.

한편 **시신경**은 망막과 대뇌를 연결하는 구조물로서 그 신경세포체는 **신경절세포층**(ganglion cell layer)에 있으며 이는 신경절세포의 축삭이 모여 만든 구조물이다(**그림 90-2**). 시신경은 다른 뇌신경처럼 말초신경계통에 속하지만 조직학적으로 중추신경계통의 특징을 많이 가지고 있다. 예를 들어 말초신경계통에서 수초는 **슈반세포**가 만들지만 시신경의 수초는 중추신경계통처럼 **희소돌기아교세포**(oligodendrocyte)가 만드는 것으로 알려져 있다. 흔히 **눈은 뇌를 들여다보는 창문**(The eye is our window to the brain)이라는 말이 임상에는 있는데 근거가 있는 이야기라 할 수 있다.

1) 각막은 혈관이 분포하지 않는 것이 특징이다. 따라서 각막에 있는 세포들은 주변으로부터 확산에 의해 필요한 영양분을 공급받아야 한다. 각막과 유사하게 망막에도 정상적으로 혈관이 분포하지 않고 주변에서 확산에 의해 필요한 물질 교환이 일어난다.

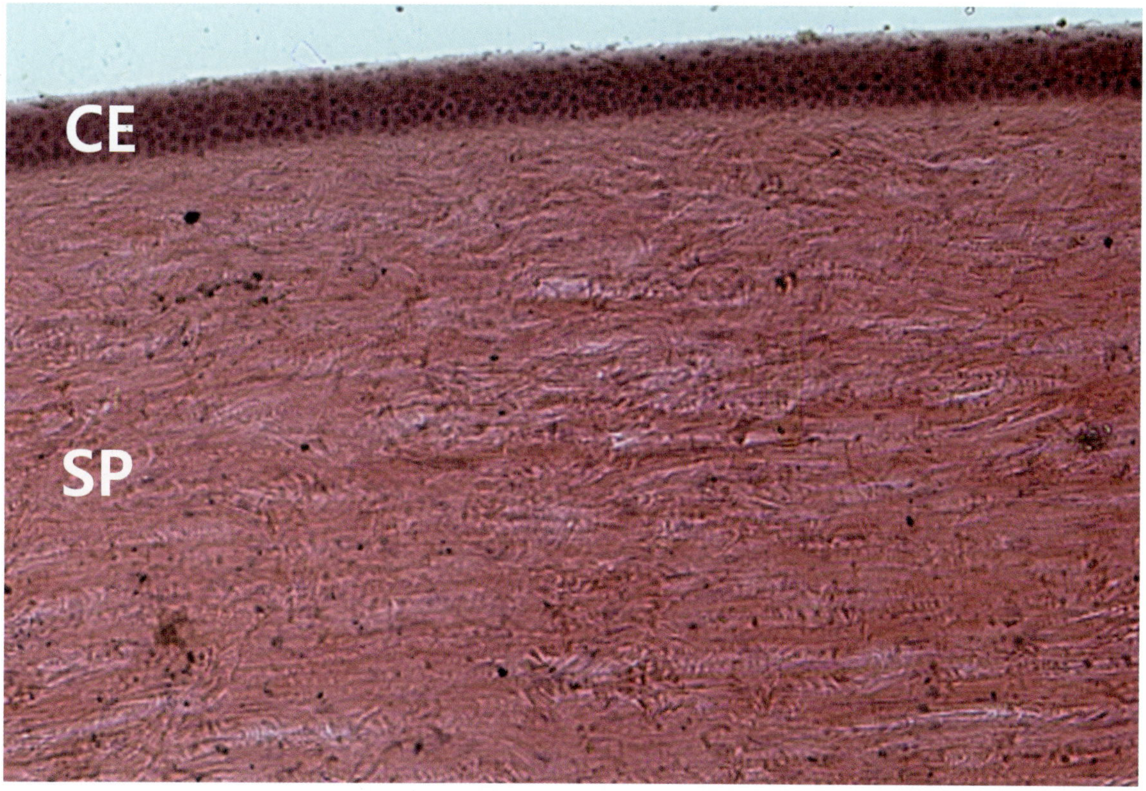

그림 90-1. **각막:** 위로부터 각막상피(CE)와 각막지질(SP)이 보이며 그 사이에 보우만막이 있지만 그림에서는 분명하지 않다.

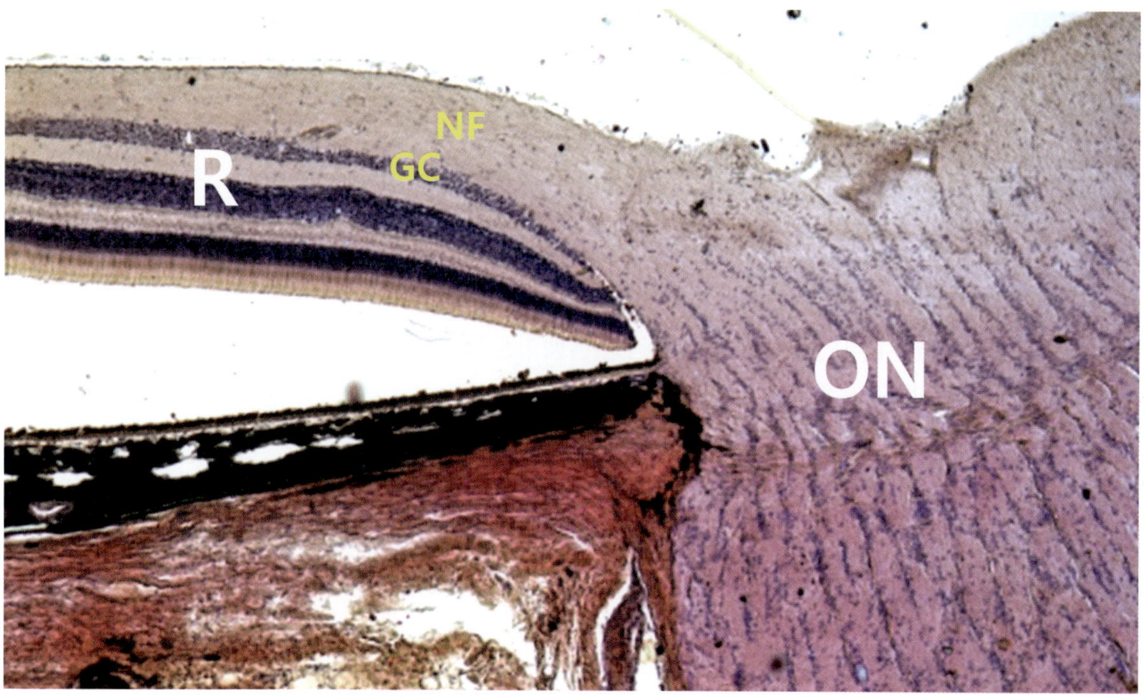

그림 90-2. 망막(R)의 신경절세포층(GC)에서 기원한 축삭이 신경섬유층(NF)을 거쳐 시신경(ON)으로 이어진다.

91 내이

내이(internal ear)에는 **반고리관**(semicircular duct), **타원낭**(utricle), **구형낭**(saccule) 등 특수감각과 관련된 구조물이 여럿 존재하는데 조직학에서 특히 주목해야 하는 구조물이라면 역시 음의 진동을 감지하여 청각에 관련된 정보를 얻을 수 있도록 특화된 **달팽이관**(cochlear duct)이다.

관자뼈(temporal bone) 안에 들어 있는 **와우소관**(cochlear canal)은 그 내부 공간이 셋으로 구분되는데 각각 **달팽이관(중간계단**, cochlear duct, scala media), **고실계단**(scala tympani), **안뜰계단**(scala vestibuli) 등으로 부른다. 와우소관의 가운데에 달팽이관이 있으며 그 아래쪽에 고실계단, 위쪽에 안뜰계단이 있는데 달팽이관과 고실계단의 경계는 **기저막**(basilar membrane)이라 하며 달팽이관과 안뜰계단의 경계는 **전정막**(vestibular membrane, Reissner's membrane)이라 부른다(**그림 91-1**).

다음으로 중간계단의 바닥 쪽에 위치한 **코르티나선기관**(spiral organ of Corti)을 좀 더 자세히 살펴보면 여기에는 **털세포**(hair cell)[1]와 **지지 세포**(supporting cell)[2]들이 복잡한 배열을 하고 있다. **피개막(덮개막**, tectorial membrane)은 아교성분으로 이루어져 있는 막으로 코르티나선기관을 위에서 덮어주고 있다.

달팽이관의 주변에서는 다음 구조물을 확인한다. 먼저 달팽이관의 바깥쪽으로 **나선인대**(spiral ligament)가 있으며 그 한편에 코르티나선기관 내의 **내림프**(endolymph)를 생산하고 유지하는 **혈관선조**(stria vascularis)가 있다. 달팽이관의 안쪽에는 **나선관**(spiral limbus)이 있는데 여기에 덮개막과 전정막이 부착하며 이보다 더 안쪽으로 **나선신경절(달팽이신경절**, spiral ganglion)이 있다. 이 신경절은 청각신경의 세포체가 있는 곳으로 코르티나선기관에서 청각 정보를 받아 뇌로 그 신호를 전달하게 된다(**그림 91-2**).

---

1) 털세포에는 긴 원통형 모양으로 핵이 바닥면에 위치하고 있는 **바깥털세포**(outer hair cell)와 서양배 모양으로 핵이 중앙에 위치하고 있는 **속털세포**(inner hair cell)가 있다.
2) 털세포를 지지하는 세포로는 **손가락세포**(phalangeal cell)와 **기둥세포**(pillar cell)가 있다.

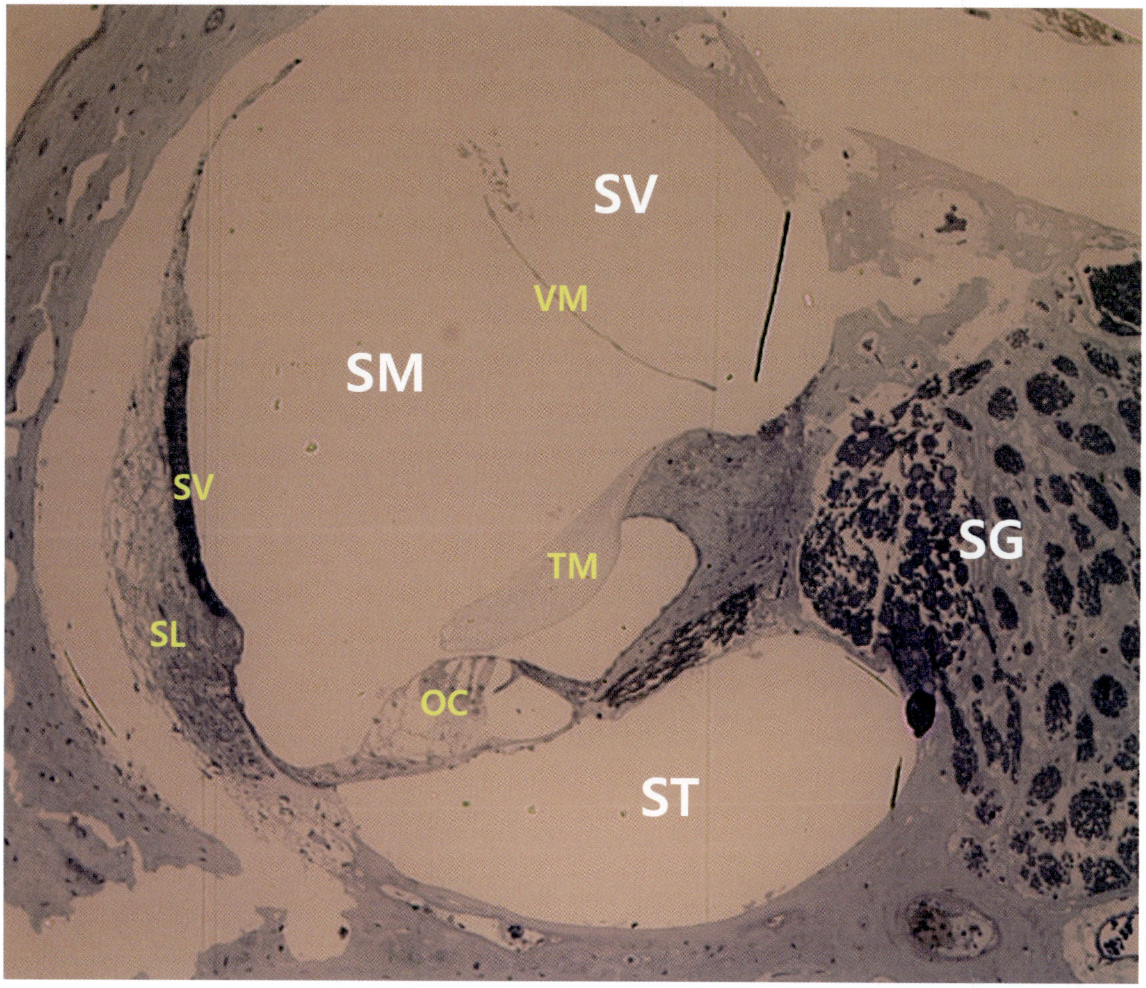

그림 91-1. 와우소관을 구분하는 공간으로 달팽이관 혹은 중간계단(SM), 고실계단(ST), 안뜰계단(SV) 등이 있다. 달팽이관과 고실계단의 경계가 기저막이며 달팽이관과 전정계단의 경계가 전정막(VM)이다. 중간계단에는 코르티나선기관(OC)이 있으며 이를 피개막(TM)이 위에서 덮고 있다. 달팽이관 주변에는 나선인대(SL)와 혈관선조(SV)가 있다. 나선신경절(SG)은 청각신경의 세포체가 있는 곳이다.

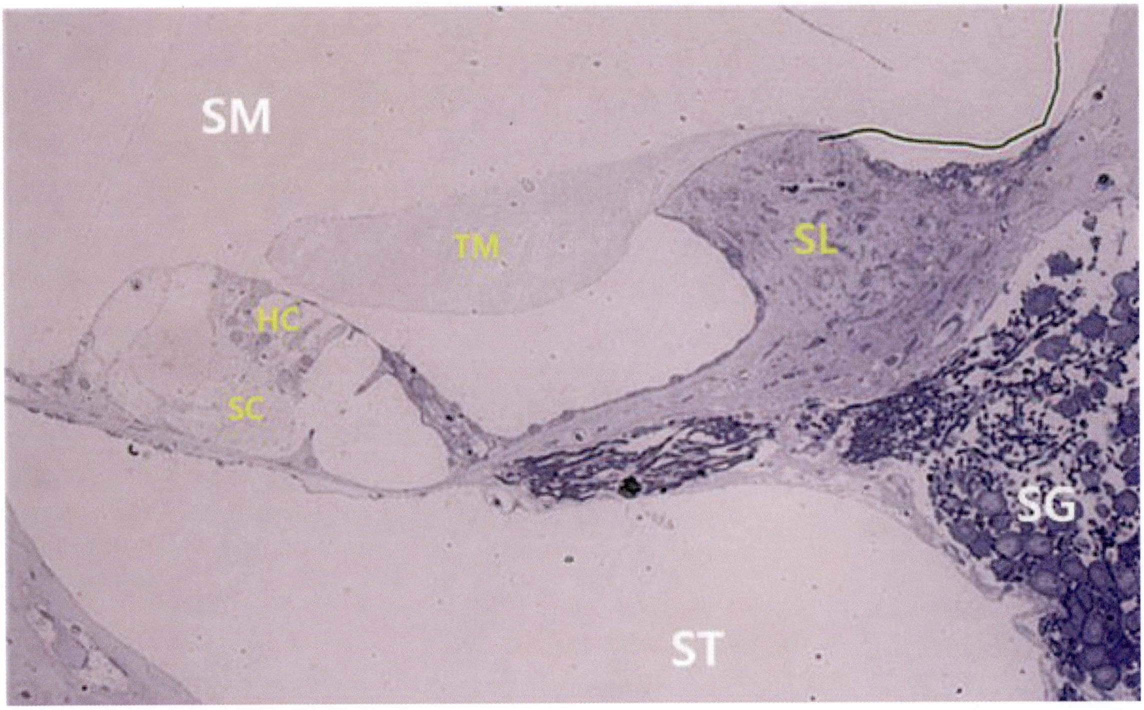

그림 91-2. 코르티나선기관의 확대사진. HC: 털세포, SC: 지지세포, SL: 나선인대, SG: 나선신경절, TM: 피개막, SM: 중간계단, ST: 고실계단

초심자를 위한 길잡이 사람조직학

2025년 1월 3일 1판 인쇄
2025년 1월 10일 1판 발행

저 자 : 신동훈, 윤영현, 최형진

발 행 자 : 남학순
발 행 처 : 도서출판 고려의학
(02880) 서울시 성북구 성북로9길 1 보문빌딩 3층
전화 : (02) 765-0333, 0337 / 팩스 : (02) 743-2288
이 메 일 : kmedbook@daum.net
홈페이지 : www.komb.co.kr
신고번호 : 제 2022-000006호

※ 검인은 저자와의 합의하에 생략합니다.
※ 낙장 및 파본은 교환해 드립니다.

ISBN 979-11-92422-65-7
정가 : 30,000원